Vitamine

Vitamine erfüllen vielfältige lebenswichtige Funktionen im Stoffwechsel.

- **Vitamin A (Retinol)** gibt es in zwei Formen: einmal als „fertiges Vitamin", das in tierischen Lebensmitteln vorkommt, und als dessen Vorstufe β-Carotin in pflanzlichen Lebensmitteln. Bezüglich seiner Vitamin-A-Wirksamkeit ist das β-Carotin nicht so effizient wie das fertige Vitamin A. Deshalb werden die Gehalte in „Retinoläquivalente" (RÄ) umgerechnet. 1 µg Retinoläquivalent entspricht 1 µg Retinol beziehungsweise 6 µg β-Carotin.
- Die Bezeichnung **Vitamin E** umfasst sehr ähnlich aufgebaute Verbindungen, die Tocopherole. Die einzelnen Varianten sind im Organismus nicht alle gleich wirksam, deshalb berechnet man ihre jeweilige biologische Aktivität im Vergleich zur wirksamsten Verbindung, dem α-Tocopherol, und gibt den Gehalt in den Lebensmitteln als „mg-Tocopherol-Äquivalent" (TÄ) an.
- Neben seiner Wirkung als Antioxidans stärkt **Vitamin C** unter anderem das Immunsystem. Man sollte etwa 100 mg Vitamin C pro Tag aufnehmen.
- **Folsäure** ist eines der empfindlichsten Vitamine und wird sehr schnell durch Licht und Hitze zerstört. Neben einer vitaminschonenden Zubereitung sollten wir deshalb besonders auf gute Folsäurelieferanten wie grünes Gemüse, Vollkornprodukte, einige Obstsorten, Fleisch und Milchprodukte achten, um etwa 400 µg Folsäure pro Tag mit der Nahrung aufzunehmen.

Mineralstoffe

Mineralstoffe sind anorganische Nährstoffe, die wie Vitamine lebensnotwendige Aufgaben ausüben und die uns unsere Nahrung liefern muss.

- **Natrium** kommt in unseren Lebensmitteln größtenteils zusammen mit Chlorid als **Kochsalz** (Natriumchlorid) vor, sodass natriumreiche Lebensmittel gleichzeitig salzreiche Lebensmittel sind. Da wir häufig zu salzreich essen, wählen Sie überwiegend Nahrungsmittel mit einem geringen Natriumgehalt aus.
- **Kalium** wirkt bei vielen Aufgaben praktisch als Gegenspieler zum Natrium. Und im Gegensatz zum Natrium ist der Kaliumgehalt vor allem bei unverarbeiteten Lebensmitteln hoch. Bei gesunden Menschen ist ein hoher Kaliumgehalt der Lebensmittel wünschenswert.
- **Kalzium:** Den **Kalziumbedarf** kann man am effektivsten mit Milch und Milchprodukte decken. Doch auch einige Gemüsesorten sowie Nüsse und Hülsenfrüchte sind gute Kalziumquellen.
- Unsere Versorgung mit **Magnesium** ist im Allgemeinen nicht problematisch, da es in den meisten Lebensmitteln enthalten ist.
- **Eisen:** Vor allem bei Frauen ist die **Eisenzufuhr** häufig nicht ausreichend. Achten Sie gezielt auf einen hohen Eisengehalt der Lebensmittel, wobei der Körper Eisen aus tierischen Lebensmitteln besser verwerten kann als aus pflanzlichen Quellen.

Weitere Symbole und Abkürzungen in der Nährwerttabelle:

i. D.	im Durchschnitt
i. Tr.	in der Trockenmasse (bei Fettangaben von Käse)
µg	Mikrogramm
mg	Milligramm
g	Gramm
TK	Tiefkühlerzeugnis
TL	Teelöffel
EL	Esslöffel
Vol%	Volumenprozent (bei alkoholischen Getränken)
ø	keine Angabe, weil es hier keine oder keine zuverlässigen Daten gibt.
✓	Der Inhaltsstoff ist nur in Spuren vorhanden, das heißt in einer sehr geringen und ernährungsphysiologisch unbedeutenden Menge.
0	Null. Sie bedeutet, der Nährstoff ist in dem betreffenden Lebensmittel gar nicht enthalten.

Die Autorinnen

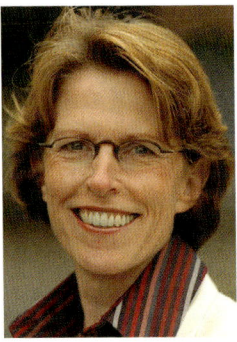 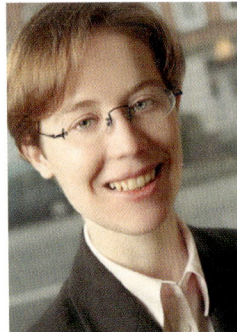

Prof. Dr. troph. Ursel Wahrburg (Foto links) und **Dr. oec. troph. Sarah Egert** (Foto rechts) begleiten die Themen Nährwerte von Lebensmitteln und Nährwertdatenbanken und -tabellen während ihrer gesamten bisherigen beruflichen Tätigkeit. Dabei stießen beide immer wieder auf Unzulänglichkeiten: fehlende Werte, mangelnde Aktualität, Unübersichtlichkeit. So entstand die Idee, gemeinsam eine ganz neue Nährwerttabelle zu konzipieren.

Ursel Wahrburg ist Professorin für Ernährungswissenschaft am Fachbereich Oecotrophologie der Fachhochschule Münster, wo sie auch Sarah Egert als Diplomandin und später Doktorandin betreute. Die Oecotrophologin Sarah Egert arbeitet nun als wissenschaftliche Mitarbeiterin am Institut für Humanernährung und Lebensmittelkunde der Universität Kiel.

Prof. Dr. troph. Ursel Wahrburg
Dr. oec. troph. Sarah Egert

Die große Wahrburg/Egert
Kalorien- & Nährwerttabelle

Erstmals auf einen Blick:

Mit den Nährwerten
- pro Portion
  &
- pro 100 g

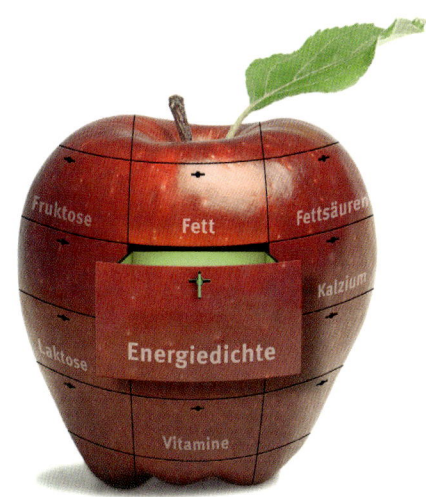

Empfohlen von:

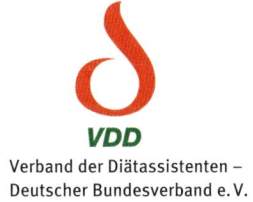

VDD
Verband der Diätassistenten –
Deutscher Bundesverband e. V.

Empfohlen von:

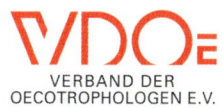

VDOE
VERBAND DER
OECOTROPHOLOGEN E.V.

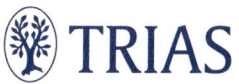

Inhalt

Ernährungsabhängige Erkrankungen

Literatur und Datenbanken

Stichwortverzeichnis

Was Sie wissen sollten

Jeden Tag essen wir etwa 1,5 kg Lebensmittel. Hinzu kommen rund 2,5 l Getränke. Was wir aus dem vielfältigen, fast unüberschaubaren Angebot täglich aufs Neue auswählen, hängt davon ab, was uns schmeckt, was wir aus Gewohnheit immer essen, was gerade frisch und günstig auf dem Markt oder im Supermarkt angeboten wird und von vielen anderen Gründen. Vielleicht suchen Sie aber auch ganz gezielt nach bestimmten Lebensmitteln, weil Sie kalorienbewusst essen und auf die Fettmenge achten möchten, weil Ihr Arzt Ihnen geraten hat, sich kalziumreich zu ernähren oder weil Sie wegen Ihrer hohen Blutfettwerte wenig gesättigte Fettsäuren zu sich nehmen sollten.

Hier hilft Ihnen unsere Nährwerttabelle weiter. Sie finden rund 1400 Lebensmittel mit Inhaltsstoffen aufgelistet: neben Grundnahrungsmitteln vom Apfel über Schweinefleisch, Toastbrot bis zur Zwiebel viele neu in Mode gekommene Lebensmittel wie Cranberrys, Kokosmilch und Straußenfleisch; außerdem zahlreiche zubereitete Speisen und Gerichte wie Rahmgemüse, Thunfischpizza und Tiramisu.

Welche Angaben liefert die Tabelle?

Die Nährwerttabelle enthält Angaben zum Energiegehalt der Lebensmittel, wobei wir ja meist einfach vom Kaloriengehalt sprechen, und zu ausgewählten Inhaltsstoffen, die gesundheitlich bedeutsam sind. Sie gibt den Gehalt an Eiweiß, Kohlenhydraten und Ballaststoffen, an Fett, Fettsäuren und Cholesterin sowie einigen Vitaminen und Mineralstoffen an. Informationen zu diesen Nährstoffen finden Sie ab Seite 11.

Die Daten für die einzelnen Lebensmittel in unserer Tabelle stammen aus den aktuellen wissenschaftlichen Standard-Nährwerttabellen und -Datenbanken (siehe Literaturverzeichnis, S. 172). Für die vielen zubereiteten Gerichte haben wir zunächst die gängigsten Standardrezepte ermittelt und anschließend die Nährstoffgehalte anhand der Rezeptzutaten berechnet.

Bei einigen Nährstoffen, insbesondere bei Vitaminen und Mineralstoffen, können wir allerdings manchmal keine Werte angeben, und zwar deshalb, weil dazu entweder gar keine oder keine zuverlässigen Daten vorliegen. Diese Fälle haben wir mit dem Hinweis „keine Angabe" (ø) gekennzeichnet. Dies bedeutet aber nicht unbedingt, dass der Nährstoff in dem betreffenden Lebensmittel nicht enthalten ist.

Wie genau sind die Werte?

Der Nährstoffgehalt in unseren Lebensmitteln schwankt immer ein wenig, teilweise sogar erheblich. Deshalb können Angaben in Nährwerttabellen nie ganz genau sein. Dazu zwei Beispiele:

▌ Sie haben gerade einen Apfel gegessen und würden gern wissen, wie viel Vitamin C er Ihnen geliefert hat. Welche Apfelsorte haben Sie gegessen? Einen Boskop, Elstar oder Braeburn? War es ein Apfel aus „neuer Ernte" oder einer, der schon den Winter über eingelagert wurde? Je nach Sorte gibt es große Unterschiede im Vitamin-C-Gehalt, der außerdem abhängig von den Anbaubedingungen, vom Klima und von der Lagerung ist. Diese Schwankungen sind ganz natürlich und besonders ausgeprägt bei Vitaminen in Obst und Gemüse. In einer Nährwerttabelle kann man aber immer nur einen Durchschnittsgehalt eines Durchschnittsapfels angeben. Bei tierischen Lebensmitteln sind in erster Linie die Rasse sowie Fütterung und Haltung für schwankende Nährstoffgehalte verantwortlich.

▌ Sie haben eine Thunfischpizza gegessen und möchten erfahren, wie viele Kalorien in ihr steckten. Wir haben für diese Pizza die Nährwerte auf der Basis eines Standard-Pizzarezeptes errechnet. Aber die

Zutaten, die für Ihre spezielle Pizza verwendet wurden, können natürlich von diesem Durchschnittsrezept abweichen. Zum Beispiel kann der Boden dicker sein, die Thunfischmenge größer oder der Käse fettreicher. Bei verarbeiteten und zubereiteten Lebensmitteln und Gerichten ergeben sich aufgrund unterschiedlicher Rezepturen und Herstellungsverfahren Schwankungen im Nährstoffgehalt, die zwar unvermeidbar, in einer Tabelle jedoch nicht erfassbar sind.

Aus diesem Grunde haben wir darauf verzichtet, die Nährstoffgehalte „aufs Komma genau" anzugeben, denn das würde Ihnen eine Genauigkeit vorspiegeln, die nicht den Tatsachen entspricht. Mit wenigen Ausnahmen dort, wo es nur sehr kleine Zahlen gibt, haben wir die Werte zu ganzen Zahlen auf- oder abgerundet. Und da die einzelnen Werte eben oft nicht so genau sind, wie sie erscheinen, sollten auch Sie bei ihrer Bewertung nicht allzu pedantisch sein!

Bei allen unvermeidbaren Schwankungen ist die Nährwerttabelle dennoch unverzichtbar, wenn Sie beispielsweise vitamin- oder ballaststoffreiche Lebensmittel suchen, auf den Fettgehalt in Ihrer Ernährung achten, den Kaloriengehalt verschiedener Produkte miteinander vergleichen oder einfach mehr über die Zusammensetzung unserer Lebensmittel erfahren möchten.

Was hat es mit dem „essbaren Anteil" und den „Portionen" auf sich?

In Nährwerttabellen wird üblicherweise angegeben, wie viel eines Nährstoffs jeweils in 100 g eines Lebensmittels steckt. Viele Lebensmittel jedoch, allen voran Obst und Gemüse, haben nicht essbare Abfallanteile wie Schalen, Stiele oder Kerne. Interessant für uns ist natürlich nur der Nährstoffgehalt von den Anteilen, die wir tatsächlich essen, beispielsweise das Fruchtfleisch einer Apfelsine, nicht aber deren Schale. Wenn wir also unsere Angaben „pro 100 g **essbarem Anteil**" machen, so gelten die Werte für 100 g Apfelsinenfruchtfleisch, auch wenn es nur „Apfelsine" heißt.

In den seltensten Fällen essen wir von einem Lebensmittel exakt 100 g. Und um Ihnen allzu viel Rechnerei zu ersparen, haben wir für jedes Lebensmittel die Nährwerte nicht nur pro 100 g aufgeführt, sondern gleichzeitig für eine übliche, durchschnittlich große **Verzehrsportion**. Im Fall der Apfelsine ist das eine mittelgroße Frucht. Auch hier beziehen wir uns wieder auf den essbaren Anteil. Die Angabe für „1 Apfelsine, 145 g" meint somit 145 g Fruchtfleisch. Ihre eingekaufte Apfelsine hat mit ihrer Schale natürlich mehr gewogen.

Auch bei den Portionen, die wir je nach Lebensmittel in Stück, Scheibe, Esslöffel usw. angeben, kann es nur jeweils eine durchschnittliche Größe bzw. Menge sein. Das wiederum kann zu Abweichungen von Ihrer tatsächlich gegessenen Menge führen. Schließlich kann Ihre Scheibe Brot dicker oder dünner, Ihr Stück Kuchen größer oder kleiner als unser Durchschnitt sein. Zur Orientierung und für die meisten Durchschnittsberechnungen reicht diese praktische Angabe aber meistens aus.

Wenn Sie es ganz genau wissen möchten, müssen Sie Ihr Lebensmittel vor dem Verzehr abwiegen (aber bitte erst, nachdem Sie den Abfall entfernt haben) und dann für diese Menge die Nährstoffe berechnen. Hier zwei Beispiele:

- 100 g Banane enthalten 95 kcal. Ihre Banane wiegt ohne Schale 140 g. Der Kaloriengehalt beträgt $95 \times 1{,}4 = 133$ kcal.
- 100 g Mehrkornbrot enthalten 5 g Ballaststoffe. Ihre Scheibe wiegt 55 g, enthält also $5 \times 0{,}55 = 2{,}75$ g (aufgerundet 3 g) Ballaststoffe.

Angaben zu Markenprodukten

In unserer Nährwerttabelle finden Sie auch eine Reihe von Markenprodukten verschiedenster Lebensmittelhersteller. Angesichts des riesigen Angebots unterschiedlicher Produkte, aber ebenso vieler ähnlicher Erzeugnisse mehrerer Hersteller konnten wir hier nur beispielhaft einige wenige Produkte herausgreifen. Diese willkürliche Auswahl bedeutet nicht, dass wir ein bestimmtes Markenprodukt besser bewerten als etwa ein vergleichbares nicht aufgeführtes Konkurrenzprodukt.

Die Nährwertdaten der Markenprodukte stammen von den jeweiligen Herstellern, ebenso wie die Angaben zu den Portionsgrößen, sofern sie ausgewiesen werden. Wie Ihnen auffallen wird, gibt es bei den Markenprodukten besonders viele Lücken durch fehlende Daten („ø", keine Angabe). Das liegt unter anderem daran, dass die Hersteller selbst selten über vollständige Daten zur Nährstoffzusammensetzung ihrer Produkte verfügen. Entsprechende chemische Analysen vor allem zum Gehalt an Vitaminen, Mineralstoffen oder Fettsäuren werden kaum durchgeführt.

Viele Lebensmittelproduzenten weisen ausdrücklich darauf hin, dass aufgrund häufig veränderter Rezepturen sich sowohl die Zusammensetzung als auch damit einhergehend der Nährstoffgehalt ihrer Produkte jederzeit ändern kann. Daher können wir Ihnen die dauerhafte Aktualität der von uns verwendeten Herstellerdaten leider nicht garantieren. Wenn Sie ganz sichergehen möchten, schauen Sie auf die Verpackung, auf der immer mehr Hersteller Angaben zumindest zu den Hauptnährstoffen ihrer Produkte machen.

Trotz der lückenhaften Daten und Unsicherheiten hoffen wir, Ihnen mit unserer Auswahl an Markenprodukten doch zumindest eine Orientierungshilfe zu geben, um die ernährungsphysiologischen Vorzüge oder auch Nachteile der Produkte einschätzen zu können. Ergänzend empfehlen wir Ihnen unsere Kategorie „Gerichte" (siehe unter den verschiedenen Lebensmittelgruppen), wo Sie durchschnittliche und vollständige Nährwerte beispielsweise für eine Pizza oder einen Hamburger finden.

Gesund essen und trinken

Auf den folgenden Seiten geben wir Ihnen einen kleinen Überblick über Bestandteile und Zusammensetzung einer gesunden Ernährung: Was und wie viel braucht der Körper, um gesund und leistungsfähig zu sein? Wovon essen wir häufig zu viel und wovon zu wenig? Welche Lebensmittel liefern wertvolle Vitamine, Mineralstoffe und sekundäre Pflanzenstoffe? Und wie sollte man die Speisen zubereiten, damit diese auch erhalten bleiben?

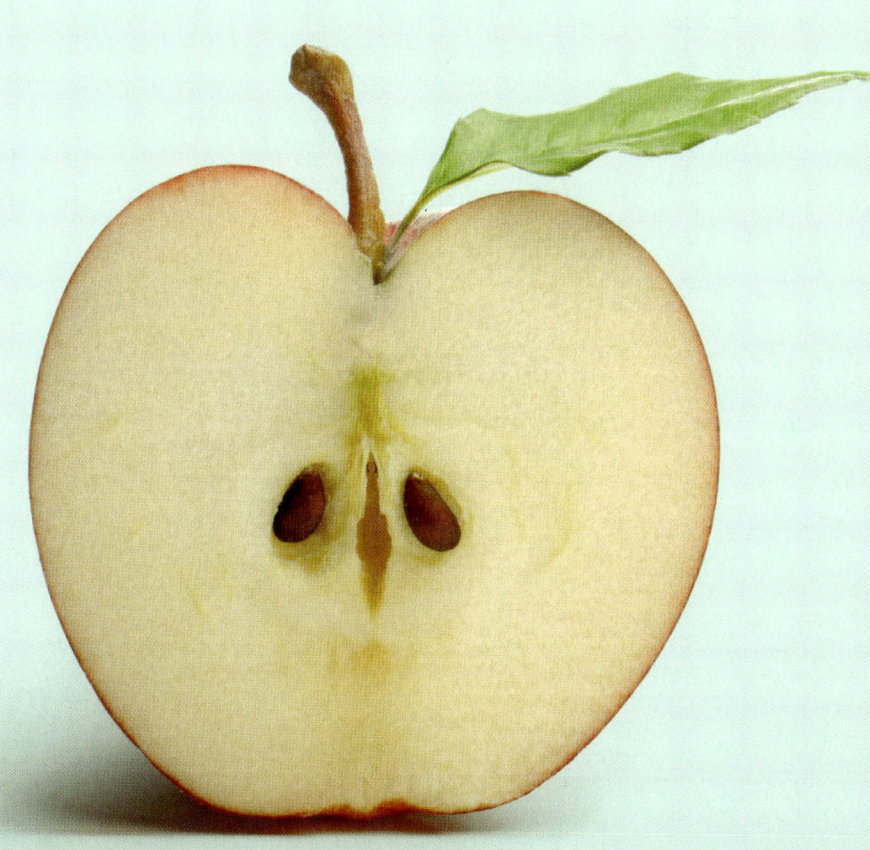

Gesunde Ernährung: Die Abwechslung macht's

Unsere Lebensmittel versorgen uns mit Energie und allen Nährstoffen, die wir zum Leben brauchen. Dabei können wir aus einer übergroßen Vielfalt schöpfen. Nutzen Sie sie! Essen Sie möglichst abwechslungsreich. Je gemischter und vielseitiger wir unsere Lebensmittel wählen, desto größer ist die Wahrscheinlichkeit, dass wir alle notwendigen Inhaltsstoffe in ausreichender Menge erhalten, und desto geringer ist gleichzeitig das Risiko, von einem einzelnen Bestandteil vielleicht zu viel aufzunehmen. Ideal ist es, wenn die tägliche Kost hauptsächlich aus pflanzlichen Lebensmitteln besteht, wir also reichlich Gemüse und Obst, Getreideprodukte und Kartoffeln essen. Tierische Lebensmittel wie Milchprodukte, Fleisch und Fisch gehören ebenfalls zu einer ausgewogenen Ernährung, allerdings nicht als tägliche Hauptbestandteile unserer Kost, sondern als maßvolle Ergänzung, denn sie bringen leider häufig viel Fett mit. Mit Zucker, Salz und Alkohol sollten wir sparsamer umgehen, als wir es derzeit tun.

Energie: Ohne Brennstoffe läuft nichts

Damit unser Körper überhaupt funktionieren und arbeiten kann, braucht er zunächst mal Energie. Und die können ihm nur unsere Lebensmittel liefern. Sie steckt in den Nähr-stoffen Eiweiß, Kohlenhydrate und Fett, die wiederum in unterschiedlichen Anteilen in den Nahrungsmitteln enthalten sind.

Die offizielle Einheit für die Energie ist seit einiger Zeit „Kilojoule" (kJ), aber alle Welt spricht noch immer wie früher von „Kilokalorien" (kcal) oder ganz einfach von „Kalorien". Eine Kilokalorie entspricht etwa vier Kilojoule (1 kcal = 4,2 kJ). In unserer Nährwerttabelle gibt es beide Einheiten. Zusätzlich finden Sie in der Rubrik „Energie" noch eine weitere Angabe, die „Energiedichte". Sie drückt den Energiegehalt in Kalorien pro Gramm (kcal/g) eines Lebensmittels aus. Die Energiedichte hilft insbesondere im Zusammenhang mit Übergewicht beziehungsweise dem Abnehmen Lebensmittel richtig einzuschätzen (siehe S. 157).

Unser Bedarf an Energie setzt sich zusammen aus dem Ruheenergieumsatz (Grundumsatz) und dem Arbeitsumsatz. Unter Grundumsatz verstehen wir die Energie, die der Körper im Ruhezustand verbraucht, und zwar für so lebenswichtige Aufgaben wie Herztätigkeit, biochemische Reaktionen, Atmung oder Wärmeregulation. Unsere Muskulatur verbraucht in Ruhe am meisten Energie, sodass der Grundumsatz in erster Linie von der Muskelmasse abhängt. Weiterhin wird er durch Geschlecht und Alter beeinflusst. Männer verbrauchen mehr Kalo-rien als Frauen, und jüngere mehr als ältere Menschen.

Der Arbeitsumsatz entsteht durch Muskelarbeit, also körperliche Tätigkeiten aller Art, angefangen von leichten Fingerbewegungen auf der Computertastatur über Gehen und Gartenarbeit bis zum Leistungssport. Je mehr Muskeln beansprucht werden und je länger wir sie beanspruchen, desto mehr Energie benötigen wir. Nicht zuletzt beeinflussen auch erbliche Faktoren unseren Energieverbrauch. Sie können zum Beispiel bewirken, dass zwei Männer gleichen Alters und Gewichts selbst bei gleicher Tätigkeit unterschiedlich viele Kalorien verbrauchen.

Nur wenn sich der Energiebedarf auf der einen und die Energiezufuhr auf der anderen Seite die Waage halten, ist die Energiebilanz ausgeglichen. Dann bleibt unser Gewicht stabil. Immer, wenn wir längerfristig mehr Kalorien aufnehmen, als wir verbrauchen, speichert der Körper diesen Überschuss im Fettgewebe: Wir nehmen zu. Im umgekehrten Fall – wenn also mehr verbraucht als zugeführt wird – wird die fehlende Energie aus den Reserven bereitgestellt, und wir nehmen ab.

Der Energieumsatz kann im Labor mit sehr aufwendigen Methoden exakt ermittelt werden, was aber für den Alltag kaum infrage kommt. Ihn mithilfe von Berechnungsformeln abzuschätzen, um damit die passende Kalorienzufuhr festlegen zu können, ist im Einzelfall sehr ungenau. Doch das ist auch nicht notwendig, wenn Sie sich an dem einfachen, aber unumstößlichen „Energiegesetz" (siehe oben) orientieren: Wenn nämlich Ihr Gewicht über längere Zeit unverändert bleibt, dann können Sie sicher sein, dass Ihre Energiebilanz ausgeglichen ist, Sie also nicht mehr aber auch nicht weniger Kalorien aufnehmen, als Sie benötigen. Das Kalorienzählen ist überflüssig.

Zufuhrempfehlung: Aus den genannten Gründen kann man keine allgemeinen Empfehlungen zur richtigen Energiezufuhr geben, sondern lediglich Anhaltspunkte zur Orientierung nennen. Diese lauten für Personen mit einer nur geringen körperlichen Tätigkeit (zum Beispiel eine sitzende Bürotätigkeit und keinerlei Freizeitsport):
▪ für Frauen 1800–2400 kcal/Tag,
▪ für Männer 2300–3100 kcal/Tag.
Bei höherer körperlicher Aktivität in Beruf oder Freizeit erhöht sich der Bedarf.

Eiweiß (Protein): zum Verheizen zu schade

Jedes Gramm Eiweiß liefert uns eine Energiemenge von rund 4 kcal (17 kJ). Aber Eiweiß ist normalerweise zu schade, um einfach als Brennstoff genutzt zu werden. Es ist ein lebenswichtiger Baustoff des Körpers für den Aufbau der Muskeln und Organe, für Haut

und Haare, für viele Funktionen als Biokatalysator (Enzyme), als Transporter im Blut und vieles mehr. Bei der Verdauung wird jedes Nahrungseiweiß zunächst in seine Bausteine, die Aminosäuren zerlegt. Aus den verschiedenen Aminosäuren kann dann neues körpereigenes Eiweiß aufgebaut werden.

Eiweiß aus tierischen Lebensmitteln – aus Milch, Fleisch, Fisch und Eiern – ist für den Körper besonders gut nutzbar, denn sein Aminosäuremuster ist dem menschlichen Eiweiß sehr ähnlich. Getreide, Kartoffeln und Hülsenfrüchte sind für uns ebenfalls wichtige Eiweißlieferanten. Dieses pflanzliche Eiweiß kann unser Körper besser für seine Zwecke nutzen, wenn wir es in einer Mahlzeit oder einem Gericht mit einem tierischen Eiweiß kombinieren, wenn wir also zum Beispiel eine Folienkartoffel mit Kräuterquark oder ein Müsli mit Milch essen.

Zufuhrempfehlung: Man sollte etwa 45–60 g Eiweiß pro Tag essen. Häufig wird die empfohlene Eiweißmenge auch bezogen auf das Körpergewicht angegeben und lautet dann: 0,8 g Eiweiß pro kg Körpergewicht (also bei 55 kg bedeutet das rund 44 g, bei 85 kg etwa 68 g Eiweiß pro Tag).

Die Eiweißaufnahme ist im Allgemeinen bei uns nicht problematisch, im Gegenteil, sie ist fast immer mehr als ausreichend. Wenn Sie anhand unserer Tabelle überschlagen, wie Ihre tägliche Eiweißration ausfällt, werden Sie vermutlich ebenfalls feststellen, dass Sie über den Empfehlungen liegen. Das ist aber

kein Grund zur Beunruhigung. Gesunden Menschen schadet etwas mehr Eiweiß nicht.

Kohlenhydrate: unser wichtigster Brennstoff

Kohlenhydrate liefern wie Eiweiß pro Gramm etwa 4 kcal (17 kJ). Im Unterschied zu diesem werden sie jedoch zum allergrößten Teil als Brennstoff zur Energieversorgung genutzt.

Die Kohlenhydrate sind aus sogenannten Einfachzuckern (Monosaccharide) aufgebaut, deren wichtigste Vertreter Traubenzucker (Glukose) und Fruchtzucker (Fruktose) sind. Haushaltszucker (Saccharose) und Milchzucker (Laktose) bestehen aus jeweils zwei miteinander verbundenen Zuckerbausteinen (Disaccharide). Eine lange Kette von Zuckermolekülen wird zu Stärke, man spricht von komplexen Kohlenhydraten (Polysaccharide). Im Gegensatz zu den vorgenannten schmecken sie nicht süß. Während der Verdauung werden die Ketten ebenso wie die Zweierverbindungen in Einfachzucker gespalten, die dann aus dem Darm ins Blut aufgenommen werden können.

In den meisten Lebensmitteln sind verschiedene Kohlenhydrate gleichzeitig enthalten. Unsere Tabelle weist den Gesamtkohlenhydratgehalt aus, also die Summe aus allen Zuckern und Stärke. Manche Menschen können entweder Laktose oder Fruktose schlecht oder gar nicht vertragen. Für sie ist es wichtig, den Gehalt der Lebensmittel speziell an diesen Zuckern zu kennen. Deshalb gibt es ab S. 166 umfangreiche Sondertabellen mit Fruktose- und Laktosegehalten von Lebensmitteln sowie praktische Tipps zur richtigen Ernährung bei Fruktose- oder Laktoseunverträglichkeit.

Unter der Rubrik Kohlenhydrate haben wir noch die „Kohlenhydratportionen" (KH-Port.) angegeben. Sie sind für Patienten mit Diabetes, die Insulin spritzen, eine wertvolle Hilfe für den Alltag, um die Menge an blutzuckerwirksamen Kohlenhydraten und die dafür richtige Insulindosis abschätzen zu können (siehe S. 163). Für gesunde Menschen haben sie keine Bedeutung.

Zufuhrempfehlung: Rund die Hälfte unserer Kalorien sollte aus Kohlenhydraten stammen. Auch dies gilt wieder lediglich als grobe Richtschnur, allzu genau muss man nicht sein. Wichtiger als die genaue Menge an Kohlenhydraten ist es, darauf zu achten, mit welchen Lebensmitteln sie geliefert werden. Empfehlenswert sind besonders diejenigen, die zusammen mit Ballaststoffen daherkommen (siehe unten). Hier muss man nicht auf die Menge achten. Wohl aber bei den kohlenhydratreichen Lebensmitteln, bei denen Ballaststoffe weitgehend oder ganz fehlen. Das sind – wie ein Blick in die Tabelle zeigt – vor allem Süßigkeiten und süße Getränke. Sie liefern uns durch ihre Kohlenhydrate zwar reichlich Energie, ansonsten aber nicht viel Nützliches.

Ballaststoffe bringen den Darm in Schwung

Ballaststoffe kommen ausschließlich in pflanzlichen Lebensmitteln vor. Sie sind unverdaulich für uns und liefern keine Kalorien. Dennoch sind sie kein überflüssiger Ballast, wie man aufgrund des Namens vermuten könnte, sondern erfüllen wichtige Aufgaben. Sie sorgen insbesondere für eine geregelte Darmfunktion und damit für eine regelmäßige Verdauung. Gleichzeitig beugen sie Übergewicht vor, denn ballaststoffreiche Lebensmittel füllen den Magen mit wenigen Kalorien und machen gut und lange satt (siehe S. 158).

Wenn Kohlenhydrate in Lebensmitteln mit Ballaststoffen vergesellschaftet sind, werden die Ersteren langsamer verdaut und gehen nur langsam ins Blut über. Dadurch schwankt der Blutzuckerspiegel nicht so stark. Auch das hilft, länger satt zu bleiben. Kohlenhydratreiche Lebensmittel, die gleichzeitig Ballaststoffe enthalten, sind in erster Linie Getreideprodukte, Gemüse, Obst und Hülsenfrüchte. Also einmal mehr die altbekannten Lebensmittel, ohne die es nun einmal bei einer gesunden Ernährung nicht geht und die uns ja mit vielen lebensnotwendigen Nährstoffen versorgen.

Ein Blick in die Tabelle zeigt, dass es bei Getreideprodukten große Unterschiede im Ballaststoffgehalt gibt, je nachdem, ob es sich um Vollkornprodukte oder solche aus hellen Mehlen handelt. Die Ersteren haben deut-

lich mehr zu bieten. Auch die verschiedenen Gemüse- und Obstsorten unterscheiden sich in ihrem Ballaststoffgehalt teilweise beträchtlich. Während etwa Gurken oder Tomaten sich hier nicht besonders hervortun, enthalten Kohlarten und Möhren reichlich Ballaststoffe. Damit Sie nicht jeden Wert nachschauen müssen, für den Alltag der einfache Tipp: Reich an Ballaststoffen sind immer solche Lebensmittel, die Sie gut kauen müssen, beispielsweise Vollkornbrot mehr als Weißbrot, Müsli mehr als Cornflakes und Erdbeeren mehr als Melonen.

Zufuhrempfehlung: Es wird empfohlen rund 30 g Ballaststoffe pro Tag zu verzehren. Von dieser Menge sind wir als Durchschnittsesser weit entfernt, und wir dürfen uns über jede Steigerung freuen, selbst wenn die empfohlene Menge nicht ganz erreicht wird.

Fett: Energie in konzentrierter Form

In jedem Gramm Fett stecken etwa 9 kcal (37 kJ), gut das Doppelte von Eiweiß und Kohlenhydraten. Aber Fette liefern uns nicht nur konzentrierte Energie, sie sind unter anderem auch Bestandteil aller Zellwände und schützen die inneren Organe vor Verletzungen.

Bausteine der Fette sind die Fettsäuren. Je nach ihrem chemischen Aufbau unterscheidet man drei Gruppen: gesättigte, einfach und mehrfach ungesättigte Fettsäuren. Sie alle sind für uns von Bedeutung, allerdings in ganz unterschiedlicher Hinsicht. Deshalb geben wir Ihnen in unserer Tabelle neben dem Gesamtfett zusätzlich den Gehalt der Lebensmittel an den verschiedenen Fettsäuren an.

Über **gesättigte Fettsäuren** müssen wir hauptsächlich reden, weil wir von ihnen zumeist weit mehr aufnehmen, als uns gut tut. Da unser Körper sie selbst aufbauen kann, sind sie für uns nicht lebensnotwendig, sondern liefern uns viele überflüssige Kalorien. Darüber hinaus sind sie ungünstig für Herz und Kreislauf, denn sie erhöhen die Blutfette, vor allem das schädliche LDL-Cholesterin (siehe S. 159 ff). Bei ihnen kommen wir ums Einsparen nicht herum. Sie können anhand der Tabellen sehen, dass reichlich gesättigte Fettsäuren in fettreichen tierischen Lebensmitteln (zum Beispiel Wurstwaren, sahnehaltigen Milchprodukten, Butter) stecken, aber ebenso in Kokosfett, Backwaren und fettreichen Süßigkeiten wie Schokolade.

Einfach ungesättigte Fettsäuren (Monoensäuren) wirken im Gegensatz zu den gesättigten positiv auf unsere Gesundheit. Sie senken das LDL-Cholesterin und halten die Blutgefäße gesund. Besonders gute Quellen für einfach ungesättigte Fettsäuren sind Olivenöl und Rapsöl sowie einige Nusssorten.

Mehrfach ungesättigte Fettsäuren (Polyensäuren) haben lebenswichtige Aufgaben im Körper und müssen mit der Nahrung aufgenommen werden. Sie werden daher als essenzielle Fettsäuren bezeichnet. Es gibt zwei verschiedene Bauarten: die Omega-3- und Omega-6-Fettsäuren. Die Letzteren machen in der Durchschnittskost den weitaus größten Teil an Polyensäuren aus. Das Verhältnis von Omega-6- zu Omega-3-Fettsäuren beträgt etwa zehn zu eins. Wissenschaftliche Erkenntnisse der letzten Jahre haben jedoch gezeigt, dass gerade die **Omega-3-Fettsäuren** viele gesundheitsfördernde Wirkungen haben. Sie hemmen Entzündungsprozesse im Körper, schützen Herz und Kreislauf (siehe S. 159), sind bedeutsam für die geistige Leistungsfähigkeit und beugen möglicherweise Demenzerkrankungen vor. Mehr Omega-3-Fettsäuren wären daher wünschenswert.

Fettreiche Fische wie Hering, Makrele und Lachs enthalten einen hohen Anteil an Omega-3-Fettsäuren, und zwar vor allem zwei Vertreter der Familie, die besonders wirksam sind: **Eicosapentaensäure (EPA)** und **Docosahexaensäure (DHA)**. Im Allgemeinen essen wir aber zu wenig Fisch, um damit ausreichend Omega-3-Fettsäuren aufzunehmen. Deshalb sollten wir unsere Versorgung mit **α-Linolensäure (ALA)** ergänzen, einer Omega-3-Fettsäure, die sich in einigen pflanzlichen Lebensmitteln findet. Wenngleich sie nicht so wirkungsvoll wie EPA und DHA ist, so können wir damit doch einen sehr wichtigen Beitrag zur Verbesserung unserer Versorgung leisten. Die Tabelle auf S. 14 zeigt Ihnen die wichtigsten Lebensmittel, die gute Quellen für die verschiedenen Omega-3-Fettsäuren sind.

Zufuhrempfehlung: Etwa 30–35 % der täglichen Nahrungsenergie sollten in Form von Fett aufgenommen werden. Wie bei den Kohlenhydraten ist die richtige Fettqualität mindestens ebenso wichtig wie die Fettmenge: Aus gesättigten Fettsäuren sollten nicht mehr als 10 % der gesamten Kalorien stammen. Bei 2 500 kcal pro Tag heißt das weniger als 250 kcal. Da 1 g Fett 9 kcal liefert, entsprechen diese 250 kcal cirka 28 g gesättigte Fettsäuren (250 : 9 = 27,8 g). Diese Menge steckt übrigens bereits in einer Currywurst plus Pommes frites mit Ketchup und Mayonnaise.

Etwa die Hälfte unseres Nahrungsfetts sollten die einfach ungesättigten Fettsäuren liefern. Neben Olivenöl, Rapsöl und Nüssen enthalten auch viele tierische Lebensmittel nennenswerte Mengen an einfach ungesättigten Fettsäuren. Hier sind sie aber mit gesättigten Fettsäuren vergesellschaftet, welche die vorteilhaften Wirkungen der Ersteren praktisch wieder aufheben, sodass tierische Lebensmittel als Lieferanten für Monoensäuren nicht empfehlenswert sind.

Bei den mehrfach ungesättigten Fettsäuren gilt es wie erläutert, insbesondere den Anteil an Omega-3-Fettsäuren zu steigern. Dazu wird empfohlen, ein- bis zweimal pro Woche fettreichen Fisch sowie regelmäßig omega-3-fettsäurereiche pflanzliche Lebensmittel zu essen. Mit monoensäure- und omega-3-reichen Lebensmitteln nehmen wir übrigens gleichzeitig ausreichend Omega-6-Fettsäuren auf, sodass wir darauf nicht mehr zusätzlich achten müssen.

Gute Quellen für die Omega-3-Fettsäuren ALA, EPA und DHA

Lebensmittel	ALA-Gehalt (mg/100 g)	EPA- und DHA-Gehalt (mg/100 g)
Fette und Öle		
Leinöl	52 800	–
Walnussöl	12 200	–
Rapsöl	9 600	–
Weizenkeimöl	7 800	–
Sojaöl	7 700	–
andere Speiseöle i. D.	500–1 000	–
Margarine i. D.	1 900–2 900	–
Butter	370–940	–
Nüsse und Samen		
Leinsamen	16 700	–
Walnüsse	7 800	–
Pekannüsse	760	–
Sesamsaat	670	–
Erdnüsse	530	–
Mandeln	260	–

Lebensmittel	ALA-Gehalt (mg/100 g)	EPA- und DHA-Gehalt (mg/100 g)
Fisch und Fischwaren		
Hering	60	2 600
Makrele	250	1 780
Lachs	360	2 610
Sardine	40	1 390
Sardellen	30	500
Thunfisch	ø	1 200
Rotbarsch	50	410
Bückling	200	1 930
Makrele geräuchert	220	2 920
Schillerlocke	150	4 840
angereicherte Lebensmittel		
Omega-3-Brot/Brötchen	420	75–90
Omega-3-Pflanzenmargarine	3 000–5 000	0–240
DHA-Eier	ø	180

i. D. = im Durchschnitt

Cholesterin

Cholesterin ist ein unentbehrlicher Bestandteil aller **Körperzellen**. Außerdem werden daraus wichtige **Hormone** und die **Gallensäuren** aufgebaut. Unser Körper kann Cholesterin in ausreichender Menge selbst bilden, sodass wir nicht auf eine Zufuhr mit der Nahrung angewiesen sind. Im Gegenteil, problematisch kann eher eine zu hohe Aufnahme werden, trägt sie doch zu einer Erhöhung der Blutfette bei, wenngleich nicht so ausgeprägt, wie man noch vor einigen Jahren meinte (siehe S. 160 f).

Cholesterin findet sich nur in tierischen Lebensmitteln. Pflanzliche Produkte sind cholesterinfrei oder enthalten allenfalls winzige Mengen, die wir dann als „Spuren" (✓) in der Tabelle kenntlich gemacht haben, und die für Sie wirklich völlig bedeutungslos sind.

Vitamine: unentbehrlich und gesundheitsfördernd

Vitamine erfüllen vielfältige lebenswichtige Funktionen im Stoffwechsel. Bis auf wenige Ausnahmen können wir sie nicht selbst herstellen, sondern sind auf die Nahrungslieferanten angewiesen. Wir benötigen lediglich kleine Mengen von ihnen, entweder einige Milligramm (mg) oder gar nur Mikrogramm (1 µg = 1/1 000 mg). Es gibt 13 Vitamine, die man in zwei Gruppen einteilt: fettlösliche und wasserlösliche. Zu den fettlöslichen gehören die Vitamine A, D, E und K, zu den wasserlöslichen die verschiedenen B-Vitamine und Vitamin C. Von den fettlöslichen Vitaminen können wir einen gewissen Vorrat anlegen, von dem wir zur Not einige Zeit zehren können. Die wasserlöslichen können wir nicht speichern, umso wichtiger ist die regelmäßige Aufnahme mit der Nahrung. Eine gemischte, abwechslungsreiche Kost versorgt uns in der Regel ausreichend mit allen Vitaminen. Je einseitiger die Ernährung aber wird, desto eher gibt es Engpässe bei der Versorgung.

Die Übersicht auf S. 16 zeigt Ihnen die wichtigsten Aufgaben der einzelnen Vitamine und welche Lebensmittel uns gut damit versorgen.

Einige Vitamine tun uns zusätzlich noch Gutes, indem sie uns vor bestimmten Krankheiten, insbesondere Herz-Kreislauf-Erkrankungen, aber auch Krebs schützen können. Dies sind vor allem die Vitamine A, E und C, die die Körperzellen vor aggressiven Angreifern schützen, sowie Folsäure. Aus diesem Grunde haben wir ihre Gehalte in den Lebensmitteln in unsere Nährwerttabelle aufgenommen.

Vitamin A bzw. genauer gesagt seine Vorstufe, das β-Carotin, Vitamin E und Vitamin C wirken als Antioxidanzien. Sie fangen sogenannte freie Radikale im Körper ab und machen sie unschädlich. Diese aggressiven Verbindungen würden ansonsten bestimmte

Oxidationsvorgänge im Körper auslösen, die Körperzellen und Zellwände schädigen und so die Entstehung vieler Krankheiten beschleunigen.

Vitamin A und β-Carotin

Vitamin A (Retinol) gibt es in zwei Ausführungen: einmal als „fertiges Vitamin", das in tierischen Lebensmitteln wie Eigelb, Butter und Leber vorkommt, und als β-Carotin in pflanzlichen Lebensmitteln, wobei insbesondere gelbe und orangerote Früchte und Gemüse wie Aprikosen, Möhren, Paprika, sowie grünblättriges Gemüse (Spinat, Feldsalat) viel davon enthalten. Das β-Carotin seinerseits kann zwei Wege einschlagen. Es kann, je nach Bedarf, als Vorstufe des Vitamin A dienen und zu diesem aufgebaut werden, oder es ist selbst als Antioxidans wirksam.

Zufuhrempfehlung: Man sollte etwa 0,8–1 mg Retinoläquivalente pro Tag zu sich nehmen. Bezüglich seiner Vitamin-A-Wirksamkeit ist das β-Carotin nicht so effizient wie das fertige Vitamin A. Deshalb werden die Gehalte in Retinoläquivalente (RÄ) umgerechnet, die auch in der Nährwerttabelle angegeben sind. Dabei entspricht 1 µg Retinoläquivalent 1 µg Retinol beziehungsweise 6 µg β-Carotin.

Vitamin E (Tocopherole)

Die Bezeichnung Vitamin E umfasst sehr ähnlich aufgebaute Verbindungen, die Tocopherole genannt werden. Die einzelnen Varianten sind im Organismus nicht alle gleich

wirksam, deshalb berechnet man ihre jeweilige biologische Aktivität im Vergleich zur wirksamsten Verbindung, dem α-Tocopherol, und gibt den Gehalt in den Lebensmitteln als „mg-Tocopherol-Äquivalent" (TÄ) an.

Zufuhrempfehlung: Die beste Vitamin-E-Quelle sind pflanzliche Öle. Nüsse und Saaten sind ebenfalls Vitamin-E-reich. Man sollte etwa 12–15 mg Tocopheroläquivalente pro Tag zu sich nehmen.

Vitamin C (Ascorbinsäure)

Neben seiner Wirkung als Antioxidans stärkt Vitamin C unter anderem das Immunsystem. Deshalb wird es speziell zur Vorbeugung von Erkältungen empfohlen. Diesen Rat kennt vermutlich jeder. Allerdings ist nach wie vor wissenschaftlich umstritten, ob hohe Dosen an Vitamin C durch Tabletten oder Pulver Erkältungen tatsächlich verhindern oder für eine raschere Genesung sorgen können.

Zufuhrempfehlung: Mit einer natürlich Vitamin-C-reichen Kost mit viel Obst und Gemüse als wichtigsten Lieferanten sind Sie in jedem Fall auf der sicheren Seite und bringen Ihr Immunsystem ebenso auf Vordermann wie Ihre antioxidative Abwehr. Dabei sollten Sie etwa 100 mg Vitamin C pro Tag aufnehmen.

Folsäure

Folsäure schützt wie die Antioxidanzien Herz und Kreislauf, aber nicht indem sie freie Radikale abwehrt, sondern indem sie

Funktionen und wichtige Nahrungsquellen der verschiedenen Vitamine

Vitamin	Aufgaben	gute Lieferanten
Vitamin A/β-Carotin (siehe S. 15)	▪ beteiligt am Sehvorgang sowie am Aufbau der Haut und Schleimhaut ▪ wichtig für das Immunsystem ▪ β-Carotin wirkt außerdem als Antioxidans	Vitamin A: Leber, Eier, Butter β-Carotin: Obst und Gemüse (siehe Nährwerttabelle)
Vitamin D (siehe S. 17)	▪ beteiligt am Aufbau von Knochen und Zähnen ▪ fördert die Aufnahme von Kalzium in den Körper	Leber, Fettfische, Eier, Margarine, Butter (siehe S. 17)
Vitamin E (siehe S. 15)	▪ Bestandteil aller Zellwände der Körperzellen ▪ Antioxidans	pflanzliche Öle, Nüsse, Samen (siehe Nährwerttabelle)
Vitamin K	▪ beteiligt an der Blutgerinnung	grüne Gemüse, Milch und Milchprodukte, Eier, Vollkornprodukte
Vitamin C (siehe S. 15)	▪ stärkt das Immunsystem ▪ beteiligt am Aufbau von Bindegewebe, Knochen und Zähnen ▪ Antioxidans	Obst und Gemüse (siehe Nährwerttabelle)

B-Vitamine

Vitamin	Aufgaben	gute Lieferanten
Vitamin B_1 (Thiamin)	▪ beteiligt am Stoffwechsel vor allem der Kohlenhydrate ▪ Funktionen im Nervensystem	Schweinefleisch, Leber, Vollkornprodukte, v. a. Weizenkeime und Haferflocken, Hülsenfrüchte, Nüsse, Kartoffeln
Vitamin B_2 (Riboflavin)	▪ beteiligt am Stoffwechsel von Kohlenhydraten, Eiweiß und Fetten sowie an der Energiegewinnung	Milch und Milchprodukte, Fleisch, Fisch, Eier, Vollkornprodukte
Vitamin B_6 (Pyridoxin)	▪ beteiligt vor allem am Eiweißstoffwechsel und an der Bildung des roten Blutfarbstoffs	Kommt in fast allen Lebensmitteln vor, besonders in Fleisch, Fisch, Vollkornprodukten, Hülsenfrüchten, Kartoffeln
Vitamin B_{12} (Cobalamin)	▪ beteiligt an verschiedenen Reaktionen im Stoffwechsel, ebenso an der Blut- und Zellbildung	Kommt praktisch nur in tierischen Lebensmitteln vor, besonders in Leber, Fleisch, Fisch, Eiern, Milch und Milchprodukten
Folsäure (siehe S. 15 f)	▪ beteiligt an der Neubildung von Zellen, an der Zellteilung und Blutbildung	grünes Gemüse, Orangen, Erdbeeren, Vollkornprodukte, Leber, Weizenkeime (siehe Nährwerttabelle)
Niacin	▪ beteiligt am Stoffwechsel von Kohlenhydraten, Eiweiß und Fetten	Fleisch, Fisch, Milch, Eier, Vollkornprodukte, Kartoffeln
Pantothensäure	▪ beteiligt vor allem am Auf- und Abbau von Fetten sowie am Kohlenhydratabbau	Kommt in fast allen Lebensmitteln vor, besonders in Leber, Fleisch, Fisch, Milch, Vollkornprodukten, Hülsenfrüchten
Biotin	▪ beteiligt vor allem am Abbau bestimmter Fettsäuren und Aminosäuren ▪ wichtig für Haut und Haare	Innereien, Eier, Milch, Nüsse, Hülsenfrüchte

Gute Vitamin-D-Quellen

Lebensmittel mit mehr als 5 µg/100 g	▌ fettreiche Fische wie Makrele, Hering, Lachs, Sardine ▌ Eigelb
Lebensmittel mit 1–5 µg/100 g	▌ Leber ▌ Käse mit einem Fettgehalt von 45 % Fett i. Tr. oder mehr, z. B. Emmentaler, Gouda ▌ Butter ▌ mit Vitamin-D-angereicherte Margarine ▌ Pilze

Homocystein beseitigt. Diese Substanz ist normalerweise ein Zwischenprodukt im Stoffwechsel, das mithilfe von Folsäure rasch weiterverarbeitet wird. Wenn diese fehlt, gerät die Verarbeitung ins Stocken, und Homocystein sammelt sich im Blut an. Dort schädigt es die Blutgefäße und wird zu einem Herzinfarkt-Risikofaktor. Mit einer folsäurereichen Kost bleibt der Gehalt an schädigendem Homocystein niedrig.

Zufuhrempfehlung: Folsäure ist eines der empfindlichsten Vitamine und wird sehr schnell durch Licht und Hitze zerstört. Neben einer vitaminschonenden Zubereitung (siehe S. 20) sollten wir deshalb besonders auf gute Folsäurelieferanten wie grünes Gemüse, Vollkornprodukte, einige Obstsorten, Fleisch und Milchprodukte achten, um etwa 400 µg Folsäure pro Tag mit der Nahrung aufzunehmen.

Vitamin D

Vitamin D hat unter den Vitaminen eine Ausnahmestellung, denn es kann von unserem Körper in der Haut mithilfe von Sonnenlicht größtenteils selbst gebildet werden. Bei Säuglingen reicht die Eigenproduktion allerdings nicht aus, da sie besonders viel Vitamin D zum Knochenaufbau benötigen. Deshalb bekommen sie normalerweise Vitamin-D-Tabletten. Kritisch wird die Vitamin-D-Versorgung auch häufig bei älteren Menschen, denn die Fähigkeit zur Vitamin-D-Bildung nimmt mit dem Alter ab. Wenn ältere Menschen zusätzlich ans Haus gebunden sind und kaum ins Freie kommen, muss mit der Nahrung für Vitamin D gesorgt werden. Deshalb die Übersicht mit Vitamin-D-reichen Lebensmitteln.

Zufuhrempfehlung: Etwa 5 µg Vitamin D pro Tag mit der Nahrung aufzunehmen reicht aus. Menschen über 65 Jahre sollten aber 10 µg/Tag zuführen.

Die vielfältigen Aufgaben der Mineralstoffe

Mineralstoffe sind anorganische Nährstoffe, die wie Vitamine lebensnotwendige Aufgaben ausüben und die uns unsere Nahrung liefern muss. Von einigen Mineralstoffen benötigen wir bis zu einigen Gramm pro Tag, bei anderen reichen schon Milligramm oder Mikrogramm aus. Die letzteren bezeichnet man als Spurenelemente. Hierzu zählen Eisen, Jod, Fluorid, Zink und Selen. Die folgende Übersicht zeigt Ihnen die wichtigsten Mineralstoffe, ihre Hauptaufgaben und gute Nahrungsquellen.

Natrium

Natrium kommt in unseren Lebensmitteln größtenteils zusammen mit Chlorid als Kochsalz (Natriumchlorid) vor, sodass natriumreiche Lebensmittel gleichzeitig salzreiche Lebensmittel sind; 1 g Natrium entspricht 2,5 g Kochsalz. Bei Natrium müssen wir uns keine Gedanken um eine ausreichende Zufuhr machen; im Gegenteil, wir nehmen eher zu viel auf, weil wir häufig zu salzreich essen.

Von Natur aus enthalten Lebensmittel wenig Natrium. Das können Sie feststellen, wenn Sie sich den Gehalt von unverarbeitetem Fleisch, Fisch, Getreide oder Gemüse ansehen. Erst bei der Verarbeitung wird durch Salzzugabe der Natriumgehalt hoch.

Funktionen und wichtige Nahrungsquellen der verschiedenen Mineralstoffe

Mineralstoff	Aufgaben	gute Lieferanten
Natrium (siehe S. 17)	■ regelt den Wasserhaushalt im Zusammenspiel mit Kalium ■ hält die Spannung in und zwischen den Zellen aufrecht ■ wichtig für die Übertragung und Weiterleitung von Muskel- und Nervenreizen	Kochsalz und salzreiche Lebensmittel (siehe Nährwerttabelle und S. 162)
Kalium (siehe S. 19)	■ regelt den Wasserhaushalt im Zusammenspiel mit Natrium ■ hält die Spannung in und zwischen den Zellen aufrecht ■ wichtig für die Übertragung und Weiterleitung von Muskel- und Nervenreizen ■ außerdem: aktiviert zahlreiche Enzyme	Obst und Gemüse, Kartoffeln, Nüsse (siehe Nährwerttabelle)
Chlorid	■ hält die Spannung in und zwischen den Zellen aufrecht ■ Bestandteil der Magensäure ■ beteiligt an der Regulation des Säure-Basen-Haushalts	wird größtenteils zusammen mit Natrium als Kochsalz (Natriumchlorid) aufgenommen
Kalzium (siehe S. 19)	■ Baustoff für Knochen und Zähne ■ wichtig für die Reizleitung in Nervenzellen und für die Muskelkontraktion ■ beteiligt an der Blutgerinnung	Milch und Milchprodukte; einige Gemüsesorten (siehe Nährwerttabelle)
Phosphor	■ Baustoff für Knochen und Zähne ■ Bestandteil jeder Zelle ■ überträgt Energie ■ beteiligt an zahlreichen Stoffwechselreaktionen	ist in praktisch allen Lebensmitteln enthalten, besonders in eiweißreichen; viele industriell verarbeitete Produkte enthalten Phosphor
Magnesium (siehe S. 19)	■ beteiligt an der Reizübertragung von Nerven auf die Muskeln und bei der Muskelkontraktion ■ aktiviert zahlreiche Enzyme	ist in den meisten Lebensmitteln enthalten (siehe Nährwerttabelle)
Eisen (siehe S. 19)	■ Baustein des Blut- und Muskelfarbstoffs ■ transportiert Sauerstoff ■ Bestandteil vieler Enzyme	Fleisch, Fisch, Vollkornprodukte, Nüsse, Hülsenfrüchte (siehe Nährwerttabelle)
Jod (siehe S. 19 f)	■ Baustein der Schilddrüsenhormone; damit wichtig für den gesamten Stoffwechsel und den Energieumsatz	Seefisch, Milchprodukte, Jodsalz (siehe S. 20)
Fluorid	■ härtet den Zahnschmelz und macht ihn widerstandsfähig gegen Karies ■ wichtig für die Stabilität des Knochens	Fisch, schwarzer Tee, grüner Tee, fluoridiertes Jodsalz
Zink	■ Aufgaben im Immunsystem ■ wichtig für die Insulinspeicherung ■ wichtig für Haut und Haare ■ Bestandteil bzw. Aktivator vieler Enzyme	Fleisch, Fisch, Schalentiere, Milch und Milchprodukte, Vollkornprodukte, Nüsse und Samen
Selen	■ Antioxidans ■ aktiviert mehrere Enzyme	ist in sehr vielen Lebensmitteln enthalten, allerdings in zumeist geringen Mengen, z. B. Fleisch, Innereien, Fisch, Eier, Nüsse, Pilze, Hülsenfrüchte

Salz wird zahlreichen Produkten wie Wurst, Käse, Räucherfisch, Brot und Konserven zugesetzt, sei es wegen des Geschmacks, zur Konservierung oder aus herstellungstechnischen Gründen.

Zufuhrempfehlung: Schätzungsweise benötigen wir mindestens 500 mg Natrium pro Tag, was einer Menge von 1,25 g Kochsalz entspricht. Den genauen Natriumbedarf des Körpers kennen wir aber nicht. Beim Salz gilt eine Menge von 6 g pro Tag als ausreichend; das entspricht etwa einem Teelöffel. Von mehr Salz sind keine Vorteile, sondern eher Nachteile zu erwarten, da eine hohe Salzzufuhr zur Entstehung von Bluthochdruck beitragen kann (siehe S. 161–163).

Kalium

Kalium wirkt bei vielen Aufgaben praktisch als Gegenspieler zum Natrium. Und im Gegensatz zum Natrium ist der Kaliumgehalt vor allem bei unverarbeiteten Lebensmitteln hoch, besonders bei Gemüse, Obst und Trockenfrüchten.

Zufuhrempfehlung: Auch hier gibt es lediglich Schätzwerte, wobei man annimmt, dass wir mindestens 2 000 mg pro Tag benötigen. Im Unterschied zum Natrium ist jedoch eine Kost mit einem höheren Kaliumgehalt kein Nachteil, im Gegenteil, sie kann helfen, einen erhöhten Blutdruck zu senken.

Kalzium

Wenn die Versorgung mit Kalzium unzureichend ist, bedient der Körper sich mit Kalzium aus den Knochen, um die Aufgaben im Blut und bei der Reizleitung optimal wahrnehmen zu können. Die Stabilität der Knochen leidet durch diesen Abbau. Im Alter kann es zu Osteoporose kommen. Zwar ist ein gewisses Maß an Knochenabbau mit dem Alter natürlich, aber durch ausreichenden Kalziumnachschub lässt sich der Verlust gering halten.

Milch und Milchprodukte sind die besten Kalziumquellen unserer Nahrung. Zudem ist das Kalzium aus der Milch für den Körper besonders gut verwertbar. Wer keine oder kaum Milch oder Milchprodukte zu sich nimmt, hat es schwer, für genügend Kalzium zu sorgen. Zur Bedarfsdeckung können einige Gemüsesorten beitragen (unter anderem Brokkoli, Grünkohl, Porree) sowie Nüsse und Hülsenfrüchte. Auch Mineralwasser mit mindestens 150 mg Kalzium/l ist eine gute Quelle.

Zufuhrempfehlung: Man sollte etwa 1 000 mg Kalzium pro Tag zu sich nehmen.

Magnesium

Magnesium findet sich in den meisten Lebensmitteln, unter anderem in Vollkornprodukten, Milch und Milchprodukten, Geflügelfleisch, Fisch und vielen Gemüsearten. Deshalb ist unsere Versorgung mit Magnesium im Allgemeinen nicht problematisch, sofern die Ernährung nicht sehr einseitig ist.

Zufuhrempfehlung: Es wird empfohlen etwa 300–400 mg Magnesium pro Tag aufzunehmen.

Eisen

Eisen wird zum größten Teil als Bestandteil des roten Blutfarbstoffs und Transporteur für Sauerstoff im Blut benötigt. Da Frauen im gebärfähigen Alter durch die Menstruation regelmäßig Blut verlieren, benötigen sie deutlich mehr Eisen als Männer. Bei ihnen ist die Versorgung nicht immer ausreichend.

Die beste Quelle für Eisen ist Fleisch. Es hat nicht nur einen hohen Eisengehalt, sondern lässt sich vom Körper am besten verwerten. Daneben tragen pflanzliche Lebensmittel wesentlich zur Eisenversorgung bei. Wichtige Lieferanten sind Vollkornprodukte, Hülsenfrüchte, Nüsse, manche Gemüsesorten. Allerdings kann Eisen aus pflanzlichen Lebensmitteln schlechter vom Körper genutzt werden. Seine Verwertbarkeit lässt sich erheblich verbessern, wenn das Eisen zusammen mit Vitamin C aufgenommen wird. Trinken Sie also beispielsweise zu Ihrem Frühstück – mit Brot oder Müsli – ein Glas Orangensaft oder essen Sie zum Reisgericht einen Salat oder Obstnachtisch.

Zufuhrempfehlung: Man sollte etwa 10–15 mg Eisen pro Tag aufnehmen.

Jod

Von dem Spurenelement Jod nehmen wir im Durchschnitt weniger auf als empfohlen, da der Jodgehalt der meisten Lebensmittel –

Gute Jodquellen

Lebensmittel mit mehr als 100 µg/100 g	▪ besonders jodreiche Fische: Schellfisch, Kabeljau, Meeräsche
Lebensmittel mit mehr als 50–100 µg/100 g	▪ die meisten anderen Meeresfische, z. B. Scholle, Seelachs, Rotbarsch, Heilbutt, Hering ▪ viele Fischerzeugnisse, z. B. Bismarckhering, Sardinen in Öl, Schillerlocken ▪ Miesmuscheln, Hummer, Nordseegarnelen
Lebensmittel mit bis zu 50 µg/100 g	▪ Milch und Milchprodukte (bei Fütterung mit jodangereichertem Futter) ▪ mit Jodsalz hergestellte Produkte: Brot, Käse, Wurstwaren

mit Ausnahme von Seefischen – sehr gering ist. Aus diesem Grunde galt Deutschland lange Zeit als ausgesprochenes „Jodmangelland". In den letzten Jahren jedoch zeichnet sich eine Verbesserung der Situation ab. Sowohl zu Hause und in der Gemeinschaftsverpflegung als auch bei der Lebensmittelverarbeitung hat sich „Jodsalz" weitgehend durchgesetzt, ein Speisesalz, dem eine festgelegte Menge von 15–25 mg Jod/kg Salz zugefügt wird. Außerdem wird bei der Tierfütterung immer häufiger jodangereichertes Futter verwendet. Dadurch erhöht sich der Jodgehalt von Milch und Milchprodukten erheblich. Auf den Jodgehalt von Fleisch wirkt sich dies allerdings kaum aus, er bleibt niedrig.

Und so sorgen Sie für eine ausreichende Jodzufuhr: Essen Sie möglichst ein- bis zweimal pro Woche Fisch aus dem Meer. Verwenden Sie zum Salzen nur Jodsalz. Aber gehen Sie auch damit sparsam um, denn schließlich ist Jodsalz in erster Linie Kochsalz. Mit Milch und Milchprodukten können Sie Ihre Jodversorgung ebenfalls verbessern. Fragen Sie beim Bäcker und Metzger, ob Brot und

Wurstwaren mit Jodsalz hergestellt wurden. Schauen Sie bei verpackten Lebensmitteln auf die Zutatenliste. Wenn Jodsalz verwendet wurde, wird es immer angegeben.

Zufuhrempfehlung: Etwa 200 µg Jod pro Tag sind empfehlenswert.

Vitamine und Mineralstoffe: So bleiben sie erhalten

Vitamine sind sehr empfindlich und können auf dem Weg des Lebensmittels von der Erzeugung über den Handel bis auf Ihren Teller durch verschiedene Einflüsse schon teilweise zerstört werden. Je nach Vitamin wirkt sich vor allem Licht, Hitze oder Sauerstoff ungünstig aus. Wenngleich sich diese Verluste nicht ganz vermeiden lassen, so können Sie doch durch vorsichtigen Umgang mit Lebensmitteln dazu beitragen, dass der größte Teil der Vitamine erhalten bleibt und Ihnen zugute kommt. Bei den wasserlöslichen Vitaminen (also den B-Vitaminen und Vitamin C) kann zudem ein Teil durch Wasser aus den Lebensmitteln gelöst werden

und auf diese Weise beim Kochen verloren gehen. Das kann ebenso bei einigen Mineralstoffen, zum Beispiel bei Kalium und Jod passieren.

Hier die wichtigsten Tipps, um Vitamine und Mineralstoffe zu erhalten:

▪ Verwenden Sie die Lebensmittel möglichst frisch, das gilt insbesondere für Obst und Gemüse. Wenn Lebensmittel gelagert werden müssen, sollte es am besten kühl und dunkel sein, und nicht länger als nötig.

▪ Waschen Sie Obst, Gemüse, Kartoffeln gründlich unter fließendem Wasser beziehungsweise lassen Sie sie nicht lange im Wasser liegen. Zerkleinern Sie die Lebensmittel erst nach dem Waschen, und zwar möglichst nur grob.

▪ Gemüse wird am besten mit wenig Wasser gegart (gedünstet), das dann mitgegessen oder als Grundlage für eine Soße mit verwendet werden kann. Garen Sie nicht länger als nötig. Gemüse sollte nicht völlig weich gekocht werden, sondern noch bissfest sein. Das erhält sowohl die Vitamine als auch Aroma und Eigengeschmack.

▪ Zubereitete Speisen nicht warm halten. Was nicht sofort gegessen wird, lieber rasch abkühlen und zum späteren Verzehr kurz wieder aufwärmen.

Sekundäre Pflanzenstoffe: als Mischung besonders wertvoll

Unter dem Begriff „sekundäre Pflanzenstoffe" werden zahlreiche ganz unterschiedliche Inhaltsstoffe in pflanzlichen Lebensmitteln zusammengefasst, die den Pflanzen unter anderem Farbe und Geschmack geben. Zu ihnen gehören beispielsweise Carotinoide (unter anderem in Tomaten, Paprika, Aprikosen), Polyphenole (unter anderem in Äpfeln, Trauben und Tee) und Glucosinolate (unter anderem in Rotkohl, Wirsing, Rosenkohl). Den größten Anteil an sekundären Pflanzenstoffen findet man in Gemüse und Obst. Im Unterschied zu den Vitaminen sind sie für den Menschen nicht lebensnotwendig, aber sie haben viele gesundheitsfördernde Wirkungen. Unter anderem stimulieren sie das Immunsystem und regulieren den Stoffwechsel, wirken als Antioxidanzien oder verhindern die Vermehrung von Krankheitskeimen.

Bei den sekundären Pflanzenstoffen kommt es in erster Linie auf die Gesamtmischung an. Wie viele wissenschaftliche Untersuchungen zeigen, sind die positiven Wirkungen einzelner Substanzen meist sehr gering

und kaum messbar. In einer gemischten Kost jedoch addieren sich all diese Einzeleffekte und werden in der Summe wirksam. Sie können sich das wie bei einem Mauerbau vorstellen: Der einzelne Stein hat nur einen winzigen Anteil, aus vielen Steinen kann aber ein wirksamer Schutzwall werden.

Es macht also wenig Sinn, eine besonders hohe Aufnahme eines einzelnen Stoffes zu empfehlen. Das wäre in unserem Mauerbeispiel eine hohe Säule, die nicht viel Schutz bietet. Wir bieten Ihnen daher keine Tabellen mit dem Gehalt an Einzelstoffen an. Das ist auch nicht zuletzt deshalb wenig hilfreich, weil es bis heute nur sehr wenig zuverlässige Daten über den Gehalt einzelner sekundärer Pflanzenstoffe in den Lebensmitteln gibt. Sie würden weit mehr Lücken als Daten finden.

Einen ganz praktischen Tipp aber geben wir Ihnen: Essen Sie Obst und Gemüse möglichst bunt. Sorgen Sie für eine Mischung aus gelben (wie Aprikosen, Möhren), roten (wie Paprika, Rotkohl) und grünen (wie Brokkoli, Spinat) Sorten. Damit haben Sie die beste Voraussetzung für einen wirkungsvollen Mix der verschiedenen sekundären Pflanzenstoffe.

Flüssigkeit: noch wichtiger als das tägliche Brot

Wasser ist für uns noch wichtiger als alle Nähr- und Inhaltsstoffe der Lebensmittel.

Ohne Nahrung können wir immerhin bis zu einigen Wochen überleben, ohne Wasser lediglich wenige Tage. Wasser wird für praktisch alle Lebensvorgänge benötigt. Es transportiert die Nährstoffe zu den Organen und Körperzellen. Gleichzeitig werden mit Wasser beziehungsweise Harn die Abfallstoffe, die regelmäßig im Stoffwechsel anfallen, über die Niere ausgeschieden. Und mithilfe von Wasser wird die Körpertemperatur reguliert, indem wir durch Schwitzen vor einer Überhitzung geschützt werden.

Täglich benötigt unser Körper insgesamt etwa 2,5 l Flüssigkeit, um die Wasserverluste über Harn, Schweiß, Atemluft und Stuhl wieder auszugleichen. Von diesen 2,5 l nehmen wir etwa 1 l über die Nahrung auf, den Rest müssen wir durch Getränke nachfüllen, also etwa 1,5 l. Auch hier kann man nicht mehr als diesen Richtwert angeben. Wie bei allen Nährstoffen gibt es beim Wasser erhebliche individuelle Schwankungen beim Bedarf, und im Sommer brauchen wir mehr als im Winter.

Geeignete Getränke sind insbesondere Wasser, Kräuter- und Früchtetees sowie verdünnte Fruchtsäfte. Auch gegen einen maßvollen Konsum von Kaffee oder schwarzem Tee ist nichts einzuwenden. Zurückhalten sollten wir uns jedoch bei kalorienreichen Getränken mit viel Zucker oder Alkohol, wobei Alkohol mit 7 kcal/g sogar deutlich mehr Kalorien enthält als Zucker (4 kcal/g).

Referenzwerte für die Nährstoffzufuhr

Bei den Erläuterungen zur Energieaufnahme und zu den einzelnen Nährstoffen haben wir Ihnen bereits die durchschnittlichen Zufuhrempfehlungen der nachfolgend genannten Fachgesellschaften angegeben, die für gesunde Erwachsene gelten. Sie sind im Alltag als Richtschnur völlig ausreichend.

Nachfolgend finden Sie aber auch noch eine vollständige Tabelle mit den Referenzwerten für die Nährstoffzufuhr, die gemeinsam von der Deutschen Gesellschaft für Ernährung, der Österreichischen Gesellschaft für Ernährung, der Schweizerischen Gesellschaft für Ernährungsforschung und der Schweizerischen Vereinigung für Ernährung erarbeitet wurden („D-A-CH-Referenzwerte"). Hier gibt es Werte für Kinder, Jugendliche und Erwachsene verschiedener Altersgruppen sowie für schwangere und stillende Frauen. Die Empfehlungen sind so großzügig bemessen, dass man davon ausgehen kann, dass nahezu alle Personen der jeweiligen Gruppe (über 98 %) mit den genannten Nährstoffmengen ausreichend versorgt sind, um gesund und leistungsfähig zu bleiben und um ernährungsabhängigen Krankheiten vorzubeugen.

Beachten Sie bitte, dass die Werte zwar für die jeweilige Bevölkerungsgruppe, nicht aber für jede Einzelperson dieser Gruppe gelten. Auch wenn für Ihre Altersgruppe beispielsweise 200 µg Jod pro Tag empfohlen werden, so kann es durchaus sein, dass Sie persönlich mit deutlich weniger auskommen, da der Nährstoffbedarf auch innerhalb einer Altersgruppe von Mensch zu Mensch, ebenso von Tag zu Tag erheblich schwankt, abhängig von vielen verschiedenen Einflüssen. Eine Nährstoffzufuhr unter der empfohlenen Menge bedeutet also im Einzelfall nicht automatisch, dass die Versorgung mit dem betreffenden Vitamin oder Mineralstoff unzureichend ist. Ob tatsächlich ein Mangel daran besteht, lässt sich nur mit aufwendigen klinischen und biochemischen Untersuchungen feststellen.

Falls Sie mithilfe unserer Nährwerttabelle Ihre eigene Nährstoffzufuhr einmal ermitteln und mit den Empfehlungen vergleichen möchten, müssen Sie bei der Bewertung nicht allzu genau sein. Wenn Sie die Empfehlungen im Durchschnitt einer Woche größenordnungsmäßig erreichen, können Sie normalerweise von einer sehr guten Nährstoffversorgung ausgehen.

D-A-CH-Referenzwerte für die Nährstoffzufuhr – Energie, Eiweiß (Protein), Fett, Fettsäuren, Wasser

	Energie[1] kcal/Tag m/w[2]	Energie[1] MJ/Tag m/w	Protein g/kg KG[3]/Tag m/w	Fett % der Energie	Omega-6-Fettsäuren[6] % der Energie	Omega-3-Fettsäuren[7] % der Energie	Wasser[8] ml/kg KG/Tag
Säuglinge							
0 bis unter 4 Monate	500/450	2,0/1,9	2,7–1,5[4]	45–50	4,0	0,5	130
4 bis unter 12 Monate	700/700	3,0/2,9	1,3–1,1[5]	35–45	3,5	0,5	110
Kinder							
1 bis unter 4 Jahre	1100/1000	4,7/4,4	1,0	30–40	3,0	0,5	95
4 bis unter 7 Jahre	1500/1400	6,4/5,8	0,9	30–35	2,5	0,5	75
7 bis unter 10 Jahre	1900/1700	7,9/7,1	0,9	30–35	2,5	0,5	60
10 bis unter 13 Jahre	2300/2000	9,4/8,5	0,9	30–35	2,5	0,5	50
13 bis unter 15 Jahre	2700/2200	11,2/9,4	0,9	30–35	2,5	0,5	40
Jugendliche und Erwachsene							
15 bis unter 19 Jahre	3100/2500	13,0/10,5	0,9/0,8	30	2,5	0,5	40
19 bis unter 25 Jahre	3000/2400	12,5/10,0	0,8	30	2,5	0,5	35
25 bis unter 51 Jahre	2900/2300	12,0/9,5	0,8	30	2,5	0,5	35
51 bis unter 65 Jahre	2500/2000	10,5/8,5	0,8	30	2,5	0,5	30
Über 65 Jahre	2300/1800	9,5/7,5	0,8	30	2,5	0,5	30
Schwangere	+ 255	+ 1,1	+ 10 g (ab 4. Monat)	30–35	2,5	0,5	35
Stillende	+ 635	+ 2,7	+ 15 g	30–35	2,5	0,5	45

[1] Richtwerte für die durchschnittliche Energiezufuhr bei Personen mit normalem Körpergewicht
[2] m = männlich; w = weiblich
[3] KG = Körpergewicht
[4] bis 1 Monat: 2,7; 1–2 Monate: 2,0; 2–4 Monate: 1,5
[5] 4–6 Monate: 1,3; 6–12 Monate: 1,1
[6] Linolsäure
[7] α-Linolensäure
[8] Wasserzufuhr durch Getränke und feste Nahrung

D-A-CH-Referenzwerte für die Nährstoffzufuhr – Vitamine

	Vitamin A, β-Carotin mg RÄ[1]/Tag m/w	Vitamin D μg/Tag	Vitamin E mg TÄ[2]/Tag m/w	Vitamin K μg/Tag m/w	Vitamin C mg/Tag	Vitamin B$_1$ (Thiamin) mg/Tag m/w	
Säuglinge							
0 bis unter 4 Monate	0,5	10	3/3	4	50	0,2	
4 bis unter 12 Monate	0,6	10	4/4	10	55	0,4	
Kinder							
1 bis unter 4 Jahre	0,6	5	6/5	15	60	0,6	
4 bis unter 7 Jahre	0,7	5	8/8	20	70	0,8	
7 bis unter 10 Jahre	0,8	5	10/9	30	80	1,0	
10 bis unter 13 Jahre	0,9	5	13/11	40	90	1,2/1,0	
13 bis unter 15 Jahre	1,1/1,0	5	14/12	50	100	1,4/1,1	
Jugendliche und Erwachsene							
15 bis unter 19 Jahre	1,1/0,9	5	15/12	70/60	100	1,3/1,0	
19 bis unter 25 Jahre	1,0/0,8	5	15/12	70/60	100	1,3/1,0	
25 bis unter 51 Jahre	1,0/0,8	5	14/12	70/60	100	1,2/1,0	
51 bis unter 65 Jahre	1,0/0,8	5	13/12	80/65	100	1,1/1,0	
Über 65 Jahre	1,0/0,8	10	12/11	80/65	100	1,0/1,0	
Schwangere	1,1	5	13	60	110	1,2	
Stillende	1,5	5	17	60	150	1,4	

[1] RÄ = Retinoläquivalent
[2] TÄ = Tocopheroläquivalent
[3] FÄ = Folatäquivalent

Vitamin B$_2$ (Riboflavin) mg/Tag m/w	Vitamin B$_6$ (Pyridoxin) mg/Tag m/w	Vitamin B$_{12}$ (Cobalamin) µg/Tag	Folsäure µg FÄ[3]/Tag	Niacin mg/Tag m/w	Pantothensäure mg/Tag	Biotin µg/Tag
0,3	0,1	0,4	60	2	2	5
0,4	0,3	0,8	80	5	3	5–10
0,7	0,4	1,0	200	7	4	10–15
0,9	0,5	1,5	300	10	4	10–15
1,1	0,7	1,8	300	12	5	15–20
1,4/1,2	1,0	2,0	400	15/13	5	20–30
1,6/1,3	1,4	3,0	400	18/15	6	25–35
1,5/1,2	1,6/1,2	3,0	400	17/13	6	30–60
1,5/1,2	1,5/1,2	3,0	400	17/13	6	30–60
1,4/1,2	1,5/1,2	3,0	400	16/13	6	30–60
1,3/1,2	1,5/1,2	3,0	400	15/13	6	30–60
1,2/1,2	1,4/1,2	3,0	400	13/13	6	30–60
1,5	1,9	3,5	600	15	6	30–60
1,6	1,9	4,0	600	17	6	30–60

D-A-CH-Referenzwerte für die Nährstoffzufuhr – Mineralstoffe

	Natrium[1] mg/Tag	Kalium[1] mg/Tag	Chlorid[1] mg/Tag	Kalzium mg/Tag	Phosphor mg/Tag	Magnesium mg/Tag m/w
Säuglinge						
0 bis unter 4 Monate	100	400	200	220	120	24
4 bis unter 12 Monate	180	650	270	400	300	60
Kinder						
1 bis unter 4 Jahre	300	1000	450	600	500	80
4 bis unter 7 Jahre	410	1400	620	700	600	120
7 bis unter 10 Jahre	460	1600	690	900	800	170
10 bis unter 13 Jahre	510	1700	770	1100	1250	230/250
13 bis unter 15 Jahre	550	1900	830	1200	1250	310/310
Jugendliche und Erwachsene						
15 bis unter 19 Jahre	550	2000	830	1200	1250	400/350
19 bis unter 25 Jahre	550	2000	830	1000	700	400/310
25 bis unter 51 Jahre	550	2000	830	1000	700	350/300
51 bis unter 65 Jahre	550	2000	830	1000	700	350/300
Über 65 Jahre	550	2000	830	1000	700	350/300
Schwangere	620	2000	830	1000	800	310
Stillende	670	2000	830	1000	900	390

[1] Schätzwerte für eine minimale Zufuhr

D-A-CH-Referenzwerte für die Nährstoffzufuhr – Spurenelemente

	Eisen mg/Tag m/w	Jod µg/Tag	Fluorid mg/Tag m/w	Zink mg/Tag m/w	Selen µg/Tag
Säuglinge					
0 bis unter 4 Monate	0,5	40	0,25	1,0	5–15
4 bis unter 12 Monate	8	80	0,5	2,0	7–30
Kinder					
1 bis unter 4 Jahre	8	100	0,7	3,0	10–40
4 bis unter 7 Jahre	8	120	1,1	5,0	15–45
7 bis unter 10 Jahre	10	140	1,1	7,0	20–50
10 bis unter 13 Jahre	12/15	180	2,0	9,0/7,0	25–60
13 bis unter 15 Jahre	12/15	200	3,2/2,9	9,5/7,0	25–60
Jugendliche und Erwachsene					
15 bis unter 19 Jahre	12/15	200	3,2/2,9	10,0/7,0	30–70
19 bis unter 25 Jahre	10/15	200	3,8/3,1	10,0/7,0	30–70
25 bis unter 51 Jahre	10/15	200	3,8/3,1	10,0/7,0	30–70
51 bis unter 65 Jahre	10/10	180	3,8/3,1	10,0/7,0	30–70
Über 65 Jahre	10/10	180	3,8/3,1	10,0/7,0	30–70
Schwangere	30	230	3,1	10,0	30–70
Stillende	20	260	3,1	11,0	30–70

Die Nährwerttabelle

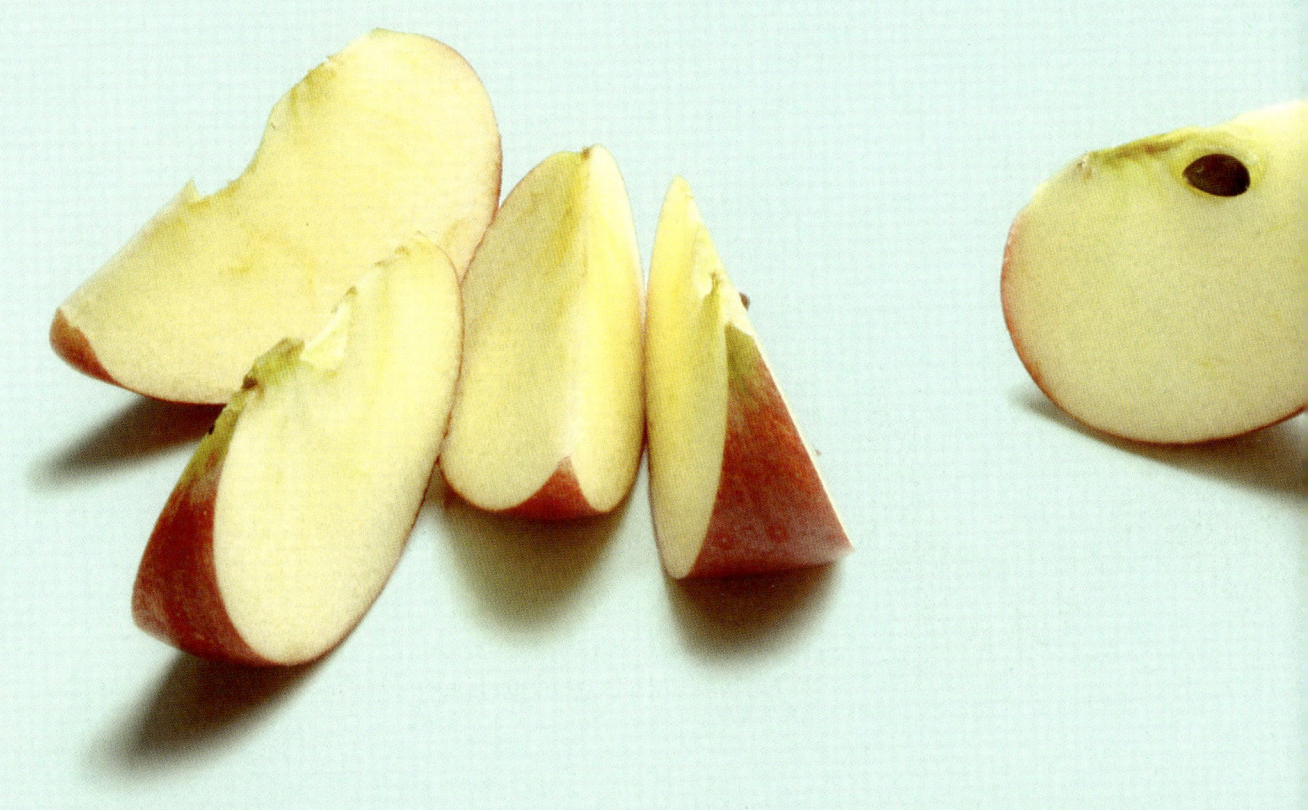

Lebensmittel **Fleisch, Geflügel, Eier** jeweils essb. Anteil | Zeile 1: pro 100 g | Zeile 2: pro Portion	Energie		Energie-dichte	Eiweiß	Kohlenhydrate			Fett/Fettsäuren (FS)		
	Energie		Energie-dichte	Eiweiß	Kohlen-hydrate	KH-Port.	Ballast-stoffe	Fett	gesättigte FS	einfach unges. FS
	kcal	kJ	kcal/g	g	g		g	g	g	g
KALBFLEISCH										
Brust	131	549	1,3	19	0	0	0	6	2	2
1 Portion, 125 g	164	686	1,3	23	0	0	0	8	3	2
Filet	101	423	1,0	21	0	0	0	2	1	1
1 Portion, 125 g	126	528	1,0	27	0	0	0	2	1	1
Haxe	123	513	1,2	21	0	0	0	4	1	1
1 Portion, 125 g	153	641	1,2	26	0	0	0	6	2	2
Keule	102	427	1,0	21	0	0	0	2	1	1
1 Portion, 125 g	128	534	1,0	27	0	0	0	2	1	1
Kotelett	147	613	1,5	19	0	0	0	8	2	2
1 Portion, 125 g	183	766	1,5	24	0	0	0	10	3	3
Leber	86	360	0,9	15	4	0,5	0	1	ø	ø
1 Portion, 125 g	108	450	0,9	19	5	0,5	0	1	ø	ø
Niere	124	519	1,2	17	0	0	0	6	3	3
1 Portion, 125 g	155	649	1,2	21	0	0	0	8	4	4
Schnitzel	113	471	1,1	21	0	0	0	3	1	1
1 Portion, 125 g	141	589	1,1	26	0	0	0	4	1	1
Schulter (Bug)	94	393	0,9	21	0	0	0	1	✓	✓
1 Portion, 125 g	118	492	0,9	27	0	0	0	1	1	✓
Zunge	172	720	1,7	17	0	0	0	12	4	5
1 Portion, 125 g	215	900	1,7	21	0	0	0	15	5	7
LAMMFLEISCH										
Filet	117	490	1,2	21	0	0	0	4	1	1
1 Portion, 125 g	146	612	1,2	26	0	0	0	5	1	1
Keule	134	561	1,3	21	0	0	0	5	2	2
1 Portion, 125 g	168	701	1,3	26	0	0	0	6	2	3
Kotelett	229	958	2,3	18	0	0	0	17	8	7
1 Portion, 125 g	286	1 198	2,3	22	0	0	0	21	10	9
Schulter (Bug)	151	632	1,5	19	0	0	0	8	3	3
1 Portion, 125 g	189	790	1,5	24	0	0	0	10	3	4
RINDFLEISCH										
Filet	121	508	1,2	21	0	0	0	4	2	2
1 Portion, 125 g	152	635	1,2	27	0	0	0	5	2	2
Gehacktes	202	846	2,0	20	0	0	0	14	6	7
1 Portion, 110 g	222	931	2,0	22	0	0	0	15	6	7
Herz	121	506	1,2	17	0	0	0	6	3	2
1 Portion, 125 g	151	633	1,2	21	0	0	0	8	4	2
Hohe Rippe	159	666	1,6	22	0	0	0	8	4	4
1 Portion, 125 g	199	833	1,6	27	0	0	0	10	4	5
Kamm (Hals)	160	668	1,6	19	0	0	0	9	4	4
1 Portion, 125 g	200	835	1,6	24	0	0	0	12	5	5
Keule (Ober- u. Unterschale, Hüfte, Kugel)	121	507	1,2	21	0	0	0	4	2	2
1 Portion, 125 g	152	634	1,2	26	0	0	0	5	2	2
Leber	131	548	1,3	19	5	0,5	0	4	1	1
1 Portion, 125 g	164	685	1,3	24	7	0,5	0	5	2	1
Niere	113	473	1,1	17	0	0	0	5	2	2
1 Portion, 125 g	141	591	1,1	21	0	0	0	6	3	2

Lebensmittel
Fleisch, Geflügel, Eier

jeweils essb. Anteil | **Zeile 1: pro 100 g** | Zeile 2: pro Portion

mehrfach unges. FS g	Choles-terin mg	Vitamine A (RÄ) µg	E (TÄ) mg	C mg	Folsäure µg	Natrium mg	Kalium mg	Kalzium mg	Magne-sium mg	Eisen mg	Lebensmittel
											KALBFLEISCH
1	73	1	0,2	0	12	89	290	13	22	3,0	Brust
1	91	1	0,3	0	15	111	363	16	28	3,8	1 Portion, 125 g
✓	58	1	ø	0	ø	95	348	12	25	1,4	Filet
✓	73	1	ø	0	ø	119	435	15	31	1,8	1 Portion, 125 g
✓	70	1	0,3	0	14	115	300	12	26	3,0	Haxe
1	88	1	0,4	0	18	144	375	15	33	3,8	1 Portion, 125 g
✓	70	1	0,3	0	14	64	372	5	27	2,3	Keule
✓	88	1	0,4	0	18	80	465	6	34	2,9	1 Portion, 125 g
1	70	1	0,3	0	13	76	329	11	24	2,1	Kotelett
1	88	1	0,4	0	16	95	411	14	30	2,6	1 Portion, 125 g
ø	229	28 000	0,2	35	240	87	316	9	19	7,9	Leber
ø	286	35 000	0,3	44	300	109	395	11	24	9,9	1 Portion, 125 g
✓	380	210	ø	13	63	200	290	10	18	12,0	Niere
✓	475	263	ø	16	79	250	363	13	23	15,0	1 Portion, 125 g
✓	70	1	0,3	0	14	63	367	5	26	2,3	Schnitzel
✓	88	1	0,4	0	18	79	459	6	33	2,9	1 Portion, 125 g
✓	63	1	ø	0	5	87	395	12	15	2,0	Schulter (Bug)
✓	79	1	ø	0	6	109	494	15	19	2,5	1 Portion, 125 g
1	100	3	0,1	3	5	93	210	8	17	2,8	Zunge
1	125	4	0,1	4	6	116	263	10	21	3,5	1 Portion, 125 g
											LAMMFLEISCH
✓	63	ø	ø	ø	ø	67	289	3	22	1,6	Filet
✓	79	ø	ø	ø	ø	84	361	4	28	2,0	1 Portion, 125 g
✓	66	ø	0,2	ø	24	64	284	7	27	1,8	Keule
1	83	ø	0,3	ø	30	80	355	9	34	2,3	1 Portion, 125 g
1	66	ø	ø	ø	ø	74	284	13	20	1,4	Kotelett
1	83	ø	ø	ø	ø	93	355	16	25	1,8	1 Portion, 125 g
1	67	ø	0,2	ø	23	70	268	16	24	1,6	Schulter (Bug)
1	84	ø	0,3	ø	29	88	335	20	30	2,0	1 Portion, 125 g
											RINDFLEISCH
✓	51	20	0,5	0	10	42	340	3	22	2,3	Filet
✓	64	25	0,6	0	13	53	425	4	28	2,9	1 Portion, 125 g
1	58	17	0,4	0	2	60	310	6	19	1,9	Gehacktes
1	64	19	0,4	0	2	66	341	7	21	2,1	1 Portion, 110 g
✓	125	6	0,4	6	4	108	286	9	25	4,0	Herz
✓	156	8	0,5	7	5	135	358	11	31	5,0	1 Portion, 125 g
✓	47	15	0,5	0	3	54	344	3	22	1,9	Hohe Rippe
✓	59	19	0,6	0	4	68	430	4	28	2,4	1 Portion, 125 g
✓	60	3	0,5	0	3	45	295	4	17	2,0	Kamm (Hals)
1	75	4	0,6	0	4	56	369	5	21	2,5	1 Portion, 125 g
✓	70	20	0,5	0	3	66	360	6	22	2,2	Keule (Ober- u. Unterschale, Hüfte, Kugel)
✓	88	25	0,6	0	4	83	450	8	28	2,8	1 Portion, 125 g
1	257	18 000	0,7	32	592	116	340	6	21	6,9	Leber
1	321	22 500	0,9	40	740	145	425	8	26	8,6	1 Portion, 125 g
✓	340	330	0,3	11	170	235	220	11	20	11,0	Niere
✓	425	413	0,4	14	213	294	275	14	25	13,8	1 Portion, 125 g

Lebensmittel	Energie			Eiweiß	Kohlenhydrate			Fett/Fettsäuren (FS)		
Fleisch, Geflügel, Eier	Energie		Energie-dichte	Eiweiß	Kohlen-hydrate	KH-Port.	Ballast-stoffe	Fett	gesättigte FS	einfach unges. FS
jeweils essb. Anteil | Zeile 1: pro 100 g | Zeile 2: pro Portion	kcal	kJ	kcal/g	g	g		g	g	g	g
RINDFLEISCH										
Roastbeef	131	546	1,3	23	0	0	0	4	2	2
1 Portion, 125 g	163	683	1,3	28	0	0	0	6	3	2
Steak	126	527	1,3	22	0	0	0	4	2	2
1 Portion, 150 g	189	790	1,3	32	0	0	0	7	3	3
Tatar	114	475	1,1	21	0	0	0	3	1	1
1 Portion, 110 g	125	522	1,1	24	0	0	0	3	1	1
Zunge	207	866	2,1	16	0	0	0	16	6	7
1 Portion, 125 g	259	1 083	2,1	20	0	0	0	20	7	9
SCHWEINEFLEISCH										
Backe	299	1 252	3,0	17	0	0	0	26	10	12
1 Portion, 125 g	374	1 565	3,0	21	0	0	0	33	12	15
Bauch	261	1 092	2,6	18	0	0	0	21	7	10
1 Portion, 125 g	326	1 365	2,6	22	0	0	0	26	9	12
Eisbein (Haxe)	186	778	1,9	19	0	0	0	12	5	6
1 Portion, 125 g	233	973	1,9	24	0	0	0	15	6	7
Filet	105	439	1,1	22	0	0	0	2	1	1
1 Portion, 125 g	131	549	1,1	28	0	0	0	2	1	1
Kasseler	151	632	1,5	21	0	0	0	8	3	3
1 Portion, 125 g	189	790	1,5	26	0	0	0	9	4	4
Kotelett	133	558	1,3	22	0	0	0	5	2	2
1 Portion, 125 g	167	698	1,3	27	0	0	0	6	2	3
Leber	129	540	1,3	21	1	0	0	5	2	1
1 Portion, 125 g	161	675	1,3	26	1	0	0	6	2	1
Mett (Hackfleisch)	250	1 045	2,5	18	0	0	0	20	7	10
1 Portion, 110 g	275	1 150	2,5	20	0	0	0	22	8	10
Niere	102	427	1,0	17	0	0	0	4	1	1
1 Portion, 125 g	128	533	1,0	21	0	0	0	5	1	1
Ober-/Unterschale (Schinkenstück)	136	568	1,4	21	0	0	0	6	2	3
1 Portion, 125 g	170	710	1,4	27	0	0	0	7	3	3
Schnitzel	106	444	1,1	22	0	0	0	2	1	1
1 Portion, 125 g	133	554	1,1	28	0	0	0	2	1	1
Schulter (Bug)	161	672	1,6	20	0	0	0	9	3	4
1 Portion, 125 g	201	840	1,6	26	0	0	0	11	4	5
Zunge	158	661	1,6	16	0	0	0	10	4	5
1 Portion, 125 g	198	826	1,6	21	0	0	0	13	4	6
WILD UND SONSTIGES FLEISCH										
Hasenkeule	116	485	1,2	22	0	0	0	3	1	1
1 Portion, 125 g	145	606	1,2	28	0	0	0	4	1	1
Hauskaninchen i. D.	146	610	1,5	19	0	0	0	8	3	1
1 Portion, 125 g	182	763	1,5	24	0	0	0	10	3	2
Hirschkeule	113	474	1,1	21	0	0	0	3	2	1
1 Portion, 125 g	142	593	1,1	26	0	0	0	4	2	2
Pferdefleisch i. D.	115	481	1,2	21	✓	0	0	3	1	1
1 Portion, 125 g	144	601	1,2	27	1	0	0	4	2	2
Rehkeule	97	406	1,0	21	0	0	0	1	1	1
1 Portion, 125 g	121	507	1,0	27	0	0	0	2	1	1

mehrfach unges. FS	Choles-terin	Vitamine				Mineralstoffe					Lebensmittel
		A (RÄ)	E (TÄ)	C	Folsäure	Natrium	Kalium	Kalzium	Magne-sium	Eisen	**Fleisch, Geflügel, Eier**
g	mg	µg	mg	mg	µg	mg	mg	mg	mg	mg	jeweils essb. Anteil | **Zeile 1: pro 100 g** | Zeile 2: pro Portion
											RINDFLEISCH
✓	49	15	0,5	0	3	55	360	3	23	2,0	Roastbeef
✓	61	19	0,6	0	4	69	450	4	29	2,5	1 Portion, 125 g
✓	60	18	0,5	0	3	61	360	5	23	2,1	Steak
✓	89	26	0,8	0	5	91	540	7	34	3,2	1 Portion, 150 g
✓	58	20	0,5	0	3	66	360	6	22	2,2	Tatar
✓	64	22	0,6	0	3	73	396	7	24	2,4	1 Portion, 110 g
1	102	4	0,3	3	7	100	260	8	18	2,7	Zunge
2	128	5	0,4	4	9	125	325	10	23	3,4	1 Portion, 125 g
											SCHWEINEFLEISCH
3	63	4	0,5	0	2	41	305	2	20	0,8	Backe
4	79	5	0,6	0	3	51	381	3	25	1,0	1 Portion, 125 g
2	59	6	0,4	0	3	59	160	1	25	0,6	Bauch
3	74	8	0,5	0	4	74	200	1	31	0,8	1 Portion, 125 g
1	70	6	0,4	0	3	59	250	11	18	1,5	Eisbein (Haxe)
1	88	8	0,5	0	4	74	313	14	23	1,9	1 Portion, 125 g
✓	65	6	0,4	0	3	71	393	5	26	1,0	Filet
✓	81	8	0,5	0	4	89	491	6	33	1,3	1 Portion, 125 g
1	51	5	0,2	0	2	958	324	6	54	2,5	Kasseler
1	64	6	0,3	0	3	1 198	405	8	68	3,1	1 Portion, 125 g
✓	55	9	0,4	0	2	65	315	11	24	1,8	Kotelett
✓	69	11	0,5	0	3	81	394	14	30	2,3	1 Portion, 125 g
1	368	36 000	0,6	23	136	77	370	8	24	17,0	Leber
2	460	45 000	0,8	29	170	96	463	10	30	21,3	1 Portion, 125 g
2	63	4	0,5	0	3	46	327	3	21	0,9	Mett (Hackfleisch)
3	69	4	0,6	0	3	51	360	3	23	1,0	1 Portion, 110 g
1	405	60	0,5	16	93	173	250	7	17	7,3	Niere
1	506	75	0,6	20	116	216	313	9	21	9,1	1 Portion, 125 g
1	70	6	0,4	0	3	75	300	2	25	1,1	Ober-/Unterschale (Schinkenstück)
1	88	8	0,5	0	4	94	375	3	31	1,4	1 Portion, 125 g
✓	49	6	0,4	0	9	72	290	9	21	1,7	Schnitzel
✓	61	8	0,5	0	11	90	363	11	26	2,1	1 Portion, 125 g
1	70	6	0,4	0	3	75	290	9	25	1,8	Schulter (Bug)
1	88	8	0,5	0	4	94	363	11	31	2,3	1 Portion, 125 g
1	116	4	0,6	4	8	93	300	10	20	2,9	Zunge
2	145	5	0,8	6	10	116	375	13	25	3,6	1 Portion, 125 g
											WILD UND SONSTIGES FLEISCH
1	65	✓	0,1	0	5	44	280	14	24	2,8	Hasenkeule
1	81	✓	0,1	0	6	55	350	18	30	3,5	1 Portion, 125 g
2	83	✓	0,4	0	8	45	330	14	25	2,6	Hauskaninchen i. D.
3	104	✓	0,5	0	10	56	413	18	31	3,3	1 Portion, 125 g
✓	65	1	0,1	0	5	62	306	10	21	2,3	Hirschkeule
✓	81	1	0,1	0	6	78	383	13	26	2,9	1 Portion, 125 g
✓	52	21	0,2	0	8	44	332	13	23	4,9	Pferdefleisch i. D.
✓	65	26	0,3	0	10	55	415	16	29	6,1	1 Portion, 125 g
✓	60	✓	0,7	0	5	60	310	5	30	3,0	Rehkeule
✓	75	✓	0,9	0	6	75	388	6	38	3,8	1 Portion, 125 g

Lebensmittel	Energie			Eiweiß	Kohlenhydrate			Fett/Fettsäuren (FS)		
Fleisch, Geflügel, Eier	Energie		Energie-dichte	Eiweiß	Kohlen-hydrate	KH-Port.	Ballast-stoffe	Fett	gesättigte FS	einfach unges. FS
jeweils essb. Anteil | Zeile 1: pro 100 g | Zeile 2: pro Portion	kcal	kJ	kcal/g	g	g		g	g	g	g
WILD UND SONSTIGES FLEISCH										
Rehrücken	122	512	1,2	23	0	0	0	4	2	2
1 Portion, 125 g	153	640	1,2	28	0	0	0	5	2	2
Wildkaninchen i. D.	109	456	1,1	22	0	0	0	2	1	✓
1 Portion, 125 g	136	570	1,1	27	0	0	0	3	1	1
Wildschweinkeule	109	457	1,1	20	0	0	0	3	2	1
1 Portion, 125 g	137	571	1,1	24	0	0	0	4	2	2
Ziegenfleisch i. D.	149	623	1,5	20	0	0	0	8	4	3
1 Portion, 125 g	186	779	1,5	24	0	0	0	10	5	4
GEFLÜGEL UND WILDGEFLÜGEL										
Entenbrust	121	506	1,2	20	0	0	0	5	1	3
1 Portion, 125 g	151	633	1,2	24	0	0	0	6	2	3
Entenfleisch mit Haut i. D.	226	944	2,3	18	0	0	0	17	5	9
1 Portion, 125 g	282	1180	2,3	23	0	0	0	22	6	12
Fasanenbrust	133	556	1,3	24	0	0	0	3	1	1
1 Portion, 125 g	166	696	1,3	30	0	0	0	4	1	1
Gänsefleisch mit Haut i. D.	338	1414	3,4	16	0	0	0	31	9	16
1 Portion, 125 g	423	1768	3,4	20	0	0	0	39	11	21
Gänsekeule	157	657	1,6	22	0	0	0	8	2	4
1 Portion, 125 g	196	821	1,6	28	0	0	0	9	3	4
Hähnchen (Poularde) i. D.	166	694	1,7	20	0	0	0	10	3	4
1 Portion, 125 g	207	868	1,7	25	0	0	0	12	4	5
Hähnchenbrust ohne Haut	102	426	1,0	24	0	0	0	1	✓	✓
1 Portion, 125 g	127	532	1,0	29	0	0	0	1	✓	✓
Hähnchenschenkel mit Haut	173	723	1,7	18	0	0	0	11	3	5
1 Portion, 125 g	216	904	1,7	23	0	0	0	14	4	6
Pute (Truthahn) i. D.	216	905	2,2	21	0	0	0	15	5	4
1 Portion, 125 g	270	1131	2,2	26	0	0	0	19	6	5
Putenbrust	107	446	1,1	24	0	0	0	1	✓	✓
1 Portion, 125 g	133	558	1,1	30	0	0	0	1	✓	✓
Putenschenkel	155	647	1,5	19	0	0	0	9	3	3
1 Portion, 125 g	193	809	1,5	24	0	0	0	11	4	3
Straußenfleisch i. D.	114	477	1,1	22	0	0	0	2	1	1
1 Portion, 125 g	143	596	1,1	27	0	0	0	3	1	1
Suppenhuhnfleisch i. D.	257	1074	2,6	19	0	0	0	20	7	9
1 Portion, 125 g	321	1343	2,6	24	0	0	0	25	9	12
Wildente	133	556	1,3	12	0	0	0	9	2	5
1 Portion, 125 g	166	696	1,3	15	0	0	0	12	3	6
FLEISCH- UND WURSTWAREN										
Bauernleberwurst	356	1489	3,6	17	1	0	✓	32	12	15
1 Portion, 30 g	107	447	3,6	5	✓	0	✓	10	3	4
Bierschinken	160	669	1,6	19	0	0	0	10	3	4
1 Scheibe, 25 g	40	167	1,6	5	0	0	0	2	1	1
Bierwurst	232	971	2,3	16	0	0	0	19	7	8
1 Scheibe, 25 g	58	243	2,3	4	0	0	0	5	2	2
Blutwurst (Rotwurst)	288	1205	2,9	15	0	0	✓	26	9	11
1 Scheibe, 25 g	72	301	2,9	4	0	0	✓	6	2	3

mehrfach unges. FS	Choles-terin	Vitamine				Mineralstoffe					Lebensmittel Fleisch, Geflügel, Eier
		A (RÄ)	E (TÄ)	C	Folsäure	Natrium	Kalium	Kalzium	Magne-sium	Eisen	jeweils essb. Anteil | Zeile 1: pro 100 g | Zeile 2: pro Portion
g	mg	µg	mg	mg	µg	mg	mg	mg	mg	mg	
											WILD UND SONSTIGES FLEISCH
✓	70	✓	0,8	0	5	85	340	25	30	3,0	Rehrücken
✓	88	✓	1,0	0	6	106	425	31	38	3,8	1 Portion, 125 g
1	81	3	0,5	0	5	50	380	12	29	3,2	Wildkaninchen i. D.
1	101	4	0,6	0	6	63	475	15	36	4,0	1 Portion, 125 g
✓	65	8	0,2	0	5	94	359	10	22	1,8	Wildschweinkeule
✓	81	10	0,3	0	6	118	449	13	28	2,3	1 Portion, 125 g
✓	70	36	1,0	0	5	50	300	10	20	2,0	Ziegenfleisch i. D.
1	88	45	1,3	0	6	63	375	13	25	2,5	1 Portion, 125 g
											GEFLÜGEL UND WILDGEFLÜGEL
1	100	30	0,1	0	25	110	290	12	20	2,4	Entenbrust
1	125	38	0,1	0	31	138	363	15	25	3,0	1 Portion, 125 g
2	76	51	0,5	0	25	38	210	14	22	2,4	Entenfleisch mit Haut i. D.
3	95	64	0,6	0	31	48	263	18	28	3,0	1 Portion, 125 g
1	58	44	ø	6	4	33	242	3	21	0,8	Fasanenbrust
1	73	55	ø	8	5	41	303	4	26	1,0	1 Portion, 125 g
3	86	65	0,1	0	4	86	420	12	24	1,9	Gänsefleisch mit Haut i. D.
4	108	81	0,2	0	5	108	525	15	30	2,4	1 Portion, 125 g
1	70	30	0,1	0	5	90	420	12	25	2,0	Gänsekeule
1	88	38	0,1	0	6	113	525	15	31	2,5	1 Portion, 125 g
2	81	39	0,1	0	8	70	260	12	20	0,7	Hähnchen (Poularde) i. D.
3	101	49	0,1	0	10	88	325	15	25	0,9	1 Portion, 125 g
✓	66	27	0,3	0	9	72	330	14	27	0,5	Hähnchenbrust ohne Haut
✓	83	34	0,4	0	11	90	413	18	34	0,6	1 Portion, 125 g
3	87	36	0,1	0	12	95	250	15	30	1,8	Hähnchenschenkel mit Haut
3	109	45	0,1	0	15	119	313	19	38	2,3	1 Portion, 125 g
5	74	13	0,5	0	16	63	300	25	27	1,4	Pute (Truthahn) i. D.
6	93	16	0,6	0	20	79	375	31	34	1,8	1 Portion, 125 g
✓	60	1	0,9	0	7	46	330	13	20	1,0	Putenbrust
✓	75	1	1,1	0	9	58	413	16	25	1,3	1 Portion, 125 g
3	75	2	1,2	0	25	86	289	17	17	2,0	Putenschenkel
4	94	3	1,5	0	31	108	361	21	21	2,5	1 Portion, 125 g
✓	72	ø	0,2	0	8	67	310	5	22	2,9	Straußenfleisch i. D.
1	90	ø	0,3	0	10	84	388	6	28	3,6	1 Portion, 125 g
3	94	32	0,3	0	8	100	300	11	30	1,4	Suppenhuhnfleisch i. D.
4	118	40	0,4	0	10	125	375	14	38	1,8	1 Portion, 125 g
1	80	80	0,7	0	8	60	250	15	20	4,1	Wildente
1	100	100	0,9	0	10	75	313	19	25	5,1	1 Portion, 125 g
											FLEISCH- UND WURSTWAREN
4	154	3 924	0,4	2	40	677	211	13	22	5,8	Bauernleberwurst
1	46	1 177	0,1	✓	12	203	63	4	7	1,7	1 Portion, 30 g
1	60	4	0,3	22	2	685	337	9	25	1,0	Bierschinken
✓	15	1	0,1	6	1	171	84	2	6	0,3	1 Scheibe, 25 g
2	52	5	0,3	35	2	717	250	11	20	1,1	Bierwurst
1	13	1	0,1	9	1	179	63	3	5	0,3	1 Scheibe, 25 g
3	ø	ø	ø	21	ø	680	38	7	8	6,4	Blutwurst (Rotwurst)
1	ø	ø	ø	5	ø	170	10	2	2	1,6	1 Scheibe, 25 g

Lebensmittel **Fleisch, Geflügel, Eier**	Energie			Eiweiß	Kohlenhydrate			Fett/Fettsäuren (FS)		
	Energie		Energie-dichte	Eiweiß	Kohlen-hydrate	KH-Port.	Ballast-stoffe	Fett	gesättigte FS	einfach unges. FS
jeweils essb. Anteil | Zeile 1: pro 100 g | Zeile 2: pro Portion	kcal	kJ	kcal/g	g	g		g	g	g	g
FLEISCH- UND WURSTWAREN										
Bockwurst	273	1142	2,7	13	0	0	✓	25	9	11
1 Bockwurst, 125 g	341	1428	2,7	16	0	0	✓	31	11	13
Braten-Aufschnitt	155	650	1,6	26	0	0	0	6	2	3
1 Scheibe, 20 g	31	130	1,6	5	0	0	0	1	✓	1
Corned beef	141	590	1,4	22	0	0	0	6	2	3
1 Scheibe, 25 g	35	147	1,4	5	0	0	0	2	1	1
Cervelatwurst	394	1648	3,9	20	0	0	✓	35	15	15
1 Scheibe, 25 g	99	412	3,9	5	0	0	✓	9	4	4
Fleischkäse (Leberkäse)	294	1230	2,9	12	0	0	✓	27	9	12
1 Portion, 150 g	441	1845	2,9	18	0	0	✓	41	13	18
Fleischwurst	283	1183	2,8	14	0	0	✓	25	9	12
1 Scheibe, 20 g	57	237	2,8	3	0	0	✓	5	2	2
Frankfurter Würstchen	269	1125	2,7	12	0	0	✓	24	9	11
1 Würstchen, 100 g	269	1125	2,7	12	0	0	✓	24	9	11
Frikadelle	250	1044	2,5	20	7	0,5	✓	16	6	7
1 Frikadelle, 125 g	312	1305	2,5	25	9	1,0	✓	20	8	9
Geflügelmortadella	174	728	1,7	21	✓	0	✓	10	3	4
1 Scheibe, 25 g	44	182	1,7	5	✓	0	✓	2	1	1
Gelbwurst (Hirnwurst)	285	1192	2,8	11	0	0	0	27	10	13
1 Scheibe, 25 g	71	298	2,8	3	0	0	0	7	2	3
Hackfleisch (halb und halb)	231	965	2,3	19	✓	0	0	18	7	8
1 Portion, 110 g	254	1061	2,3	20	✓	0	0	19	7	9
Jagdwurst	203	849	2,0	15	0	0	✓	16	6	7
1 Scheibe, 25 g	51	212	2,0	4	0	0	✓	4	1	2
Kabanossi	451	1888	4,5	15	✓	0	✓	44	16	21
1 Portion, 30 g	135	566	4,5	5	✓	0	✓	13	5	6
Kalbsbratwurst	270	1130	2,7	11	0	0	ø	25	ø	ø
1 Bratwurst, 150 g	405	1695	2,7	17	0	0	ø	38	ø	ø
Kalbsleberwurst	313	1310	3,1	13	0	0	✓	29	11	13
1 Portion, 30 g	94	393	3,1	4	0	0	✓	9	3	4
Kasseler-Aufschnitt	151	632	1,5	21	0	0	0	8	3	3
1 Scheibe, 25 g	38	158	1,5	5	0	0	0	2	1	1
Knackwurst	260	1088	2,6	12	0	0	✓	24	8	11
1 Wurst, 100 g	260	1088	2,6	12	0	0	✓	24	8	11
Kochschinken	125	523	1,3	23	0	0	0	4	1	2
1 Scheibe, 30 g	38	157	1,3	7	0	0	0	1	✓	1
Lachsschinken	116	487	1,2	18	1	0	0	4	2	2
1 Scheibe, 15 g	17	73	1,2	3	✓	0	0	1	✓	✓
Leberpastete	314	1314	3,1	14	0	0	✓	29	10	13
1 Portion, 30 g	94	394	3,1	4	0	0	✓	9	3	4
Leberwurst	354	1481	3,5	14	0	0	✓	33	13	17
1 Portion, 30 g	106	444	3,5	4	0	0	✓	10	4	5
Lyoner Wurst	308	1289	3,1	11	0	0	✓	29	11	13
1 Portion, 30 g	92	387	3,1	3	0	0	✓	9	3	4
Mettwurst	296	1238	3,0	19	0	0	✓	24	9	11
1 Wurst, 150 g	444	1858	3,0	29	0	0	✓	36	13	17
Mettwurst, luftgetrocknet	335	1401	3,3	20	✓	0	✓	29	10	13
3–4 kl. Scheiben, 30 g	100	420	3,3	6	✓	0	✓	9	3	4

Vitamine · Mineralstoffe · Lebensmittel — Fleisch, Geflügel, Eier

jeweils essb. Anteil | **Zeile 1: pro 100 g** | Zeile 2: pro Portion

mehrfach unges. FS g	Choles-terin mg	A (RÄ) µg	E (TÄ) mg	C mg	Folsäure µg	Natrium mg	Kalium mg	Kalzium mg	Magne-sium mg	Eisen mg	Lebensmittel
											FLEISCH- UND WURSTWAREN
3	53	16	0,3	23	1	834	249	12	20	0,8	**Bockwurst**
3	66	20	0,4	29	1	1 043	311	15	25	1,0	1 Bockwurst, 125 g
1	78	7	0,4	0	4	110	292	3	27	1,3	**Braten-Aufschnitt**
✓	16	1	0,1	0	1	22	58	1	5	0,3	1 Scheibe, 20 g
✓	44	12	0,3	12	1	840	131	33	22	1,7	**Corned beef**
✓	11	3	0,1	3	✓	210	33	8	6	0,4	1 Scheibe, 25 g
3	76	6	0,4	27	2	1 260	300	24	11	1,7	**Cervelatwurst**
1	19	2	0,1	7	1	315	75	6	3	0,4	1 Scheibe, 25 g
4	59	3	0,3	24	1	599	299	4	21	0,8	**Fleischkäse (Leberkäse)**
6	89	5	0,5	36	2	899	449	6	32	1,2	1 Portion, 150 g
3	50	15	0,3	23	1	789	231	11	19	0,8	**Fleischwurst**
1	10	3	0,1	5	✓	158	46	2	4	0,2	1 Scheibe, 20 g
3	54	✓	0,3	22	2	1 180	150	11	22	1,8	**Frankfurter Würstchen**
3	54	✓	0,3	22	2	1 180	150	11	22	1,8	1 Würstchen, 100 g
2	115	58	0,7	0	12	541	184	18	17	1,8	**Frikadelle**
2	144	73	0,9	0	15	676	230	23	22	2,3	1 Frikadelle, 125 g
2	81	35	0,1	26	9	987	310	23	27	1,3	**Geflügelmortadella**
✓	20	9	✓	7	2	247	78	6	7	0,3	1 Scheibe, 25 g
3	46	2	0,3	✓	2	728	148	9	18	0,7	**Gelbwurst (Hirnwurst)**
1	12	1	0,1	✓	1	182	37	2	5	0,2	1 Scheibe, 25 g
2	61	9	0,5	0	2	52	320	4	20	1,3	**Hackfleisch (halb und halb)**
2	67	10	0,6	0	2	57	352	4	22	1,4	1 Portion, 110 g
2	59	3	0,3	40	2	818	260	14	19	2,9	**Jagdwurst**
1	15	1	0,1	10	1	205	65	4	5	0,7	1 Scheibe, 25 g
5	60	36	0,4	✓	2	1 085	185	13	23	1,3	**Kabanossi**
1	18	11	0,1	✓	1	326	56	4	7	0,4	1 Portion, 30 g
ø	ø	ø	ø	ø	ø	ø	ø	ø	ø	ø	**Kalbsbratwurst**
ø	ø	ø	ø	ø	ø	ø	ø	ø	ø	ø	1 Bratwurst, 150 g
3	185	5 265	0,4	34	56	692	236	15	23	7,4	**Kalbsleberwurst**
1	56	1 580	0,1	10	17	208	71	5	7	2,2	1 Portion, 30 g
1	51	5	0,2	0	2	958	324	6	54	2,5	**Kasseler-Aufschnitt**
✓	13	1	0,1	0	1	240	81	2	14	0,6	1 Scheibe, 25 g
3	53	15	0,3	23	1	1 190	195	28	20	0,8	**Knackwurst**
3	53	15	0,3	23	1	1 190	195	28	20	0,8	1 Wurst, 100 g
✓	60	4	0,3	37	5	965	270	15	24	2,3	**Kochschinken**
✓	18	1	0,1	11	2	290	81	5	7	0,7	1 Scheibe, 30 g
1	51	5	0,2	0	2	2 473	258	32	58	1,6	**Lachsschinken**
✓	8	1	✓	0	✓	371	39	5	9	0,2	1 Scheibe, 15 g
4	173	4 688	0,4	10	60	738	173	10	15	7,0	**Leberpastete**
1	52	1 406	0,1	3	18	221	52	3	5	2,1	1 Portion, 30 g
2	159	8 300	0,4	17	44	810	143	41	26	5,3	**Leberwurst**
1	48	2 490	0,1	5	13	243	43	12	8	1,6	1 Portion, 30 g
3	67	4	0,3	26	2	975	346	14	28	1,0	**Lyoner Wurst**
1	20	1	0,1	8	1	293	104	4	8	0,3	1 Portion, 30 g
3	65	3	0,3	29	2	860	309	12	23	0,9	**Mettwurst**
4	98	5	0,5	44	3	1 290	464	18	35	1,4	1 Wurst, 150 g
3	75	3	0,4	0	2	1 248	311	14	30	1,1	**Mettwurst, luftgetrocknet**
1	23	1	0,1	0	1	374	93	4	9	0,3	3–4 kl. Scheiben, 30 g

Lebensmittel
Fleisch, Geflügel, Eier

jeweils essb. Anteil | Zeile 1: pro 100 g | Zeile 2: pro Portion

Lebensmittel	Energie kcal	Energie kJ	Energiedichte kcal/g	Eiweiß g	Kohlenhydrate g	KH-Port.	Ballaststoffe g	Fett g	gesättigte FS g	einfach unges. FS g
FLEISCH- UND WURSTWAREN										
Mettwurst, streichfähig	382	1600	3,8	14	✓	0	✓	37	13	17
1 Portion, 30 g	115	480	3,8	4	✓	0	✓	11	4	5
Mortadella	272	1138	2,7	12	0	0	✓	25	9	12
1 Scheibe, 25 g	68	285	2,7	3	0	0	✓	6	2	3
Münchner Weißwurst	260	1088	2,6	14	0	0	✓	23	8	11
1 Wurst, 150 g	390	1632	2,6	20	0	0	✓	34	12	16
Putenbrust-Aufschnitt	113	474	1,1	26	0	0	0	1	✓	✓
1 Scheibe, 20 g	23	95	1,1	5	0	0	0	✓	✓	✓
Rauchfleisch	129	540	1,3	17	✓	0	0	6	3	3
1 Scheibe, 20 g	26	108	1,3	3	✓	0	0	1	1	1
Salami	402	1682	4,0	20	0	0	1	36	13	17
1 Scheibe, 15 g	60	252	4,0	3	0	0	✓	5	2	3
Schinken, geräuchert	153	638	1,5	21	0	0	0	8	3	4
1 Scheibe, 20 g	31	128	1,5	4	0	0	0	2	1	1
Schinkenspeck (Speck, durchwachsen)	621	2598	6,2	9	0	0	0	65	28	29
1 Portion, 30 g	186	779	6,2	3	0	0	0	20	8	9
Schinkenwurst	261	1092	2,6	14	0	0	✓	23	8	10
1 Scheibe, 25 g	65	273	2,6	3	0	0	✓	6	2	3
Schwartemagen	210	879	2,1	15	0	0	✓	17	6	7
1 Scheibe, 30 g	63	264	2,1	5	0	0	✓	5	2	2
Schweinebauch, geräuchert	372	1556	3,7	18	0	0	0	33	12	15
1 Portion, 100 g	372	1556	3,7	18	0	0	0	33	12	15
Schweinsbratwurst	291	1218	2,9	15	0	0	✓	26	9	12
1 Bratwurst, 150 g	437	1826	2,9	23	0	0	✓	38	14	18
Sülzwurst (Wurst in Aspik)	110	458	1,1	20	✓	0	0	3	1	1
1 Scheibe, 30 g	33	137	1,1	6	✓	0	0	1	✓	✓
Teewurst	367	1537	3,7	14	✓	0	✓	35	13	16
1 Portion, 30 g	110	461	3,7	4	✓	0	✓	10	4	5
Wiener Würstchen	263	1100	2,6	14	0	0	✓	23	8	11
1 Paar, 70 g	184	770	2,6	9	0	0	✓	16	6	8
Zungenwurst	265	1108	2,6	16	1	0	✓	22	8	11
1 Scheibe, 30 g	79	332	2,6	5	✓	0	✓	7	2	3
Zwiebelwurst	267	1115	2,7	13	2	0	✓	23	8	10
1 Portion, 30 g	80	335	2,7	4	1	0	✓	7	2	3
FLEISCH- UND WURSTWAREN, MARKENPRODUKTE										
BiFi Geflügel	484	2005	4,8	30	2	0	ø	40	ø	ø
1 BiFi Geflügel, 25 g	121	500	4,8	7	1	0	ø	10	ø	ø
BiFi Original, Minisalami	510	2100	5,1	24	1	0	ø	45	ø	ø
1 BiFi, 25 g	128	525	5,1	6	✓	0	ø	11	ø	ø
BiFi Roll, Minisalami im Teigmantel	464	1930	4,6	15	29	2,5	ø	32	ø	ø
1 BiFi Roll, 50 g	232	965	4,6	8	15	1,5	ø	16	ø	ø
Fränkische Fleischwurst, Du darfst	232	960	2,3	13	1	0	✓	19	8	ø
1 Portion, 20 g	46	190	2,3	3	✓	0	✓	4	2	ø
Geflügel-Leberwurst, Du darfst	254	1050	2,5	14	2	0	✓	21	9	ø
1 Portion, 25 g	63	265	2,5	3	1	0	✓	5	2	ø
Geflügel-Mortadella, Du darfst	141	588	1,4	14	1	0	ø	9	ø	ø
1 Portion, 19 g (= 3 Scheiben)	27	112	1,4	3	✓	0	ø	2	ø	ø

Lebensmittel

Fleisch, Geflügel, Eier

jeweils essb. Anteil | **Zeile 1: pro 100 g** | Zeile 2: pro Portion

mehrfach unges. FS	Choles-terin	Vitamine A (RÄ)	E (TÄ)	C	Folsäure	Mineralstoffe Natrium	Kalium	Kalzium	Magne-sium	Eisen	Lebensmittel
g	mg	µg	mg	mg	µg	mg	mg	mg	mg	mg	
											FLEISCH- UND WURSTWAREN
4	57	15	0,4	0	2	883	171	10	21	0,8	Mettwurst, streichfähig
1	17	5	0,1	0	1	265	51	3	6	0,2	1 Portion, 30 g
3	65	5	0,4	24	2	668	207	42	27	1,1	Mortadella
1	16	1	0,1	6	1	167	52	11	7	0,3	1 Scheibe, 25 g
3	58	12	0,3	✓	4	620	122	25	20	1,3	Münchner Weißwurst
4	87	18	0,5	1	6	930	183	38	30	2,0	1 Wurst, 150 g
✓	52	1	0,8	ø	5	650	322	13	20	1,0	Putenbrust-Aufschnitt
✓	10	✓	0,2	ø	1	130	64	3	4	0,2	1 Scheibe, 20 g
✓	59	12	0,2	0	2	2472	277	28	26	1,9	Rauchfleisch
✓	12	2	✓	0	✓	494	55	6	5	0,4	1 Scheibe, 20 g
4	72	8	0,8	28	2	2130	220	35	33	1,8	Salami
1	11	1	0,1	4	✓	320	33	5	5	0,3	1 Scheibe, 15 g
1	70	4	0,3	0	3	2121	277	2	23	1,1	Schinken, geräuchert
✓	14	1	0,1	0	1	424	55	✓	5	0,2	1 Scheibe, 20 g
3	90	ø	ø	0	ø	1770	225	9	15	0,8	Schinkenspeck (Speck, durchwachsen)
1	27	ø	ø	0	ø	531	68	3	5	0,2	1 Portion, 30 g
3	62	5	0,3	27	2	914	284	13	25	1,0	Schinkenwurst
1	16	1	0,1	7	1	229	71	3	6	0,3	1 Scheibe, 25 g
1	162	120	0,5	0	18	1290	957	40	74	4,1	Schwartemagen
✓	49	36	0,2	0	5	387	287	12	22	1,2	1 Scheibe, 30 g
3	ø	ø	ø	ø	ø	1400	248	10	20	2,3	Schweinebauch, geräuchert
3	ø	ø	ø	ø	ø	1400	248	10	20	2,3	1 Portion, 100 g
3	62	4	0,3	✓	3	520	174	15	14	0,8	Schweinsbratwurst
4	93	6	0,5	✓	5	780	261	23	21	1,2	1 Bratwurst, 150 g
✓	55	144	0,1	0	10	466	323	16	24	1,6	Sülzwurst (Wurst in Aspik)
✓	17	43	✓	0	3	140	97	5	7	0,5	1 Scheibe, 30 g
4	60	16	0,3	0	2	832	196	10	22	1,0	Teewurst
1	18	5	0,1	0	1	250	59	3	7	0,3	1 Portion, 30 g
3	53	16	0,3	23	1	941	204	13	20	2,4	Wiener Würstchen
2	37	11	0,2	16	1	659	143	9	14	1,7	1 Paar, 70 g
3	68	15	0,3	✓	3	996	271	16	24	1,6	Zungenwurst
1	20	5	0,1	✓	1	299	81	5	7	0,5	1 Scheibe, 30 g
3	588	2948	0,5	2	36	855	236	21	23	5,1	Zwiebelwurst
1	176	884	0,2	1	11	257	71	6	7	1,5	1 Portion, 30 g
											FLEISCH- UND WURSTWAREN, MARKENPRODUKTE
ø	ø	ø	ø	ø	ø	ø	ø	ø	ø	ø	BiFi Geflügel
ø	ø	ø	ø	ø	ø	ø	ø	ø	ø	ø	1 BiFi Geflügel, 25 g
ø	ø	ø	ø	ø	ø	ø	ø	ø	ø	ø	BiFi Original, Minisalami
ø	ø	ø	ø	ø	ø	ø	ø	ø	ø	ø	1 BiFi, 25 g
ø	ø	ø	ø	ø	ø	ø	ø	ø	ø	ø	BiFi Roll, Minisalami im Teigmantel
ø	ø	ø	ø	ø	ø	ø	ø	ø	ø	ø	1 BiFi Roll, 50 g
ø	ø	ø	ø	ø	ø	810	ø	ø	ø	ø	Fränkische Fleischwurst, Du darfst
ø	ø	ø	ø	ø	ø	160	ø	ø	ø	ø	1 Portion, 20 g
ø	ø	ø	ø	ø	ø	560	ø	ø	ø	ø	Geflügel-Leberwurst, Du darfst
ø	ø	ø	ø	ø	ø	140	ø	ø	ø	ø	1 Portion, 25 g
ø	ø	ø	ø	ø	ø	ø	ø	ø	ø	ø	Geflügel-Mortadella, Du darfst
ø	ø	ø	ø	ø	ø	ø	ø	ø	ø	ø	1 Portion, 19 g (= 3 Scheiben)

Lebensmittel Fleisch, Geflügel, Eier jeweils essb. Anteil | Zeile 1: pro 100 g | Zeile 2: pro Portion	Energie Energie kcal	 kJ	 Energie- dichte kcal/g	Eiweiß Eiweiß g	Kohlenhydrate Kohlen- hydrate g	 KH-Port.	 Ballast- stoffe g	Fett/Fettsäuren (FS) Fett g	 gesättigte FS g	 einfach unges. FS g
FLEISCH- UND WURSTWAREN, MARKENPRODUKTE										
Gemüse-Putenwurst, Du darfst	94	395	0,9	13	4	0,5	✓	3	1	ø
1 Portion, 19 g (= 3 Scheiben)	18	75	0,9	2	1	0	✓	1	✓	ø
Kalbsleberwurst, Du darfst	261	1085	2,6	17	2	0	✓	21	9	ø
1 Portion, 25 g	65	270	2,6	4	1	0	✓	5	2	ø
Landleberwurst, Du darfst	256	1065	2,6	14	2	0	✓	21	9	ø
1 Portion, 25 g	64	265	2,6	4	1	0	✓	5	2	ø
Salami, Du darfst	261	1085	2,6	22	1	0	✓	19	8	ø
1 Portion, 11 g (= 3 Scheiben)	29	120	2,6	2	✓	0	✓	2	1	ø
Teewurst, Du darfst	306	1270	3,1	16	1	0	✓	27	11	ø
1 Portion, 25 g	77	315	3,1	4	1	0	✓	7	3	ø
Würstchen, Du darfst	191	795	1,9	13	1	0	✓	15	6	ø
1 Würstchen, 50 g	96	395	1,9	7	1	0	✓	8	3	ø
FLEISCHGERICHTE										
Cordon bleu, gebraten	236	987	2,4	24	5	0,5	✓	13	6	5
1 Stück, 185 g	437	1827	2,4	45	9	1,0	1	24	11	9
gefüllte Paprika mit Hackfleisch	99	413	1,0	8	6	0,5	2	5	2	2
1 Stück, 250 g	247	1033	1,0	20	16	1,5	5	12	5	5
Hähnchen-Cordon bleu, gebraten	204	853	2,0	23	5	0,5	✓	10	5	4
1 Stück, 185 g	377	1578	2,0	42	9	1,0	1	19	9	7
Hähnchenschnitzel, paniert, gebraten	187	784	1,9	22	7	0,5	1	8	3	3
1 Schnitzel, 165 g	309	1294	1,9	37	11	1,0	1	13	5	5
Hühnerfrikassee	121	508	1,2	10	5	0,5	✓	7	3	2
1 Portion, 250 g	304	1270	1,2	26	12	1,0	1	17	8	6
Königsberger Klopse mit Soße	151	632	1,5	12	4	0,5	✓	10	4	4
1 Klops, 80 g	121	505	1,5	9	3	0,5	✓	8	3	4
Putenschnitzel, paniert, gebraten	186	777	1,9	22	7	0,5	1	8	3	3
1 Schnitzel, 165 g	307	1283	1,9	36	11	1,0	1	13	5	5
Ragout fin	140	587	1,4	15	3	0	✓	8	4	2
1 Portion, 250 g	350	1466	1,4	38	6	0,5	1	19	10	6
Rindergulasch mit Soße	111	463	1,1	13	1	0	1	6	3	3
1 Portion, 250 g	276	1156	1,1	32	3	0,5	2	15	7	6
Rinderroulade mit Soße	155	649	1,6	17	2	0	✓	9	4	4
1 Roulade, 220 g	341	1427	1,6	38	4	0,5	1	19	9	8
Schweinekotelett, paniert, gebraten	258	1078	2,6	24	7	0,5	1	15	6	6
1 Kotelett, 165 g	425	1779	2,6	39	11	1,0	1	25	10	11
Schweineschnitzel, paniert, gebraten	231	967	2,3	25	7	0,5	1	12	5	5
1 Schnitzel, 165 g	381	1596	2,3	41	11	1,0	1	19	8	8
Wiener (Kalbs-)Schnitzel, paniert, gebraten	212	888	2,1	24	7	0,5	1	10	4	4
1 Schnitzel, 165 g	350	1465	2,1	40	11	1,0	1	16	6	6
VEGETARISCHE FLEISCH- UND WURSTERSATZPRODUKTE										
Soja-Aufschnitt	266	1111	2,7	16	3	0,5	2	21	3	5
1 Scheibe, 25 g	66	278	2,7	4	1	0	✓	5	1	1
Sojafleisch (Sojazubereitung, Fleischersatz)	192	802	1,9	14	1	0	✓	15	2	4
1 Portion (mit Soße), 150 g	288	1203	1,9	22	2	0	1	22	3	6
Sojapaste	58	243	0,6	13	1	0	8	✓	✓	✓
1 EL, 15 g	9	36	0,6	2	✓	0	1	✓	✓	✓

mehrfach unges. FS	Choles-terin	Vitamine A (RÄ)	E (TÄ)	C	Folsäure	Mineralstoffe Natrium	Kalium	Kalzium	Magne-sium	Eisen	Lebensmittel Fleisch, Geflügel, Eier
g	mg	µg	mg	mg	µg	mg	mg	mg	mg	mg	jeweils essb. Anteil | Zeile 1: pro 100 g | Zeile 2: pro Portion
											FLEISCH- UND WURSTWAREN, MARKENPRODUKTE
ø	ø	ø	ø	ø	ø	850	ø	ø	ø	ø	Gemüse-Putenwurst, Du darfst
ø	ø	ø	ø	ø	ø	160	ø	ø	ø	ø	1 Portion, 19 g (= 3 Scheiben)
ø	ø	ø	ø	ø	ø	530	ø	ø	ø	ø	Kalbsleberwurst, Du darfst
ø	ø	ø	ø	ø	ø	130	ø	ø	ø	ø	1 Portion, 25 g
ø	ø	ø	ø	ø	ø	530	ø	ø	ø	ø	Landleberwurst, Du darfst
ø	ø	ø	ø	ø	ø	130	ø	ø	ø	ø	1 Portion, 25 g
ø	ø	ø	ø	ø	ø	1450	ø	ø	ø	ø	Salami, Du darfst
ø	ø	ø	ø	ø	ø	160	ø	ø	ø	ø	1 Portion, 11 g (= 3 Scheiben)
ø	ø	ø	ø	ø	ø	1010	ø	ø	ø	ø	Teewurst, Du darfst
ø	ø	ø	ø	ø	ø	250	ø	ø	ø	ø	1 Portion, 25 g
ø	ø	ø	ø	ø	ø	640	ø	ø	ø	ø	Würstchen, Du darfst
ø	ø	ø	ø	ø	ø	320	ø	ø	ø	ø	1 Würstchen, 50 g
											FLEISCHGERICHTE
1	94	68	0,5	0	11	399	178	157	24	1,2	Cordon bleu, gebraten
2	173	127	1,0	0	20	737	330	291	44	2,2	1 Stück, 185 g
✓	30	175	1,9	36	14	151	253	17	17	1,0	gefüllte Paprika mit Hackfleisch
1	76	437	4,6	90	34	378	632	41	42	2,6	1 Stück, 250 g
1	89	75	0,4	0	13	411	240	165	26	0,7	Hähnchen-Cordon bleu, gebraten
2	165	139	0,7	0	24	760	444	305	49	1,2	1 Stück, 185 g
1	95	40	0,4	0	14	335	286	22	25	0,7	Hähnchenschnitzel, paniert, gebraten
2	157	66	0,7	0	22	552	471	37	41	1,1	1 Schnitzel, 165 g
1	66	187	0,7	1	10	182	186	24	16	0,5	Hühnerfrikassee
2	164	468	1,8	3	24	455	465	61	39	1,3	1 Portion, 250 g
1	64	42	0,4	✓	6	263	190	26	18	1,3	Königsberger Klopse mit Soße
1	51	34	0,4	✓	5	210	152	21	14	1,0	1 Klops, 80 g
1	85	26	0,8	0	12	314	289	21	20	1,1	Putenschnitzel, paniert, gebraten
2	141	43	1,3	0	20	519	476	35	33	1,8	1 Schnitzel, 165 g
1	52	152	0,3	1	9	217	190	24	17	1,2	Ragout fin
1	131	380	0,8	2	22	543	475	59	43	3,0	1 Portion, 250 g
1	28	6	0,4	2	6	253	165	13	13	1,7	Rindergulasch mit Soße
1	71	15	0,9	5	16	632	411	33	32	4,2	1 Portion, 250 g
1	49	139	0,4	1	3	363	186	18	22	2,0	Rinderroulade mit Soße
2	108	306	0,8	2	8	797	410	40	48	4,3	1 Roulade, 220 g
2	92	32	0,6	0	10	311	201	18	43	2,0	Schweinekotelett, paniert, gebraten
3	152	53	1,0	0	16	513	332	29	71	3,3	1 Kotelett, 165 g
2	101	31	0,6	0	11	318	201	12	21	1,4	Schweineschnitzel, paniert, gebraten
2	167	51	1,0	0	17	525	332	19	35	2,3	1 Schnitzel, 165 g
1	102	26	0,5	0	22	336	283	16	27	2,7	Wiener (Kalbs-)Schnitzel, paniert, gebraten
2	168	43	0,7	0	36	555	468	27	45	4,4	1 Schnitzel, 165 g
											VEGETARISCHE FLEISCH- UND WURSTERSATZPRODUKTE
12	0	11	7,2	2	29	614	291	59	16	1,7	Soja-Aufschnitt
3	0	3	1,8	1	7	154	73	15	4	0,4	1 Scheibe, 25 g
8	0	4	4,8	✓	17	608	146	41	10	1,0	Sojafleisch (Sojazubereitung, Fleischersatz)
12	0	6	7,2	✓	26	912	219	62	15	1,5	1 Portion (mit Soße), 150 g
✓	0	2	ø	ø	85	391	626	68	86	3,5	Sojapaste
✓	0	✓	ø	ø	13	59	94	10	13	0,5	1 EL, 15 g

Lebensmittel	Energie			Eiweiß	Kohlenhydrate			Fett/Fettsäuren (FS)			
Fleisch, Geflügel, Eier	Energie		Energie-dichte	Eiweiß	Kohlen-hydrate	KH-Port.	Ballast-stoffe	Fett	gesättigte FS	einfach unges. FS	
jeweils essb. Anteil | Zeile 1: pro 100 g | Zeile 2: pro Portion	kcal	kJ	kcal/g	g	g		g	g	g	g	
VEGETARISCHE FLEISCH- UND WURSTERSATZPRODUKTE											
Sojawurst i. D.	293	1 224	2,9	11	5	0,5	1	25	10	10	
1 Wurst, 100 g	293	1 224	2,9	11	5	0,5	1	25	10	10	
VEGETARISCHE BROTAUFSTRICHE, MARKENPRODUKTE											
Bruschetta Aufstrich i. D., Tartex	91	381	0,9	1	4	0,5	ø	8	ø	ø	
1 Portion, 30 g	27	114	0,9	✓	1	0	ø	2	ø	ø	
Bruschetta Oliva Verde, Allos	183	752	1,8	1	2	0	ø	19	ø	ø	
1 Portion, 30 g	55	226	1,8	✓	1	0	ø	6	ø	ø	
Cremisso Aufstriche i. D., Tartex	363	1 520	3,6	5	7	0,5	ø	35	ø	ø	
1 Portion, 30 g	109	456	3,6	1	2	0	ø	11	ø	ø	
Gourmet Pastete Mexicana, Allos	215	892	2,2	6	10	1,0	ø	17	ø	ø	
1 Portion, 30 g	65	268	2,2	2	3	0,5	ø	5	ø	ø	
Légère-Aufstriche i. D., Tartex	77	323	0,8	4	8	0,5	ø	3	ø	ø	
1 Portion, 30 g	23	97	0,8	1	2	0	ø	1	ø	ø	
Pikant aufs Brot „herzhaft-delikat", Allos	223	925	2,2	7	4	0,5	ø	20	ø	ø	
1 Portion, 30 g	67	278	2,2	2	1	0	ø	6	ø	ø	
Schmalztopf mit Äpfeln und Zwiebeln, Allos	839	3 454	8,4	1	4	0,5	ø	91	ø	ø	
1 Portion, 30 g	252	1 036	8,4	✓	1	0	ø	27	ø	ø	
„wie Wurst" pflanzl. Brotaufstrich i. D., Tartex	237	992	2,4	8	6	0,5	ø	20	ø	ø	
1 Portion, 30 g	71	297	2,4	2	2	0	ø	6	ø	ø	
vegetabile Pasteten i. D., Tartex	222	929	2,2	6	9	1,0	ø	18	ø	ø	
1 Portion, 30 g	67	279	2,2	2	3	0	ø	5	ø	ø	
EIER											
Ei (Huhn)	154	646	1,5	13	1	0	0	11	3	5	
1 Ei (Klasse M), 52 g	80	336	1,5	7	✓	0	0	6	2	2	
Eigelb (Dotter)	349	1 459	3,5	16	0	0	0	32	10	13	
1 Eigelb, 19 g	66	277	3,5	3	0	0	0	6	2	2	
Eiweiß (Eiklar)	47	197	0,5	11	1	0	0	✓	✓	✓	
1 Eiweiß, 33 g	16	65	0,5	4	✓	0	0	✓	✓	✓	
Eipulver	566	2 369	5,7	46	2	0	0	42	12	17	
1 EL, 10 g	57	237	5,7	5	✓	0	0	4	1	2	

mehrfach unges. FS	Cholesterin	Vitamine				Mineralstoffe					Lebensmittel
		A (RÄ)	E (TÄ)	C	Folsäure	Natrium	Kalium	Kalzium	Magnesium	Eisen	**Fleisch, Geflügel, Eier**
g	mg	µg	mg	mg	µg	mg	mg	mg	mg	mg	jeweils essb. Anteil | Zeile 1: pro 100 g | Zeile 2: pro Portion
											VEGETARISCHE FLEISCH- UND WURSTERSATZPRODUKTE
5	0	ø	3,8	✓	13	456	158	25	18	0,8	Sojawurst i. D.
5	0	ø	3,8	✓	13	456	158	25	18	0,8	1 Wurst, 100 g
											VEGETARISCHE BROTAUFSTRICHE, MARKENPRODUKTE
ø	✓	ø	ø	ø	ø	ø	ø	ø	ø	ø	Bruschetta Aufstrich i. D., Tartex
ø	✓	ø	ø	ø	ø	ø	ø	ø	ø	ø	1 Portion, 30 g
ø	ø	ø	ø	ø	ø	ø	ø	ø	ø	ø	Bruschetta Oliva Verde, Allos
ø	ø	ø	ø	ø	ø	ø	ø	ø	ø	ø	1 Portion, 30 g
ø	✓	ø	ø	ø	ø	561	241	ø	ø	ø	Cremisso Aufstriche i. D., Tartex
ø	✓	ø	ø	ø	ø	168	72	ø	ø	ø	1 Portion, 30 g
ø	ø	ø	ø	ø	ø	ø	ø	ø	ø	ø	Gourmet Pastete Mexicana, Allos
ø	ø	ø	ø	ø	ø	ø	ø	ø	ø	ø	1 Portion, 30 g
ø	✓	ø	ø	ø	ø	607	274	ø	ø	ø	Légère-Aufstriche i. D., Tartex
ø	✓	ø	ø	ø	ø	182	82	ø	ø	ø	1 Portion, 30 g
ø	ø	ø	ø	ø	ø	ø	ø	ø	ø	ø	Pikant aufs Brot „herzhaft-delikat", Allos
ø	ø	ø	ø	ø	ø	ø	ø	ø	ø	ø	1 Portion, 30 g
ø	ø	ø	ø	ø	ø	ø	ø	ø	ø	ø	Schmalztopf mit Äpfeln und Zwiebeln, Allos
ø	ø	ø	ø	ø	ø	ø	ø	ø	ø	ø	1 Portion, 30 g
ø	✓	ø	ø	ø	ø	677	222	72	ø	ø	„wie Wurst" pflanzl. Brotaufstrich i. D., Tartex
ø	✓	ø	ø	ø	ø	203	67	22	ø	ø	1 Portion, 30 g
ø	✓	ø	ø	ø	ø	508	209	42	ø	ø	vegetabile Pasteten i. D., Tartex
ø	✓	ø	ø	ø	ø	152	63	13	ø	ø	1 Portion, 30 g
											EIER
2	396	278	2,0	0	65	144	147	56	12	1,8	Ei (Huhn)
1	206	145	1,0	0	34	75	76	29	6	0,9	1 Ei (Klasse M), 52 g
4	1 260	914	5,7	0	162	51	138	140	16	7,2	Eigelb (Dotter)
1	239	174	1,1	0	31	10	26	27	3	1,4	1 Eigelb, 19 g
✓	0	✓	✓	✓	9	170	154	11	12	0,2	Eiweiß (Eiklar)
✓	0	✓	✓	✓	3	56	51	4	4	0,1	1 Eiweiß, 33 g
6	1 440	800	2,7	0	184	521	490	190	46	8,8	Eipulver
1	144	80	0,3	0	18	52	49	19	5	0,9	1 EL, 10 g

Lebensmittel
Fisch und Meeresfrüchte

jeweils essb. Anteil | **Zeile 1: pro 100 g** | Zeile 2: pro Portion

Lebensmittel	Energie			Eiweiß	Kohlenhydrate			Fett/Fettsäuren (FS)		
	Energie kcal	kJ	Energie-dichte kcal/g	Eiweiß g	Kohlen-hydrate g	KH-Port.	Ballast-stoffe g	Fett g	gesättigte FS g	einfach unges. FS g
MEERES- UND SÜSSWASSERFISCHE										
Aal	281	1176	2,8	15	0	0	0	25	6	11
1 Portion, 150 g	422	1764	2,8	23	0	0	0	37	9	17
Alaska Seelachs	74	310	0,7	17	0	0	0	1	✓	✓
1 Portion, 150 g	111	464	0,7	25	0	0	0	1	✓	✓
Barsch (Egli, Flussbarsch, Kretzer)	82	342	0,8	18	0	0	0	1	✓	✓
1 Portion, 150 g	123	513	0,8	28	0	0	0	1	✓	✓
Blauleng	76	318	0,8	17	0	0	0	1	✓	✓
1 Portion, 150 g	114	477	0,8	26	0	0	0	1	✓	✓
Brasse (Brachse, Blei)	116	485	1,2	17	0	0	0	5	2	1
1 Portion, 150 g	174	728	1,2	25	0	0	0	8	2	2
Dorade royal (Goldbrasse)	138	577	1,4	19	0	0	0	7	2	2
1 Portion, 150 g	207	866	1,4	29	0	0	0	10	3	3
Dornhai	181	757	1,8	13	0	0	0	15	5	4
1 Portion, 150 g	272	1136	1,8	19	0	0	0	22	7	6
Felchen (Renke)	100	418	1,0	18	0	0	0	3	1	1
1 Portion, 150 g	150	628	1,0	27	0	0	0	5	1	2
Flunder	72	301	0,7	17	0	0	0	1	✓	✓
1 Portion, 150 g	108	452	0,7	25	0	0	0	1	✓	✓
Forelle	103	431	1,0	20	0	0	0	3	1	1
1 Portion, 150 g	155	646	1,0	29	0	0	0	4	1	1
Grenadier	76	318	0,8	18	0	0	0	1	✓	✓
1 Portion, 150 g	114	477	0,8	26	0	0	0	1	✓	✓
Hecht	82	344	0,8	18	0	0	0	1	✓	✓
1 Portion, 150 g	123	516	0,8	28	0	0	0	1	✓	✓
Heilbutt (Weißer Heilbutt)	96	402	1,0	20	0	0	0	2	✓	✓
1 Portion, 150 g	144	602	1,0	30	0	0	0	3	✓	1
Hering	233	975	2,3	18	0	0	0	18	5	8
1 Portion, 150 g	350	1462	2,3	27	0	0	0	27	8	12
Kabeljau (Dorsch)	77	321	0,8	17	0	0	0	1	✓	✓
1 Portion, 150 g	115	481	0,8	26	0	0	0	1	✓	✓
Karpfen	115	481	1,2	18	0	0	0	5	2	2
1 Portion, 150 g	173	722	1,2	27	0	0	0	7	2	3
Katfisch (Steinbeißer)	88	370	0,9	18	0	0	0	2	✓	1
1 Portion, 150 g	133	555	0,9	26	0	0	0	3	1	1
Kliesche (Scharbe)	83	347	0,8	17	0	0	0	2	ø	ø
1 Portion, 150 g	125	521	0,8	26	0	0	0	2	ø	ø
Lachs	202	845	2,0	20	0	0	0	14	3	6
1 Portion, 150 g	303	1268	2,0	30	0	0	0	20	4	9
Limande	77	322	0,8	17	0	0	0	1	✓	✓
1 Portion, 150 g	116	483	0,8	26	0	0	0	1	✓	✓
Makrele	182	763	1,8	19	0	0	0	12	3	5
1 Portion, 150 g	274	1145	1,8	29	0	0	0	18	5	7
Meeräsche	120	502	1,2	20	0	0	0	4	2	1
1 Portion, 150 g	180	753	1,2	31	0	0	0	6	2	2
Merlan (Wittling)	92	385	0,9	21	0	0	0	1	✓	✓
1 Portion, 150 g	138	577	0,9	31	0	0	0	1	✓	✓
Petersfisch (Heringskönig)	85	356	0,9	18	0	0	0	1	ø	ø
1 Portion, 150 g	128	533	0,9	27	0	0	0	2	ø	ø

mehrfach unges. FS	Choles-terin	A (RÄ)	E (TÄ)	C	Folsäure	Natrium	Kalium	Kalzium	Magne-sium	Eisen	Lebensmittel
											Fisch und Meeresfrüchte
g	mg	µg	mg	mg	µg	mg	mg	mg	mg	mg	jeweils essb. Anteil | **Zeile 1: pro 100 g** | Zeile 2: pro Portion
											MEERES- UND SÜSSWASSERFISCHE
3	164	980	5,6	✓	13	65	280	17	26	0,9	Aal
5	246	1 470	8,4	✓	20	98	420	26	39	1,3	1 Portion, 150 g
✓	71	20	0,6	0	3	100	338	8	57	0,2	Alaska Seelachs
✓	107	30	1,0	0	5	150	507	12	86	0,3	1 Portion, 150 g
✓	72	7	1,5	2	14	47	330	95	26	0,4	Barsch (Egli, Flussbarsch, Kretzer)
✓	108	10	2,3	3	21	71	495	143	39	0,6	1 Portion, 150 g
✓	ø	ø	ø	ø	ø	ø	ø	ø	ø	ø	Blauleng
✓	ø	ø	ø	ø	ø	ø	ø	ø	ø	ø	1 Portion, 150 g
2	70	4	2,6	✓	16	31	446	56	50	0,8	Brasse (Brachse, Blei)
2	105	6	3,9	✓	24	47	669	84	75	1,1	1 Portion, 150 g
2	61	ø	ø	ø	ø	ø	ø	ø	ø	ø	Dorade royal (Goldbrasse)
4	92	ø	ø	ø	ø	ø	ø	ø	ø	ø	1 Portion, 150 g
3	74	240	0,6	✓	5	17	220	5	23	0,5	Dornhai
5	111	360	0,9	✓	8	26	330	8	35	0,8	1 Portion, 150 g
1	60	21	2,7	✓	9	148	387	18	28	1,0	Felchen (Renke)
2	90	32	4,1	✓	14	222	581	27	42	1,5	1 Portion, 150 g
✓	48	10	0,4	✓	11	92	332	27	24	0,5	Flunder
✓	72	15	0,5	✓	17	138	498	41	36	0,8	1 Portion, 150 g
1	56	32	1,7	4	9	63	413	12	26	0,4	Forelle
2	84	48	2,6	5	14	95	620	18	39	0,7	1 Portion, 150 g
✓	ø	ø	ø	ø	ø	ø	ø	20	83	ø	Grenadier
✓	ø	ø	ø	ø	ø	ø	ø	30	125	ø	1 Portion, 150 g
✓	63	14	0,9	4	6	75	317	32	29	0,5	Hecht
✓	95	21	1,4	6	9	113	476	48	44	0,7	1 Portion, 150 g
1	24	32	0,9	0	9	67	446	14	28	0,6	Heilbutt (Weißer Heilbutt)
1	36	48	1,3	0	14	101	669	21	42	0,8	1 Portion, 150 g
4	91	38	1,5	✓	5	117	360	34	31	1,1	Hering
6	137	57	2,3	✓	8	176	540	51	47	1,7	1 Portion, 150 g
✓	34	7	1,0	2	8	77	320	16	32	0,4	Kabeljau (Dorsch)
✓	51	10	1,5	3	12	116	480	24	48	0,6	1 Portion, 150 g
1	75	44	0,5	2	23	30	400	66	55	0,7	Karpfen
2	113	66	0,8	2	35	45	600	99	83	1,1	1 Portion, 150 g
1	33	18	2,1	✓	12	105	282	20	27	1,0	Katfisch (Steinbeißer)
1	50	27	3,2	✓	18	158	423	30	41	1,5	1 Portion, 150 g
ø	ø	14	0,4	ø	5	77	350	24	24	0,3	Kliesche (Scharbe)
ø	ø	21	0,6	ø	8	116	525	36	36	0,4	1 Portion, 150 g
4	44	41	2,2	✓	3	60	331	16	25	0,6	Lachs
6	66	62	3,3	✓	5	90	497	24	38	0,9	1 Portion, 150 g
✓	60	10	0,5	✓	11	80	298	17	17	0,5	Limande
✓	90	15	0,8	✓	17	120	447	26	26	0,8	1 Portion, 150 g
3	82	100	1,3	✓	1	95	396	12	30	1,0	Makrele
5	123	150	2,0	✓	2	143	594	18	45	1,5	1 Portion, 150 g
1	81	47	1,0	✓	15	69	404	53	29	1,5	Meeräsche
1	122	71	1,5	✓	23	104	606	80	44	2,3	1 Portion, 150 g
✓	46	15	0,2	✓	14	130	300	42	28	1,0	Merlan (Wittling)
✓	69	23	0,3	✓	21	195	450	63	42	1,5	1 Portion, 150 g
ø	ø	ø	ø	ø	ø	ø	151	ø	ø	ø	Petersfisch (Heringskönig)
ø	ø	ø	ø	ø	ø	ø	227	ø	ø	ø	1 Portion, 150 g

Lebensmittel **Fisch und Meeresfrüchte** jeweils essb. Anteil | **Zeile 1: pro 100 g** | Zeile 2: pro Portion	Energie			Eiweiß	Kohlenhydrate			Fett/Fettsäuren (FS)		
	Energie kcal	kJ	Energie-dichte kcal/g	Eiweiß g	Kohlen-hydrate g	KH-Port.	Ballast-stoffe g	Fett g	gesättigte FS g	einfach unges. FS g
MEERES- UND SÜSSWASSERFISCHE										
Red Snapper	100	418	1,0	21	0	0	0	1	✓	✓
1 Portion, 150 g	150	628	1,0	31	0	0	0	2	✓	✓
Rotbarsch (Goldbarsch)	108	450	1,1	19	0	0	0	4	1	1
1 Portion, 150 g	161	675	1,1	28	0	0	0	5	1	1
Rotzunge (Hundszunge)	72	301	0,7	16	0	0	0	1	✓	✓
1 Portion, 150 g	108	452	0,7	23	0	0	0	2	✓	✓
Schellfisch	78	327	0,8	18	0	0	0	1	✓	✓
1 Portion, 150 g	117	491	0,8	27	0	0	0	1	✓	✓
Schleie	78	328	0,8	18	0	0	0	1	✓	✓
1 Portion, 150 g	118	492	0,8	27	0	0	0	1	✓	✓
Scholle	90	375	0,9	18	0	0	0	2	✓	1
1 Portion, 150 g	134	562	0,9	27	0	0	0	3	✓	1
Schwarzer Heilbutt (Grönland Heilbutt)	141	590	1,4	13	0	0	0	10	2	7
1 Portion, 150 g	212	885	1,4	20	0	0	0	15	2	10
Schwertfisch	117	490	1,2	19	0	0	0	4	1	2
1 Portion, 150 g	176	734	1,2	29	0	0	0	7	1	3
Seehecht (Hechtdorsch)	92	386	0,9	17	0	0	0	3	1	1
1 Portion, 150 g	138	579	0,9	26	0	0	0	4	1	1
Seelachs (Köhler, Steinköhler)	81	339	0,8	18	0	0	0	1	✓	✓
1 Portion, 150 g	122	508	0,8	27	0	0	0	1	✓	✓
Seeteufel (Anglerfisch)	66	276	0,7	15	0	0	0	1	✓	✓
1 Portion, 150 g	99	414	0,7	22	0	0	0	1	✓	✓
Seezunge	83	348	0,8	18	0	0	0	1	✓	✓
1 Portion, 150 g	125	522	0,8	26	0	0	0	2	✓	✓
Steinbutt	83	348	0,8	17	0	0	0	2	✓	1
1 Portion, 150 g	125	522	0,8	25	0	0	0	3	✓	1
Stint	85	356	0,9	17	0	0	0	2	✓	✓
1 Portion, 150 g	128	533	0,9	26	0	0	0	3	✓	1
Stör	105	439	1,1	16	0	0	0	4	1	2
1 Portion, 150 g	158	659	1,1	24	0	0	0	6	1	3
Thunfisch (Blauflossenthunfisch, Roter Thun)	144	602	1,4	23	0	0	0	5	1	2
1 Portion, 150 g	216	904	1,4	35	0	0	0	7	2	2
Tilapia	96	402	1,0	20	0	0	0	2	1	1
1 Portion, 150 g	144	602	1,0	30	0	0	0	3	1	1
Wels (Waller)	163	682	1,6	15	0	0	0	11	3	3
1 Portion, 150 g	245	1 023	1,6	23	0	0	0	17	5	4
Zander	83	347	0,8	19	0	0	0	1	✓	✓
1 Portion, 150 g	125	521	0,8	29	0	0	0	1	✓	✓
KRUSTEN- UND WEICHTIERE										
Austern	66	276	0,7	9	5	0,5	0	1	✓	✓
1 Portion, 80 g	53	221	0,7	7	4	0,5	0	1	✓	✓
Flusskrebs	64	268	0,6	15	0	0	0	✓	✓	✓
1 Portion, 80 g	51	214	0,6	12	0	0	0	✓	✓	✓
Hummer	81	339	0,8	16	0	0	0	2	✓	✓
1 Portion, 80 g	65	271	0,8	13	0	0	0	2	✓	✓
Jakobsmuschel (Pilgermuschel)	88	368	0,9	17	2	0	0	1	✓	✓
1 Portion, 80 g	70	295	0,9	13	2	0	0	1	✓	✓

mehrfach unges. FS	Choles-terin	Vitamine A (RÄ)	E (TÄ)	C	Folsäure	Mineralstoffe Natrium	Kalium	Kalzium	Magnesium	Eisen	Lebensmittel Fisch und Meeresfrüchte
g	mg	µg	mg	mg	µg	mg	mg	mg	mg	mg	jeweils essb. Anteil | Zeile 1: pro 100 g | Zeile 2: pro Portion
											MEERES- UND SÜSSWASSERFISCHE
✓	37	30	0,5	2	5	64	417	32	32	0,2	Red Snapper
1	56	45	0,8	2	8	96	626	48	48	0,3	1 Portion, 150 g
1	30	14	1,3	✓	5	80	308	22	29	0,7	Rotbarsch (Goldbarsch)
1	45	21	2,0	✓	8	120	462	33	44	1,1	1 Portion, 150 g
✓	15	ø	ø	ø	ø	121	280	29	20	0,7	Rotzunge (Hundszunge)
1	23	ø	ø	ø	ø	182	420	44	30	1,1	1 Portion, 150 g
✓	35	17	0,4	✓	11	116	301	18	39	0,6	Schellfisch
✓	53	26	0,6	✓	17	174	452	27	59	0,9	1 Portion, 150 g
✓	70	1	0,1	✓	21	33	400	63	51	0,9	Schleie
✓	105	2	0,2	✓	32	50	600	95	77	1,3	1 Portion, 150 g
1	63	6	0,8	2	11	104	311	51	22	0,9	Scholle
1	95	9	1,2	2	17	156	467	77	33	1,4	1 Portion, 150 g
1	65	31	0,9	✓	12	86	345	20	22	0,4	Schwarzer Heilbutt (Grönland Heilbutt)
1	98	47	1,4	✓	18	129	518	30	33	0,6	1 Portion, 150 g
1	39	20	1,0	1	2	102	342	10	20	0,9	Schwertfisch
2	59	30	1,5	2	3	153	513	15	30	1,4	1 Portion, 150 g
1	50	15	0,6	✓	14	101	294	41	25	0,7	Seehecht (Hechtdorsch)
2	75	23	0,9	✓	21	152	441	62	38	1,1	1 Portion, 150 g
✓	39	6	0,4	✓	10	86	356	14	25	1,0	Seelachs (Köhler, Steinköhler)
✓	59	8	0,6	✓	15	129	534	21	38	1,5	1 Portion, 150 g
✓	25	12	ø	1	7	109	235	8	21	0,3	Seeteufel (Anglerfisch)
✓	38	18	ø	2	11	164	353	12	32	0,5	1 Portion, 150 g
1	50	4	0,8	✓	10	100	309	29	49	0,8	Seezunge
1	75	6	1,2	✓	15	150	464	44	74	1,2	1 Portion, 150 g
1	25	1	0,6	✓	8	114	290	17	45	0,5	Steinbutt
1	38	2	0,9	✓	12	171	435	26	68	0,8	1 Portion, 150 g
1	71	15	0,1	✓	37	156	357	20	24	0,5	Stint
1	107	23	0,2	✓	56	234	536	30	36	0,8	1 Portion, 150 g
1	60	210	0,5	0	15	54	284	13	35	0,7	Stör
1	90	315	0,8	0	23	81	426	20	53	1,1	1 Portion, 150 g
1	38	655	1,0	0	2	39	252	8	50	1,0	Thunfisch (Blauflossenthunfisch, Roter Thun)
2	57	983	1,5	0	3	59	378	12	75	1,5	1 Portion, 150 g
✓	50	ø	0,4	0	24	52	302	10	27	0,6	Tilapia
1	75	ø	0,6	0	36	78	453	15	41	0,8	1 Portion, 150 g
2	152	ø	ø	ø	ø	19	430	26	55	0,6	Wels (Waller)
3	228	ø	ø	ø	ø	29	645	39	83	0,9	1 Portion, 150 g
✓	70	1	1,5	✓	10	24	391	53	50	0,6	Zander
✓	105	2	2,3	✓	15	36	587	80	75	1,0	1 Portion, 150 g
											KRUSTEN- UND WEICHTIERE
✓	123	93	0,9	✓	7	160	184	82	32	3,1	Austern
✓	98	74	0,7	✓	6	128	147	66	26	2,5	1 Portion, 80 g
✓	158	✓	0,1	2	18	253	254	43	40	2,0	Flusskrebs
✓	126	✓	0,1	2	14	202	203	34	32	1,6	1 Portion, 80 g
1	89	✓	1,5	✓	16	270	220	61	24	1,0	Hummer
1	71	✓	1,2	✓	13	216	176	49	19	0,8	1 Portion, 80 g
✓	33	15	0	3	16	161	322	24	56	0,3	Jakobsmuschel (Pilgermuschel)
✓	26	12	0	2	13	129	258	19	45	0,2	1 Portion, 80 g

Lebensmittel	Energie			Eiweiß	Kohlenhydrate			Fett/Fettsäuren (FS)		
Fisch und Meeresfrüchte	Energie		Energie-dichte	Eiweiß	Kohlen-hydrate	KH-Port.	Ballast-stoffe	Fett	gesättigte FS	einfach unges. FS
jeweils essb. Anteil | Zeile 1: pro 100 g | Zeile 2: pro Portion	kcal	kJ	kcal/g	g	g		g	g	g	g
KRUSTEN- UND WEICHTIERE										
Languste	84	351	0,8	17	1	0	0	1	✓	✓
1 Portion, 80 g	67	281	0,8	14	1	0	0	1	✓	✓
Miesmuscheln	69	289	0,7	11	2	0	0	2	1	✓
1 Portion, 80 g	55	231	0,7	8	2	0	0	2	✓	✓
Nordseegarnelen (Nordseekrabben)	87	364	0,9	19	0	0	0	1	✓	✓
1 Portion (3 EL), 30 g	26	109	0,9	6	0	0	0	✓	✓	✓
Tintenfisch	73	305	0,7	16	0	0	0	1	✓	✓
1 Portion, 50 g	37	153	0,7	8	0	0	0	✓	✓	✓
FISCHERZEUGNISSE										
Aal, geräuchert	329	1 377	3,3	18	0	0	0	29	5	13
1 Portion, 50 g	165	688	3,3	9	0	0	0	14	3	7
Bismarckhering	210	879	2,1	17	0	0	0	16	4	8
1 Portion, 125 g	263	1 098	2,1	21	0	0	0	20	5	10
Brathering	204	854	2,0	17	0	0	0	15	4	7
1 Portion, 125 g	255	1 067	2,0	21	0	0	0	19	5	9
Bückling	224	937	2,2	21	0	0	0	16	3	8
1 Portion, 125 g	280	1 172	2,2	27	0	0	0	19	4	9
Buttermakrele	281	1 176	2,8	18	0	0	0	23	ø	ø
1 Portion, 50 g	141	588	2,8	9	0	0	0	12	ø	ø
Flunder, geräuchert	110	460	1,1	23	0	0	0	2	✓	1
1 Portion, 50 g	55	230	1,1	12	0	0	0	1	✓	✓
Forelle, geräuchert	167	699	1,7	32	0	0	0	5	1	1
1 Portion, 50 g	84	349	1,7	16	0	0	0	2	1	1
Heringsfilet in Cremesoßen i. D.	182	761	1,8	11	3	0	1	14	3	6
1 Portion, 100 g	182	761	1,8	11	3	0	1	14	3	6
Heringssalat mit Rote Bete u. Äpfeln	251	1 051	2,5	4	5	0,5	1	24	8	10
1 Portion, 200 g	503	2 103	2,5	8	9	1,0	2	49	16	20
Heringsstipp	240	1 002	2,4	10	3	0	✓	21	6	10
1 Portion, 200 g	479	2 004	2,4	21	5	0,5	1	42	13	19
Kaviar, echt (Stör Kaviar)	244	1 021	2,4	26	0	0	0	16	3	3
1 TL, 5 g	12	51	2,4	1	0	0	0	1	✓	✓
Kaviar-Ersatz (Deutscher Kaviar)	114	477	1,1	14	0	0	0	6	ø	ø
1 TL, 5 g	6	24	1,1	1	0	0	0	✓	ø	ø
Krabben in Dosen	90	377	0,9	18	1	0	0	1	✓	✓
1 Portion, 50 g	45	188	0,9	9	✓	0	0	1	✓	✓
Lachs in Dosen	165	690	1,7	21	0	0	0	9	2	4
1 Portion, 50 g	83	345	1,7	11	0	0	0	4	1	2
Makrele, geräuchert	222	929	2,2	21	0	0	0	16	3	7
1 Portion, 50 g	111	464	2,2	10	0	0	0	8	1	3
Matjeshering (Matjesfilet)	267	1 117	2,7	16	0	0	0	23	5	12
1 Filet, 80 g	214	894	2,7	13	0	0	0	18	4	9
Ölsardinen in Dosen	222	929	2,2	24	0	0	0	14	2	6
1 Stück, 15 g	33	139	2,2	4	0	0	0	2	✓	1
Räucherlachs	288	1 205	2,9	28	0	0	0	19	4	8
1 Portion, 50 g	144	602	2,9	14	0	0	0	10	2	4
Rollmops	203	849	2,0	16	1	0	✓	15	5	7
1 Portion, 125 g	254	1 062	2,0	20	1	0	✓	19	6	9

mehrfach unges. FS	Choles- terin	Vitamine A (RÄ)	E (TÄ)	C	Folsäure	Mineralstoffe Natrium	Kalium	Kalzium	Magne- sium	Eisen	Lebensmittel
g	mg	µg	mg	mg	µg	mg	mg	mg	mg	mg	Fisch und Meeresfrüchte
											jeweils essb. Anteil | **Zeile 1: pro 100 g** | Zeile 2: pro Portion
											KRUSTEN- UND WEICHTIERE
1	140	25	1,0	2	10	182	500	68	40	1,3	Languste
✓	112	20	0,8	2	8	146	400	54	32	1,0	1 Portion, 80 g
1	126	54	0,8	3	33	296	286	24	30	4,2	Miesmuscheln
✓	101	43	0,6	3	26	237	229	19	24	3,4	1 Portion, 80 g
1	135	2	1,0	2	12	146	230	92	67	0,6	Nordseegarnelen (Nordseekrabben)
✓	41	1	0,3	1	4	44	69	28	20	0,2	1 Portion (3 EL), 30 g
✓	275	3	2,4	5	14	387	273	27	34	0,8	Tintenfisch
✓	138	2	1,2	3	7	194	137	14	17	0,4	1 Portion, 50 g
											FISCHERZEUGNISSE
4	160	940	5,5	✓	10	500	243	19	18	0,7	Aal, geräuchert
2	80	470	2,8	✓	5	250	122	10	9	0,3	1 Portion, 50 g
4	83	33	1,6	✓	3	1090	74	38	12	1,5	Bismarckhering
5	104	41	2,0	✓	4	1363	93	48	15	1,9	1 Portion, 125 g
3	87	20	1,5	0	3	585	184	36	40	1,1	Brathering
3	109	25	1,9	0	4	731	230	45	50	1,4	1 Portion, 125 g
3	90	28	1,6	✓	4	689	343	35	32	1,1	Bückling
4	113	35	2,0	✓	5	861	429	44	40	1,4	1 Portion, 125 g
ø	ø	ø	ø	ø	ø	ø	ø	ø	ø	ø	Buttermakrele
ø	ø	ø	ø	ø	ø	ø	ø	ø	ø	ø	1 Portion, 50 g
✓	53	7	0,7	✓	9	481	410	22	25	0,5	Flunder, geräuchert
✓	27	4	0,4	✓	5	241	205	11	13	0,3	1 Portion, 50 g
1	89	50	3,8	ø	11	570	420	260	23	1,2	Forelle, geräuchert
1	45	25	1,9	ø	6	285	210	130	12	0,6	1 Portion, 50 g
5	52	20	4,1	1	3	445	246	51	23	0,9	Heringsfilet in Cremesoßen i. D.
5	52	20	4,1	1	3	445	246	51	23	0,9	1 Portion, 100 g
5	65	64	3,7	4	10	394	168	29	15	0,7	Heringssalat mit Rote Bete u. Äpfeln
10	130	127	7,4	8	20	788	336	58	30	1,4	1 Portion, 200 g
4	80	38	2,1	2	6	214	255	36	22	0,9	Heringsstipp
7	160	76	4,2	5	12	428	510	72	44	1,8	1 Portion, 200 g
5	300	561	1,9	ø	5	1940	164	51	5	1,4	Kaviar, echt (Stör Kaviar)
✓	15	28	0,1	ø	✓	97	8	3	✓	0,1	1 TL, 5 g
ø	ø	ø	ø	ø	ø	2110	73	51	ø	ø	Kaviar-Ersatz (Deutscher Kaviar)
ø	ø	ø	ø	ø	ø	106	4	3	ø	ø	1 TL, 5 g
1	136	18	1,2	1	4	937	224	83	59	1,5	Krabben in Dosen
✓	68	9	0,6	1	2	469	112	42	30	0,8	1 Portion, 50 g
2	34	59	1,5	0	38	540	300	185	30	1,1	Lachs in Dosen
1	17	30	0,8	0	19	270	150	93	15	0,6	1 Portion, 50 g
4	105	30	0,3	0	1	261	275	5	30	1,2	Makrele, geräuchert
2	53	15	0,2	0	1	131	138	3	15	0,6	1 Portion, 50 g
4	80	30	1,5	0	3	2500	235	43	35	1,3	Matjeshering (Matjesfilet)
3	64	24	1,2	0	2	2000	188	34	28	1,0	1 Filet, 80 g
3	140	49	8,9	0	8	366	388	330	50	2,7	Ölsardinen in Dosen
✓	21	7	1,3	0	1	55	58	50	8	0,4	1 Stück, 15 g
7	60	50	2,5	0	4	1880	535	20	40	1,4	Räucherlachs
3	30	25	1,3	0	2	940	268	10	20	0,7	1 Portion, 50 g
2	80	9	0,3	✓	5	1200	75	59	30	1,6	Rollmops
3	100	11	0,4	✓	6	1500	94	74	38	2,0	1 Portion, 125 g

Fisch, Meeres- früchte

Lebensmittel	Energie			Eiweiß	Kohlenhydrate			Fett/Fettsäuren (FS)		
Fisch und Meeresfrüchte	Energie		Energie-dichte	Eiweiß	Kohlen-hydrate	KH-Port.	Ballast-stoffe	Fett	gesättigte FS	einfach unges. FS
jeweils essb. Anteil | Zeile 1: pro 100 g | Zeile 2: pro Portion	kcal	kJ	kcal/g	g	g		g	g	g	g
FISCHERZEUGNISSE										
Rotbarsch, geräuchert	145	607	1,5	24	0	0	0	6	1	3
1 Portion, 50 g	73	303	1,5	12	0	0	0	3	1	1
Salzhering (Pökelhering)	218	912	2,2	20	0	0	0	15	4	8
1 Portion, 125 g	273	1 140	2,2	25	0	0	0	19	5	10
Schellfisch, geräuchert	93	389	0,9	22	0	0	0	✓	✓	✓
1 Portion, 50 g	47	195	0,9	11	0	0	0	✓	✓	✓
Schillerlocke	302	1 264	3,0	21	0	0	0	24	5	10
1 Portion, 100 g	302	1 264	3,0	21	0	0	0	24	5	10
Schwarzer Heilbutt, geräuchert	223	933	2,2	17	0	0	0	17	3	12
1 Portion, 50 g	112	467	2,2	9	0	0	0	9	1	6
Seelachs, geräuchert	98	410	1,0	23	0	0	0	1	✓	✓
1 Portion, 50 g	49	205	1,0	11	0	0	0	✓	✓	✓
Seelachs in Öl (Lachsersatz)	150	628	1,5	20	0	0	0	8	ø	ø
1 Portion, 50 g	75	314	1,5	10	0	0	0	4	ø	ø
Sprotte, geräuchert (Kieler Sprotte)	243	1 017	2,4	19	0	0	0	18	4	7
1 Sprotte, 25 g	61	254	2,4	5	0	0	0	5	1	2
Stockfisch (Kabeljau, getrocknet)	339	1 418	3,4	79	0	0	0	3	1	1
1 Portion, 50 g	170	709	3,4	40	0	0	0	1	✓	1
Stöcker (Schildmakrele)	114	477	1,1	20	0	0	0	4	1	2
1 Portion, 50 g	57	238	1,1	10	0	0	0	2	✓	1
Thunfisch in Öl, abgetropft	192	803	1,9	28	0	0	0	8	1	3
1 Portion, 50 g	96	402	1,9	14	0	0	0	4	1	2
Thunfisch in eigenem Saft, abgetropft (natur)	122	510	1,2	25	0	0	0	2	1	✓
1 Portion, 50 g	61	255	1,2	12	0	0	0	1	✓	✓
FISCHGERICHTE										
Fischfrikadelle, paniert, gebraten	204	851	2,0	13	9	1,0	1	13	5	5
1 Frikadelle, 80 g	163	681	2,0	10	7	0,5	✓	11	4	4
Fischfrikadellen-Brötchen	202	846	2,0	10	26	2,0	2	7	2	2
1 Brötchen, 145 g	293	1 227	2,0	15	37	3,5	2	9	3	3
Fischstäbchen, paniert, gebraten	195	815	1,9	12	12	1,0	1	11	5	4
1 Fischstäbchen, 30 g	58	245	1,9	4	4	0,5	✓	3	1	1
Kabeljaufilet, paniert, gebraten	164	686	1,6	18	6	0,5	✓	8	3	3
1 Portion, 175 g	287	1 201	1,6	31	10	1,0	1	14	6	5
Krabbenbrötchen	239	1 001	2,4	12	19	2,0	1	13	5	5
1 Brötchen, 130 g	311	1 302	2,4	15	25	2,5	1	17	7	6
Matjesbrötchen	238	994	2,4	12	20	2,0	1	12	3	6
1 Brötchen, 160 g	380	1 590	2,4	19	31	3,0	2	20	4	10
Rotbarschfilet, paniert, gebraten	192	803	1,9	19	6	0,5	✓	11	4	4
1 Portion, 175 g	336	1 405	1,9	32	10	1,0	1	19	7	6
Schlemmerfilet i. D.	174	727	1,7	17	8	1,0	1	8	3	3
1 Portion, 200 g	347	1 453	1,7	33	17	1,5	2	16	7	6
Scholle, paniert, gebraten	176	735	1,8	18	6	0,5	✓	9	3	3
1 Portion, 175 g	308	1 287	1,8	31	10	1,0	1	16	6	6
Seelachsfilet, paniert, gebraten	169	707	1,7	18	6	0,5	✓	8	3	3
1 Portion, 175 g	296	1 238	1,7	32	10	1,0	1	14	6	5
Tintenfischringe, fritiert (Calamari)	260	1 089	2,6	14	9	1,0	1	19	8	7
1 Portion, 125 g	325	1 361	2,6	18	12	1,0	1	23	10	9

mehrfach unges. FS	Choles-terin	Vitamine A (RÄ)	E (TÄ)	C	Folsäure	Mineralstoffe Natrium	Kalium	Kalzium	Magne-sium	Eisen	Lebensmittel **Fisch und Meeresfrüchte**
g	mg	µg	mg	mg	µg	mg	mg	mg	mg	mg	jeweils essb. Anteil | **Zeile 1: pro 100 g** | Zeile 2: pro Portion
											FISCHERZEUGNISSE
1	ø	ø	ø	ø	ø	553	367	25	ø	4,7	Rotbarsch, geräuchert
1	ø	ø	ø	ø	ø	277	184	13	ø	2,4	1 Portion, 50 g
4	ø	48	ø	✓	ø	5 930	240	112	39	20,0	Salzhering (Pökelhering)
5	ø	60	ø	✓	ø	7 413	300	140	49	25,0	1 Portion, 125 g
✓	ø	✓	ø	✓	ø	557	300	20	25	1,0	Schellfisch, geräuchert
✓	ø	✓	ø	✓	ø	279	150	10	13	0,5	1 Portion, 50 g
7	100	20	0,5	ø	4	623	58	18	28	1,1	Schillerlocke
7	100	20	0,5	ø	4	623	58	18	28	1,1	1 Portion, 100 g
2	77	33	0,7	✓	7	520	265	18	30	0,9	Schwarzer Heilbutt, geräuchert
1	39	17	0,4	✓	4	260	133	9	15	0,5	1 Portion, 50 g
✓	ø	ø	ø	ø	ø	648	ø	ø	ø	ø	Seelachs, geräuchert
✓	ø	ø	ø	ø	ø	324	ø	ø	ø	ø	1 Portion, 50 g
ø	ø	ø	ø	ø	ø	2 900	55	31	ø	ø	Seelachs in Öl (Lachsersatz)
ø	ø	ø	ø	ø	ø	1 450	28	16	ø	ø	1 Portion, 50 g
5	ø	150	ø	✓	ø	785	590	1 700	ø	ø	Sprotte, geräuchert (Kieler Sprotte)
1	ø	38	ø	✓	ø	196	148	425	ø	ø	1 Sprotte, 25 g
1	90	20	0,3	0	✓	500	1 500	60	12	4,3	Stockfisch (Kabeljau, getrocknet)
✓	45	10	0,2	0	✓	250	750	30	6	2,2	1 Portion, 50 g
✓	ø	12	ø	ø	ø	64	360	65	ø	ø	Stöcker (Schildmakrele)
✓	ø	6	ø	ø	ø	32	180	33	ø	ø	1 Portion, 50 g
3	25	14	2,0	0	5	213	270	9	33	1,0	Thunfisch in Öl, abgetropft
1	12	7	1,0	0	3	106	135	4	16	0,5	1 Portion, 50 g
1	36	12	0,6	0	3	204	237	13	30	1,3	Thunfisch in eigenem Saft, abgetropft (natur)
✓	18	6	0,3	0	2	102	119	6	15	0,6	1 Portion, 50 g
											FISCHGERICHTE
2	61	24	0,8	1	13	302	203	23	22	0,8	Fischfrikadelle, paniert, gebraten
2	48	19	0,6	✓	10	242	163	18	17	0,6	1 Frikadelle, 80 g
1	34	24	0,6	1	11	370	189	21	21	1,0	Fischfrikadellen-Brötchen
2	49	35	0,9	1	16	537	274	30	31	1,5	1 Brötchen, 145 g
2	58	15	0,2	1	9	283	222	17	20	0,4	Fischstäbchen, paniert, gebraten
✓	17	5	0,1	✓	3	85	67	5	6	0,1	1 Fischstäbchen, 30 g
1	78	29	0,6	1	15	307	242	24	30	0,6	Kabeljaufilet, paniert, gebraten
2	137	51	1,0	2	26	536	424	42	53	1,0	1 Portion, 175 g
2	86	11	2,4	1	6	661	153	49	37	1,3	Krabbenbrötchen
2	112	15	3,1	1	8	859	199	64	48	1,7	1 Brötchen, 130 g
2	72	28	1,4	1	7	1 516	269	42	33	1,3	Matjesbrötchen
4	114	44	2,3	2	11	2 426	430	67	52	2,0	1 Brötchen, 160 g
2	70	31	1,2	✓	17	309	231	30	27	0,8	Rotbarschfilet, paniert, gebraten
3	123	53	2,2	1	29	540	405	52	48	1,3	1 Portion, 175 g
1	63	20	0,4	3	13	380	271	25	24	0,6	Schlemmerfilet i. D.
3	125	40	0,8	5	25	761	541	50	49	1,2	1 Portion, 200 g
2	70	26	0,9	1	14	331	235	57	22	0,9	Scholle, paniert, gebraten
3	123	45	1,5	2	25	579	410	99	38	1,6	1 Portion, 175 g
1	98	29	0,5	1	13	314	267	23	25	0,6	Seelachsfilet, paniert, gebraten
2	171	51	0,9	1	23	550	468	40	44	1,1	1 Portion, 175 g
3	125	20	1,9	2	15	426	189	41	28	1,7	Tintenfischringe, fritiert (Calamari)
3	157	25	2,4	3	19	532	237	51	35	2,1	1 Portion, 125 g

Lebensmittel	Energie			Eiweiß	Kohlenhydrate			Fett/Fettsäuren (FS)		
Fisch und Meeresfrüchte	Energie		Energie-dichte	Eiweiß	Kohlen-hydrate	KH-Port.	Ballast-stoffe	Fett	gesättigte FS	einfach unges. FS
jeweils essb. Anteil | **Zeile 1: pro 100 g** | Zeile 2: pro Portion	kcal	kJ	kcal/g	g	g		g	g	g	g
FISCHGERICHTE, MARKENPRODUKTE										
Filegro (Fischfilet) in Senf-Dill-Sauce, TK, Iglo	108	452	1,1	13	2	0	✓	5	1	ø
1 Portion (= 1 Filet), 125 g	135	565	1,1	16	3	0	✓	7	2	ø
Filegro (Fischfilet) Müllerin Art, TK, Iglo	131	548	1,3	14	7	0,5	✓	5	2	ø
1 Portion (= 1 Filet), 125 g	164	685	1,3	18	8	1,0	✓	7	3	ø
Frutti di Mare, TK, Iglo	68	285	0,7	15	0	0	✓	1	✓	ø
1 Portion (= ½ Packung), 140 g	94	393	0,7	21	0	0	✓	1	✓	ø
Gourmet-Garnelen Provence, TK, Iglo	158	661	1,6	14	1	0	1	11	4	ø
1 Portion, 125 g	198	826	1,6	18	1	0	1	14	5	ø
Schlemmer-Pfanne Frühlingsgemüse, TK, Iglo	75	314	0,8	7	4	0,5	1	4	1	ø
1 Portion (= ½ Packung), 190 g	143	596	0,8	13	7	0,5	2	7	3	ø
Schlemmer-Pfanne Helgoland, TK, Iglo	116	485	1,2	7	4	0,5	1	8	2	ø
1 Portion (= ½ Packung), 190 g	220	922	1,2	13	7	0,5	1	16	4	ø

mehrfach unges. FS	Choles-terin	Vitamine				Mineralstoffe					Lebensmittel
		A (RÄ)	E (TÄ)	C	Folsäure	Natrium	Kalium	Kalzium	Magne-sium	Eisen	Fisch und Meeresfrüchte
g	mg	µg	mg	mg	µg	mg	mg	mg	mg	mg	jeweils essb. Anteil | **Zeile 1: pro 100 g** | Zeile 2: pro Portion
											FISCHGERICHTE, MARKENPRODUKTE
ø	ø	ø	ø	ø	ø	300	ø	ø	ø	ø	**Filegro (Fischfilet) in Senf-Dill-Sauce, TK, Iglo**
ø	ø	ø	ø	ø	ø	380	ø	ø	ø	ø	1 Portion (= 1 Filet), 125 g
ø	ø	ø	ø	ø	ø	300	ø	ø	ø	ø	**Filegro (Fischfilet) Müllerin Art, TK, Iglo**
ø	ø	ø	ø	ø	ø	380	ø	ø	ø	ø	1 Portion (= 1 Filet), 125 g
ø	ø	ø	ø	ø	ø	600	ø	ø	ø	ø	**Frutti di Mare, TK, Iglo**
ø	ø	ø	ø	ø	ø	830	ø	ø	ø	ø	1 Portion (= ½ Packung), 140 g
ø	ø	ø	ø	ø	ø	400	ø	ø	ø	ø	**Gourmet-Garnelen Provence, TK, Iglo**
ø	ø	ø	ø	ø	ø	500	ø	ø	ø	ø	1 Portion, 125 g
ø	ø	ø	ø	ø	ø	270	ø	ø	ø	ø	**Schlemmer-Pfanne Frühlingsgemüse, TK, Iglo**
ø	ø	ø	ø	ø	ø	510	ø	ø	ø	ø	1 Portion (= ½ Packung), 190 g
ø	ø	ø	ø	ø	ø	300	ø	ø	ø	ø	**Schlemmer-Pfanne Helgoland, TK, Iglo**
ø	ø	ø	ø	ø	ø	570	ø	ø	ø	ø	1 Portion (= ½ Packung), 190 g

Lebensmittel
Milchprodukte und Käse

jeweils essb. Anteil | **Zeile 1: pro 100 g** | Zeile 2: pro Portion

Lebensmittel	Energie kcal	kJ	Energiedichte kcal/g	Eiweiß g	Kohlenhydrate g	KH-Port.	Ballaststoffe g	Fett g	gesättigte FS g	einfach unges. FS g
MILCH										
Milch, 3,5 % Fett (Vollmilch)	64	269	0,6	3	5	0,5	0	4	2	1
1 Glas, 200 ml	129	538	0,6	7	10	1,0	0	7	4	2
Milch, 1,5 % Fett (fettarme Milch)	49	203	0,5	3	5	0,5	0	2	1	1
1 Glas, 200 ml	97	406	0,5	7	10	1,0	0	3	2	1
Milch, entrahmt (Magermilch)	36	151	0,4	4	5	0,5	0	✓	✓	✓
1 Glas, 200 ml	72	302	0,4	7	10	1,0	0	✓	✓	✓
Schafmilch	97	404	1,0	7	5	0,5	0	6	4	1
1 Glas, 125 ml	121	505	1,0	9	6	0,5	0	7	4	2
Stutenmilch	48	199	0,5	2	6	0,5	0	2	1	1
1 Glas, 125 ml	60	249	0,5	3	8	0,5	0	2	1	1
Ziegenmilch	69	290	0,7	3	4	0,5	0	4	3	1
1 Glas, 125 ml	87	362	0,7	4	6	0,5	0	5	3	2
MILCHGETRÄNKE										
Bananenmilch (aus Vollmilch)	75	315	0,8	3	10	1,0	1	3	2	1
1 Glas, 200 ml	150	629	0,8	6	19	1,5	1	5	3	2
Bananenmilch (aus Magermilch)	54	225	0,5	3	10	1,0	1	✓	✓	✓
1 Glas, 200 ml	108	450	0,5	6	20	2,0	1	✓	✓	✓
Erdbeermilch (aus Vollmilch)	76	316	0,8	2	11	1,0	1	2	1	1
1 Glas, 200 ml	151	632	0,8	5	22	2,0	1	5	3	1
Erdbeermilch (aus Magermilch)	58	242	0,6	2	11	1,0	1	✓	✓	✓
1 Glas, 200 ml	116	485	0,6	5	22	2,0	1	✓	✓	✓
heiße Trinkschokolade	156	651	1,6	4	15	1,5	✓	9	5	3
1 Becher, 200 ml	311	1 301	1,6	7	30	2,5	1	18	11	6
heiße weiße Trinkschokolade	157	656	1,6	3	17	1,5	0	9	5	3
1 Becher, 200 ml	313	1 311	1,6	5	34	3,0	0	17	10	6
Kakaotrunk (aus Vollmilch)	79	329	0,8	3	8	0,5	✓	4	2	1
1 Glas, 200 ml	157	659	0,8	7	16	1,5	1	7	4	2
Kakaotrunk (aus fettarmer Milch)	64	266	0,6	4	8	0,5	✓	2	1	1
1 Glas, 200 ml	127	532	0,6	7	16	1,5	1	4	2	1
Kakaotrunk (aus Magermilch)	52	216	0,5	4	8	0,5	✓	✓	✓	✓
1 Glas, 200 ml	103	433	0,5	7	16	1,5	1	1	✓	✓
Vanillemilch (aus Vollmilch)	83	347	0,8	3	10	1,0	0	3	2	1
1 Glas, 200 ml	166	695	0,8	6	20	2,0	0	7	4	2
Vanillemilch (aus Magermilch)	56	236	0,6	3	10	1,0	0	✓	✓	✓
1 Glas, 200 ml	113	471	0,6	7	20	2,0	0	✓	✓	✓
MILCHPRODUKTE										
Buttermilch	36	150	0,4	3	4	0,5	0	1	✓	✓
1 Glas, 200 ml	72	300	0,4	6	8	0,5	0	1	1	✓
Crème fraîche, 40 % Fett	373	1 560	3,7	2	2	0	0	40	24	12
1 EL, 15 g	56	234	3,7	✓	✓	0	0	6	4	2
Crème fraîche, 30 % Fett	288	1 204	2,9	3	2	0	0	30	18	9
1 EL, 15 g	43	181	2,9	✓	✓	0	0	5	3	1
Dickmilch, 3,5 % Fett	64	266	0,6	3	4	0,5	0	4	2	1
1 Portion, 150 g	95	399	0,6	5	6	0,5	0	5	3	2
Dickmilch, fettarm, 1,5 % Fett	46	193	0,5	3	4	0,5	0	2	1	1
1 Portion, 150 g	69	289	0,5	5	6	0,5	0	2	1	1

Vitamine | Mineralstoffe

Lebensmittel
Milchprodukte und Käse

jeweils essb. Anteil | **Zeile 1: pro 100 g** | Zeile 2: pro Portion

mehrfach unges. FS (g)	Choles-terin (mg)	A (RÄ) (µg)	E (TÄ) (mg)	C (mg)	Folsäure (µg)	Natrium (mg)	Kalium (mg)	Kalzium (mg)	Magne-sium (mg)	Eisen (mg)	Lebensmittel
											MILCH
✓	12	33	0,1	2	5	50	150	120	12	0,1	Milch, 3,5 % Fett (Vollmilch)
✓	24	66	0,2	3	10	100	300	240	24	0,2	1 Glas, 200 ml
✓	5	14	✓	1	5	50	150	120	12	0,1	Milch, 1,5 % Fett (fettarme Milch)
✓	10	28	✓	2	10	100	300	240	24	0,2	1 Glas, 200 ml
✓	3	2	✓	1	5	50	150	120	12	0,1	Milch, entrahmt (Magermilch)
✓	6	4	✓	2	10	100	300	240	24	0,2	1 Glas, 200 ml
✓	11	72	0,2	5	6	50	180	190	18	0,1	Schafmilch
✓	14	90	0,3	6	8	63	225	238	23	0,1	1 Glas, 125 ml
✓	5	17	0,1	15	4	25	70	110	9	0,1	Stutenmilch
✓	6	21	0,1	19	5	31	88	138	11	0,1	1 Glas, 125 ml
✓	11	56	0,1	2	1	40	180	130	15	0,1	Ziegenmilch
✓	14	70	0,1	2	1	50	225	163	19	0,1	1 Glas, 125 ml
											MILCHGETRÄNKE
✓	10	34	0,1	4	8	38	204	93	17	0,2	Bananenmilch (aus Vollmilch)
✓	20	68	0,2	8	17	77	407	187	35	0,4	1 Glas, 200 ml
✓	2	10	0,1	4	8	38	204	93	17	0,2	Bananenmilch (aus Magermilch)
✓	3	20	0,2	7	17	77	407	187	35	0,4	1 Glas, 200 ml
✓	8	23	0,1	21	8	32	139	83	12	0,3	Erdbeermilch (aus Vollmilch)
✓	16	46	0,2	43	16	64	278	166	24	0,6	1 Glas, 200 ml
✓	1	4	✓	21	8	32	139	83	12	0,4	Erdbeermilch (aus Magermilch)
✓	3	8	✓	42	16	64	278	166	24	0,8	1 Glas, 200 ml
✓	8	29	0,1	1	5	37	179	107	26	0,6	heiße Trinkschokolade
1	16	58	0,2	2	9	74	359	214	52	1,2	1 Becher, 200 ml
✓	11	30	0,1	1	4	41	125	100	11	0,1	heiße weiße Trinkschokolade
1	21	60	0,2	3	8	81	251	200	21	0,2	1 Becher, 200 ml
✓	12	32	0,1	2	5	59	161	116	18	0,2	Kakaotrunk (aus Vollmilch)
✓	25	63	0,2	3	10	118	323	232	36	0,4	1 Glas, 200 ml
✓	6	13	✓	1	5	59	161	116	18	0,2	Kakaotrunk (aus fettarmer Milch)
✓	11	27	✓	2	10	118	323	232	36	0,4	1 Glas, 200 ml
✓	2	2	✓	1	5	59	161	116	18	0,2	Kakaotrunk (aus Magermilch)
✓	4	4	✓	2	10	118	323	232	36	0,4	1 Glas, 200 ml
✓	12	31	0,1	2	5	56	143	114	12	0,1	Vanillemilch (aus Vollmilch)
✓	25	62	0,2	3	9	112	287	227	23	0,2	1 Glas, 200 ml
✓	2	2	✓	1	5	56	143	114	12	0,1	Vanillemilch (aus Magermilch)
✓	4	4	✓	2	9	112	287	227	23	0,2	1 Glas, 200 ml
											MILCHPRODUKTE
✓	3	9	✓	1	9	60	150	110	13	0,1	Buttermilch
✓	6	18	✓	2	18	120	300	220	26	0,2	1 Glas, 200 ml
2	117	480	1,0	1	8	20	80	70	8	0,1	Crème fraîche, 40 % Fett
✓	18	72	0,2	✓	1	3	12	11	1	✓	1 EL, 15 g
1	90	360	0,9	1	10	30	100	80	9	0,1	Crème fraîche, 30 % Fett
✓	14	54	0,1	✓	2	5	15	12	1	✓	1 EL, 15 g
✓	13	43	0,1	1	5	50	150	120	12	0,1	Dickmilch, 3,5 % Fett
✓	20	65	0,2	2	8	75	225	180	18	0,2	1 Portion, 150 g
✓	6	22	0,1	1	5	50	150	120	12	0,1	Dickmilch, fettarm, 1,5 % Fett
✓	9	33	0,2	2	8	75	225	180	18	0,2	1 Portion, 150 g

Lebensmittel
Milchprodukte und Käse

jeweils essb. Anteil | Zeile 1: pro 100 g | Zeile 2: pro Portion

Lebensmittel	Energie kcal	Energie kJ	Energiedichte kcal/g	Eiweiß g	Kohlenhydrate g	KH-Port.	Ballaststoffe g	Fett g	gesättigte FS g	einfach unges. FS g
MILCHPRODUKTE										
Dickmilch, entrahmt (mager)	34	143	0,3	3	4	0,5	0	✓	✓	✓
1 Portion, 150 g	51	215	0,3	5	6	0,5	0	✓	✓	✓
Fruchtbuttermilch	75	312	0,7	3	14	1,5	✓	✓	✓	✓
1 Glas, 200 ml	149	624	0,7	6	28	2,5	✓	1	1	1
Fruchtsahnedickmilch	144	602	1,4	3	13	1,0	1	9	5	3
1 Portion, 150 g	216	903	1,4	4	20	2,0	1	13	8	4
Fruchtdickmilch, 3,5 % Fett	97	406	1,0	3	14	1,5	1	3	2	1
1 Portion, 150 g	146	609	1,0	4	21	2,0	1	4	3	1
Fruchtdickmilch, fettarm, 1,5 % Fett	83	346	0,8	3	14	1,5	1	1	1	✓
1 Portion, 150 g	124	519	0,8	4	21	2,0	1	2	1	1
Fruchtsahnejoghurt (Fruchtrahmjoghurt)	144	601	1,4	3	13	1,0	1	9	5	3
1 Portion, 150 g	215	901	1,4	4	20	2,0	1	13	8	4
Fruchtjoghurt, 3,5 % Fett	99	414	1,0	3	14	1,5	1	3	2	1
1 Portion, 150 g	148	621	1,0	4	21	2,0	1	5	3	2
Fruchtjoghurt, fettarm, 1,5 % Fett	83	346	0,8	3	14	1,5	1	1	1	✓
1 Portion, 150 g	124	519	0,8	4	21	2,0	1	2	1	1
Fruchtjoghurt, mager (entrahmt)	76	317	0,8	4	14	1,5	1	✓	✓	✓
1 Portion, 150 g	114	476	0,8	6	21	2,0	1	✓	✓	✓
Fruchtsahnekefir	146	611	1,5	3	13	1,0	1	9	5	3
1 Portion, 150 g	219	916	1,5	4	20	2,0	1	13	8	4
Fruchtkefir, 3,5 % Fett	99	416	1,0	3	14	1,5	1	3	2	1
1 Portion, 150 g	149	624	1,0	4	21	2,0	1	4	3	1
Fruchtkefir, fettarm, 1,5 % Fett	86	358	0,9	3	14	1,5	1	1	1	✓
1 Portion, 150 g	128	537	0,9	4	21	2,0	1	2	1	1
Fruchtmolke	65	273	0,7	1	15	1,5	✓	✓	✓	✓
1 Glas, 200 ml	130	546	0,7	1	30	2,5	✓	✓	✓	✓
Joghurt, 3,5 % Fett	66	275	0,7	3	4	0,5	0	4	2	1
1 Portion, 150 g	99	412	0,7	5	6	0,5	0	6	3	2
Joghurt, fettarm, 1,5 % Fett	46	193	0,5	3	4	0,5	0	2	1	1
1 Portion, 150 g	69	289	0,5	5	6	0,5	0	2	1	1
Joghurt, mager (entrahmt)	38	159	0,4	4	4	0,5	0	✓	✓	✓
1 Portion, 150 g	57	238	0,4	6	6	0,5	0	✓	✓	✓
Kefir, 3,5 % Fett	66	277	0,7	3	4	0,5	0	4	2	1
1 Portion, 150 g	99	415	0,7	5	6	0,5	0	5	3	2
Kefir, fettarm, 1,5 % Fett	50	208	0,5	3	4	0,5	0	2	1	1
1 Portion, 150 g	75	312	0,5	5	6	0,5	0	2	1	1
Molkenpulver	354	1480	3,5	11	68	6,0	0	1	1	✓
1 EL, 10 g	35	148	3,5	1	7	0,5	0	✓	✓	✓
Molke, sauer	23	96	0,2	1	4	0,5	0	✓	✓	✓
1 Glas, 200 ml	46	192	0,2	1	8	1,0	0	✓	✓	✓
Molke, süß	25	104	0,2	1	5	0,5	0	✓	✓	✓
1 Glas, 200 ml	50	208	0,2	2	9	1,0	0	✓	✓	✓
Sahne, 30 % Fett (Schlagsahne)	289	1207	2,9	3	3	0,5	0	30	18	9
1 EL, 15 g	43	181	2,9	✓	✓	0	0	5	3	1
Sahnejoghurt (Rahmjoghurt)	116	486	1,2	3	9	1,0	0	8	5	2
1 Portion, 150 g	174	729	1,2	5	13	1,0	0	11	7	3
Saure Sahne, 10 % Fett	117	488	1,2	3	3	0,5	0	10	6	3
1 EL, 15 g	17	73	1,2	✓	✓	0	0	2	1	✓

Lebensmittel
Milchprodukte und Käse

jeweils essb. Anteil | **Zeile 1: pro 100 g** | Zeile 2: pro Portion

mehrfach unges. FS (g)	Cholesterin (mg)	Vitamine A (RÄ) µg	E (TÄ) mg	C mg	Folsäure µg	Mineralstoffe Natrium mg	Kalium mg	Kalzium mg	Magnesium mg	Eisen mg	Lebensmittel
											MILCHPRODUKTE
✓	1	ø	ø	1	5	50	160	120	12	0,1	Dickmilch, entrahmt (mager)
✓	2	ø	ø	2	8	75	240	180	18	0,2	1 Portion, 150 g
✓	3	8	✓	1	8	51	134	95	11	0,1	Fruchtbuttermilch
✓	6	16	✓	3	16	102	268	190	22	0,2	1 Glas, 200 ml
✓	33	34	0,1	2	5	40	129	100	10	0,1	Fruchtsahnedickmilch
1	50	51	0,2	2	8	60	194	150	15	0,2	1 Portion, 150 g
✓	11	36	0,1	2	5	42	137	106	11	0,1	Fruchtdickmilch, 3,5 % Fett
✓	17	54	0,2	2	8	63	206	159	17	0,2	1 Portion, 150 g
✓	5	19	0,1	2	5	42	137	106	11	0,1	Fruchtdickmilch, fettarm, 1,5 % Fett
✓	8	29	0,2	2	8	63	206	159	17	0,2	1 Portion, 150 g
✓	33	27	0,1	2	8	40	137	108	10	0,1	Fruchtsahnejoghurt (Fruchtrahmjoghurt)
1	50	41	0,2	2	12	60	206	162	15	0,2	1 Portion, 150 g
✓	12	28	0,1	2	9	42	145	114	11	0,1	Fruchtjoghurt, 3,5 % Fett
✓	18	42	0,2	2	14	63	218	171	17	0,2	1 Portion, 150 g
✓	4	19	0,1	2	9	42	145	114	11	0,1	Fruchtjoghurt, fettarm, 1,5 % Fett
✓	6	29	0,2	2	14	63	218	171	17	0,2	1 Portion, 150 g
✓	1	2	✓	2	9	42	153	123	12	0,1	Fruchtjoghurt, mager (entrahmt)
✓	2	3	✓	2	14	63	230	185	18	0,2	1 Portion, 150 g
✓	33	43	0,1	2	5	40	129	100	11	0,1	Fruchtsahnekefir
1	50	65	0,2	2	8	60	194	150	17	0,2	1 Portion, 150 g
✓	11	45	0,1	2	5	42	137	106	12	0,1	Fruchtkefir, 3,5 % Fett
✓	17	68	0,2	2	8	63	206	159	18	0,2	1 Portion, 150 g
✓	5	19	0,1	2	5	42	137	106	11	0,1	Fruchtkefir, fettarm, 1,5 % Fett
✓	8	29	0,2	2	8	63	206	159	17	0,2	1 Portion, 150 g
✓	2	3	0	1	1	39	117	52	7	0,1	Fruchtmolke
✓	4	6	0	3	2	78	234	104	14	0,2	1 Glas, 200 ml
✓	14	33	0,1	1	10	50	160	130	12	0,1	Joghurt, 3,5 % Fett
✓	21	50	0,2	2	15	75	240	195	18	0,2	1 Portion, 150 g
✓	5	22	✓	1	10	50	160	130	12	0,1	Joghurt, fettarm, 1,5 % Fett
✓	8	33	✓	2	15	75	240	195	18	0,2	1 Portion, 150 g
✓	1	1	✓	1	10	50	170	140	13	0,1	Joghurt, mager (entrahmt)
✓	2	2	✓	2	15	75	255	210	20	0,2	1 Portion, 150 g
✓	13	53	0,1	1	5	50	150	120	13	0,1	Kefir, 3,5 % Fett
✓	20	80	0,2	2	8	75	225	180	20	0,2	1 Portion, 150 g
✓	6	22	✓	1	5	50	150	120	12	0,1	Kefir, fettarm, 1,5 % Fett
✓	9	33	✓	2	8	75	225	180	18	0,2	1 Portion, 150 g
✓	4	12	0,1	5	33	800	2 200	1 500	120	1,3	Molkenpulver
✓	✓	1	✓	1	3	80	220	150	12	0,1	1 EL, 10 g
✓	2	ø	0	1	2	50	140	100	10	0,1	Molke, sauer
✓	4	ø	0	2	4	100	280	200	20	0,2	1 Glas, 200 ml
✓	2	3	0	1	1	45	130	60	8	0,1	Molke, süß
✓	4	6	0	2	2	90	260	120	16	0,2	1 Glas, 200 ml
1	90	360	0,9	1	10	30	100	80	9	0,1	Sahne, 30 % Fett (Schlagsahne)
✓	14	54	0,1	✓	2	5	15	12	1	✓	1 EL, 15 g
✓	25	81	0,2	1	10	45	143	116	11	0,1	Sahnejoghurt (Rahmjoghurt)
✓	38	122	0,3	1	15	68	215	174	17	0,2	1 Portion, 150 g
✓	37	120	0,3	1	12	40	140	110	12	0,1	Saure Sahne, 10 % Fett
✓	6	18	✓	✓	2	6	21	17	2	✓	1 EL, 15 g

Lebensmittel	Energie			Eiweiß	Kohlenhydrate			Fett/Fettsäuren (FS)		
Milchprodukte und Käse	Energie		Energie-dichte	Eiweiß	Kohlen-hydrate	KH-Port.	Ballast-stoffe	Fett	gesättigte FS	einfach unges. FS
jeweils essb. Anteil | Zeile 1: pro 100 g | Zeile 2: pro Portion	kcal	kJ	kcal/g	g	g		g	g	g	g
MILCHPRODUKTE										
Schmand, 24 % Fett (Sauerrahm)	238	997	2,4	3	3	0,5	0	24	15	7
1 EL, 15 g	36	150	2,4	✓	✓	0	0	4	2	1
MILCHPRODUKTE, MARKENPRODUKTE										
Almighurt Molke Drink, versch. Sorten	47	201	0,5	1	11	1,0	ø	✓	ø	ø
½ Flasche, 250 g	118	503	0,5	3	26	2,5	ø	✓	ø	ø
Almighurt Joghurt Drink, versch. Sorten	73	310	0,7	3	14	1,0	ø	1	ø	ø
1 Flasche, 330 g	241	1 023	0,7	9	45	4,0	ø	3	ø	ø
Froop Erdbeere, Müller	109	461	1,1	4	16	1,5	ø	3	ø	ø
1 Becher, 150 g	164	692	1,1	6	24	2,0	ø	5	ø	ø
Frucht Zwerge	116	485	1,2	7	15	1,5	✓	4	2	ø
1 Becher, 50 g	58	243	1,2	3	7	0,5	✓	2	1	ø
Frucht Zwerge, weniger süß	107	442	1,1	7	13	1,0	✓	4	2	ø
1 Becher, 50 g	54	221	1,1	3	6	0,5	✓	2	1	ø
Joghurt mild Vanille, Onken	109	460	1,1	4	17	1,5	0	3	2	ø
1 Portion (¼ Becher), 125 g	136	575	1,1	5	22	2,0	0	3	2	ø
Knusper Joghurt Original, Müller	132	553	1,3	6	14	1,5	ø	6	ø	ø
1 Becher, 150 g	198	830	1,3	8	21	2,0	ø	8	ø	ø
Nesquik (zub. mit fettarmer Milch)	77	321	0,8	3	12	1,0	1	2	1	ø
1 Glas (20 g Pulver + 200 ml Milch)	169	707	0,8	7	26	2,5	1	4	2	ø
Schlemmer Joghurt Kirsche, Müller	114	479	1,1	4	16	1,5	ø	4	ø	ø
1 Becher, 150 g	171	719	1,1	6	24	2,0	ø	5	ø	ø
Vollkorn-Joghurt mild Erdbeere, Onken	115	483	1,2	4	18	1,5	1	3	2	ø
1 Portion (¼ Becher), 125 g	144	604	1,2	5	22	2,0	1	4	2	ø
PROBIOTISCHE MILCHPRODUKTE, MARKENPRODUKTE										
Actimel Classic Joghurt-Drink	72	304	0,7	3	11	1,0	0	2	1	ø
1 Flasche, 100 ml	72	304	0,7	3	11	1,0	0	2	1	ø
Actimel Classic 0,1 %	28	121	0,3	3	3	0,5	0	✓	✓	ø
1 Flasche, 100 ml	28	121	0,3	3	3	0,5	0	✓	✓	ø
Actimel Classic zum Löffeln	95	401	1,0	4	12	1,0	✓	3	2	ø
1 Becher, 125 g	119	501	1,0	6	15	1,5	✓	4	2	ø
LC1 Drink Multifrucht	83	351	0,8	3	14	1,0	0	2	1	ø
1 Flasche, 90 ml	75	316	0,8	3	12	1,0	0	1	1	ø
LC1 Joghurt Erdbeere	108	455	1,1	4	16	1,5	✓	3	2	ø
1 Becher, 125 g	135	569	1,1	5	20	2,0	✓	4	2	ø
LC1 PUR Joghurt	76	318	0,8	5	6	0,5	0	4	2	ø
1 Becher, 125 g	95	398	0,8	6	7	0,5	0	4	3	ø
Yakult Original	74	311	0,7	1	17	1,5	0	✓	✓	ø
1 Flasche, 65 ml	48	202	0,7	1	11	1,0	0	✓	✓	ø
Yakult Light	42	176	0,4	1	10	1,0	2	✓	✓	ø
1 Flasche, 65 ml	27	114	0,4	1	7	0,5	1	✓	✓	ø
LAKTOSEFREIE MILCH UND MILCHPRODUKTE, MARKENPRODUKTE										
Erdbeerjoghurt, MinusL	97	409	1,0	3	15	1,5	0	3	2	ø
1 Portion, 150 g	146	614	1,0	5	23	2,0	0	4	3	ø
Frischkäse Doppelrahmstufe, MinusL	246	1014	2,5	6	3	0	✓	24	15	ø
1 Portion, 30 g	74	304	2,5	2	1	0	✓	7	5	ø

mehrfach unges. FS	Choles-terin	Vitamine A (RÄ)	E (TÄ)	C	Folsäure	Mineralstoffe Natrium	Kalium	Kalzium	Magne-sium	Eisen	Lebensmittel Milchprodukte und Käse
g	mg	µg	mg	mg	µg	mg	mg	mg	mg	mg	jeweils essb. Anteil | **Zeile 1: pro 100 g** | Zeile 2: pro Portion
											MILCHPRODUKTE
1	75	288	0,7	1	11	36	118	92	10	0,1	Schmand, 24 % Fett (Sauerrahm)
✓	11	43	0,1	✓	2	5	18	14	2	✓	1 EL, 15 g
											MILCHPRODUKTE, MARKENPRODUKTE
ø	ø	ø	ø	ø	ø	ø	ø	ø	ø	ø	Almighurt Molke Drink, versch. Sorten
ø	ø	ø	ø	ø	ø	ø	ø	ø	ø	ø	½ Flasche, 250 g
ø	ø	ø	ø	ø	ø	ø	ø	ø	ø	ø	Almighurt Joghurt Drink, versch. Sorten
ø	ø	ø	ø	ø	ø	ø	ø	ø	ø	ø	1 Flasche, 330 g
ø	ø	ø	ø	ø	ø	ø	ø	ø	ø	ø	Froop Erdbeere, Müller
ø	ø	ø	ø	ø	ø	ø	ø	ø	ø	ø	1 Becher, 150 g
ø	ø	ø	ø	ø	ø	30	ø	130	ø	ø	Frucht Zwerge
ø	ø	ø	ø	ø	ø	15	ø	65	ø	ø	1 Becher, 50 g
ø	ø	ø	ø	ø	ø	30	ø	130	ø	ø	Frucht Zwerge, weniger süß
ø	ø	ø	ø	ø	ø	15	ø	65	ø	ø	1 Becher, 50 g
ø	ø	ø	ø	ø	ø	70	ø	ø	ø	ø	Joghurt mild Vanille, Onken
ø	ø	ø	ø	ø	ø	90	ø	ø	ø	ø	1 Portion (¼ Becher), 125 g
ø	ø	ø	ø	ø	ø	ø	ø	ø	ø	ø	Knusper Joghurt Original, Müller
ø	ø	ø	ø	ø	ø	ø	ø	ø	ø	ø	1 Becher, 150 g
ø	ø	ø	0,9	6	23	55	ø	122	22	ø	Nesquik (zub. mit fettarmer Milch)
ø	ø	ø	1,9	14	50	120	ø	267	48	ø	1 Glas (20 g Pulver + 200 ml Milch)
ø	ø	ø	ø	ø	ø	ø	ø	ø	ø	ø	Schlemmer Joghurt Kirsche, Müller
ø	ø	ø	ø	ø	ø	ø	ø	ø	ø	ø	1 Becher, 150 g
ø	ø	ø	ø	ø	ø	60	ø	ø	ø	ø	Vollkorn-Joghurt mild Erdbeere, Onken
ø	ø	ø	ø	ø	ø	80	ø	ø	ø	ø	1 Portion (¼ Becher), 125 g
											PROBIOTISCHE MILCHPRODUKTE, MARKENPRODUKTE
ø	ø	ø	ø	ø	ø	40	ø	ø	ø	ø	Actimel Classic Joghurt-Drink
ø	ø	ø	ø	ø	ø	40	ø	ø	ø	ø	1 Flasche, 100 ml
ø	ø	ø	ø	ø	ø	40	ø	ø	ø	ø	Actimel Classic 0,1 %
ø	ø	ø	ø	ø	ø	40	ø	ø	ø	ø	1 Flasche, 100 ml
ø	ø	ø	ø	ø	ø	40	ø	ø	ø	ø	Actimel Classic zum Löffeln
ø	ø	ø	ø	ø	ø	50	ø	ø	ø	ø	1 Becher, 125 g
ø	ø	ø	ø	ø	ø	40	ø	ø	ø	ø	LC1 Drink Multifrucht
ø	ø	ø	ø	ø	ø	36	ø	ø	ø	ø	1 Flasche, 90 ml
ø	ø	ø	ø	ø	ø	60	ø	ø	ø	ø	LC1 Joghurt Erdbeere
ø	ø	ø	ø	ø	ø	75	ø	ø	ø	ø	1 Becher, 125 g
ø	ø	ø	ø	ø	ø	70	ø	ø	ø	ø	LC1 PUR Joghurt
ø	ø	ø	ø	ø	ø	88	ø	ø	ø	ø	1 Becher, 125 g
ø	ø	ø	ø	ø	ø	20	ø	ø	ø	ø	Yakult Original
ø	ø	ø	ø	ø	ø	10	ø	ø	ø	ø	1 Flasche, 65 ml
ø	ø	ø	ø	ø	ø	20	ø	ø	ø	ø	Yakult Light
ø	ø	ø	ø	ø	ø	10	ø	ø	ø	ø	1 Flasche, 65 ml
											LAKTOSEFREIE MILCH UND MILCHPRODUKTE, MARKENPRODUKTE
ø	ø	ø	ø	ø	ø	40	ø	140	ø	ø	Erdbeerjoghurt, MinusL
ø	ø	ø	ø	ø	ø	60	ø	210	ø	ø	1 Portion, 150 g
ø	ø	ø	ø	ø	ø	300	ø	80	ø	ø	Frischkäse Doppelrahmstufe, MinusL
ø	ø	ø	ø	ø	ø	90	ø	24	ø	ø	1 Portion, 30 g

Lebensmittel	Energie			Eiweiß	Kohlenhydrate			Fett/Fettsäuren (FS)		
Milchprodukte und Käse	Energie		Energie-dichte	Eiweiß	Kohlen-hydrate	KH-Port.	Ballast-stoffe	Fett	gesättigte FS	einfach unges. FS
jeweils essb. Anteil | Zeile 1: pro 100 g | Zeile 2: pro Portion	kcal	kJ	kcal/g	g	g		g	g	g	g

LAKTOSEFREIE MILCH UND MILCHPRODUKTE, MARKENPRODUKTE

Joghurt 3,8 % Fett, MinusL	75	312	0,8	4	6	0,5	0	4	3	ø
1 Portion, 150 g	113	468	0,8	6	9	1,0	0	6	4	ø
Magerquark, MinusL	62	261	0,6	13	2	0	0	✓	✓	ø
1 EL, 30 g	19	78	0,6	4	1	0	0	✓	✓	ø
Milch 3,8 % Fett, MinusL	67	280	0,7	3	5	0,5	0	4	3	ø
1 Glas, 200 ml	134	560	0,7	7	10	1,0	0	8	5	ø
Milch 1,5 % Fett, MinusL	46	192	0,5	3	5	0,5	0	2	1	ø
1 Glas, 200 ml	92	384	0,5	7	9	1,0	0	3	2	ø
Schlagsahne mind. 30 % Fett, MinusL	293	1207	2,9	2	3	0,5	0	30	19	ø
1 EL, 15 g	44	181	2,9	✓	1	0	0	5	3	ø
Schmand 24 % Fett, MinusL	245	1011	2,5	3	4	0,5	0	24	15	ø
1 EL, 15 g	37	152	2,5	✓	1	0	0	4	2	ø
Schokomilch, MinusL	57	241	0,6	3	8	0,5	0	2	1	ø
1 Portion, 250 ml	143	603	0,6	9	19	1,5	0	4	3	ø

MILCHPULVER UND KONDENSMILCHERZEUGNISSE

Kaffeesahne, 10 % Fett	117	491	1,2	3	4	0,5	0	10	6	3
1 TL, 5 g	6	25	1,2	✓	✓	0	0	1	✓	✓
Kondensmilch, 10 % Fett	176	738	1,8	9	13	1,0	0	10	6	3
1 TL, 5 g	9	37	1,8	✓	1	0	0	1	✓	✓
Kondensmilch, 7,5 % Fett	133	557	1,3	7	10	1,0	0	8	5	2
1 TL, 5 g	7	28	1,3	✓	✓	0	0	✓	✓	✓
Kondensmilch, gezuckert, 7,5 % Fett	331	1383	3,3	8	56	5,0	0	8	5	2
1 TL, 5 g	17	69	3,3	✓	3	0,5	0	✓	✓	✓
Kondensmilch, 4 % Fett	111	463	1,1	8	11	1,0	0	4	2	1
1 TL, 5 g	6	23	1,1	✓	1	0	0	✓	✓	✓
Milchpulver, Vollmilchpulver	495	2070	4,9	25	38	3,5	0	26	16	8
1 EL, 10 g	49	207	4,9	3	4	0,5	0	3	2	1
Milchpulver, Magermilchpulver	368	1541	3,7	36	52	4,5	0	1	1	✓
1 EL, 10 g	37	154	3,7	4	5	0,5	0	✓	✓	✓

MILCHERSATZPRODUKTE

Kaffeeweißer (Pulver)	549	2298	5,5	4	55	5,0	0	35	33	1
1 TL, 5 g	27	115	5,5	✓	3	0,5	0	2	2	✓
Joghurtersatz aus Soja	52	218	0,5	4	3	0,5	1	3	1	1
1 Portion, 150 g	78	326	0,5	6	4	0,5	2	4	1	1
Joghurtersatz aus Soja mit Frucht	84	351	0,8	3	13	1,0	1	2	✓	1
1 Portion, 150 g	126	527	0,8	5	19	1,5	2	3	1	1
Schokodrink auf Sojabasis	64	268	0,6	3	8	0,5	1	2	1	1
1 Glas, 200 ml	128	536	0,6	7	15	1,5	1	4	1	1
Sojamilch	52	218	0,5	4	6	0,5	1	2	✓	✓
1 Glas, 200 ml	104	435	0,5	7	12	1,0	1	4	1	1
Tofu (Sojakäse)	77	323	0,8	8	1	0	1	5	1	1
1 Portion, 100 g	77	323	0,8	8	1	0	1	5	1	1

MILCHERSATZPRODUKTE, MARKENPRODUKTE

Dessert Schoko, alpro soya	88	371	0,9	3	14	1,0	1	2	1	1
1 Becher, 125 g	110	464	0,9	4	17	1,5	2	3	1	1

Lebensmittel
Milchprodukte und Käse

jeweils essb. Anteil | **Zeile 1: pro 100 g** | Zeile 2: pro Portion

mehrfach unges. FS g	Choles-terin mg	Vitamine A (RÄ) µg	E (TÄ) mg	C mg	Folsäure µg	Mineralstoffe Natrium mg	Kalium mg	Kalzium mg	Magne-sium mg	Eisen mg	Lebensmittel
											LAKTOSEFREIE MILCH UND MILCHPRODUKTE, MARKENPRODUKTE
ø	ø	ø	ø	ø	ø	50	ø	160	ø	ø	Joghurt 3,8 % Fett, MinusL
ø	ø	ø	ø	ø	ø	75	ø	240	ø	ø	1 Portion, 150 g
ø	ø	ø	ø	ø	ø	30	ø	120	ø	ø	Magerquark, MinusL
ø	ø	ø	ø	ø	ø	9	ø	36	ø	ø	1 EL, 30 g
ø	ø	ø	ø	ø	ø	50	ø	120	ø	ø	Milch 3,8 % Fett, MinusL
ø	ø	ø	ø	ø	ø	100	ø	240	ø	ø	1 Glas, 200 ml
ø	ø	ø	ø	ø	ø	50	ø	120	ø	ø	Milch 1,5 % Fett, MinusL
ø	ø	ø	ø	ø	ø	100	ø	240	ø	ø	1 Glas, 200 ml
ø	ø	ø	ø	ø	ø	40	ø	90	ø	ø	Schlagsahne mind. 30 % Fett, MinusL
ø	ø	ø	ø	ø	ø	6	ø	14	ø	ø	1 EL, 15 g
ø	ø	ø	ø	ø	ø	30	ø	80	ø	ø	Schmand 24 % Fett, MinusL
ø	ø	ø	ø	ø	ø	5	ø	12	ø	ø	1 EL, 15 g
ø	ø	ø	ø	ø	ø	50	ø	120	ø	ø	Schokomilch, MinusL
ø	ø	ø	ø	ø	ø	125	ø	300	ø	ø	1 Portion, 250 ml
											MILCHPULVER UND KONDENSMILCHERZEUGNISSE
✓	39	120	0,3	1	12	40	140	110	12	0,1	Kaffeesahne, 10 % Fett
✓	2	6	✓	✓	1	2	7	6	1	✓	1 TL, 5 g
✓	38	120	0,2	1	8	140	410	330	33	0,1	Kondensmilch, 10 % Fett
✓	2	6	✓	✓	✓	7	21	17	2	✓	1 TL, 5 g
✓	28	82	0,2	1	6	100	320	240	24	0,1	Kondensmilch, 7,5 % Fett
✓	1	4	✓	✓	✓	5	16	12	1	✓	1 TL, 5 g
✓	29	98	0,2	3	7	120	370	290	25	0,2	Kondensmilch, gezuckert, 7,5 % Fett
✓	1	5	✓	✓	✓	6	19	15	1	✓	1 TL, 5 g
✓	16	43	0,1	1	7	110	330	260	26	0,1	Kondensmilch, 4 % Fett
✓	1	2	✓	✓	✓	6	17	13	1	✓	1 TL, 5 g
1	98	317	0,5	10	40	370	1 200	920	100	0,6	Milchpulver, Vollmilchpulver
✓	10	32	0,1	1	4	37	120	92	10	0,1	1 EL, 10 g
✓	3	14	0	10	50	550	1 600	1 300	120	0,8	Milchpulver, Magermilchpulver
✓	✓	1	0	1	5	55	160	130	12	0,1	1 EL, 10 g
											MILCHERSATZPRODUKTE
✓	ø	20	1,0	0	0	200	812	20	4	1,1	Kaffeeweißer (Pulver)
✓	ø	1	0,1	0	0	10	41	1	✓	0,1	1 TL, 5 g
2	0	ø	ø	ø	ø	10	ø	ø	ø	ø	Joghurtersatz aus Soja
2	0	ø	ø	ø	ø	15	ø	ø	ø	ø	1 Portion, 150 g
1	0	ø	ø	ø	ø	11	ø	ø	ø	ø	Joghurtersatz aus Soja mit Frucht
2	0	ø	ø	ø	ø	17	ø	ø	ø	ø	1 Portion, 150 g
1	0	ø	1,5	ø	1	70	ø	ø	ø	ø	Schokodrink auf Sojabasis
2	0	ø	3,0	ø	2	140	ø	ø	ø	ø	1 Glas, 200 ml
1	0	ø	ø	ø	1	3	191	3	28	0,8	Sojamilch
2	0	ø	ø	ø	2	6	382	6	56	1,6	1 Glas, 200 ml
3	0	4	0,5	✓	15	4	94	87	99	3,7	Tofu (Sojakäse)
3	0	4	0,5	✓	15	4	94	87	99	3,7	1 Portion, 100 g
											MILCHERSATZPRODUKTE, MARKENPRODUKTE
1	0	ø	ø	ø	ø	50	107	120	42	0,8	Dessert Schoko, alpro soya
1	0	ø	ø	ø	ø	63	134	150	53	1,1	1 Becher, 125 g

Lebensmittel

Milchprodukte und Käse

jeweils essb. Anteil | **Zeile 1: pro 100 g** | Zeile 2: pro Portion

Lebensmittel	Energie kcal	kJ	Energie-dichte kcal/g	Eiweiß g	Kohlen-hydrate g	KH-Port.	Ballast-stoffe g	Fett g	gesättigte FS g	einfach unges. FS g
MILCHERSATZPRODUKTE, MARKENPRODUKTE										
Drink Calcium, alpro soya	42	177	0,4	3	3	0,5	1	2	✓	✓
1 Glas, 250 ml	105	443	0,4	8	7	0,5	2	5	1	1
Drink ohne Zucker u. Salzzusatz, alpro soya	35	147	0,4	4	0	0	1	2	✓	1
1 Glas, 250 ml	88	368	0,4	9	0	0	2	6	1	1
Drink Vanille, alpro soya	62	263	0,6	3	8	0,5	1	2	✓	✓
1 Portionspackung, 250 ml	155	658	0,6	8	20	2,0	2	5	1	1
HaferDrink, Vitaquell	42	176	0,4	1	7	0,5	ø	2	✓	1
1 Glas, 200 ml	84	352	0,4	2	13	1,0	ø	3	✓	2
ReisDrink, Vitaquell	49	206	0,5	✓	10	1,0	ø	1	✓	✓
1 Glas, 200 ml	98	412	0,5	✓	19	1,5	ø	2	✓	1
Yofu Bio Natur, Probiotic, alpro soya	58	241	0,6	5	3	0,5	1	3	1	1
1 Becher, 125 g	73	301	0,6	6	4	0,5	1	3	1	1
Yofu Waldfrüchte, Probiotic, alpro soya	79	331	0,8	4	10	1,0	1	2	✓	1
1 Becher, 125 g	99	414	0,8	5	13	1,0	2	3	1	1
FRISCHKÄSE UND SPEISEQUARK										
Frischkäse, Doppelrahmstufe, 60 % Fett i.Tr.	339	1420	3,4	11	3	0	0	32	19	10
1 EL, 30 g	102	426	3,4	3	1	0	0	10	6	3
Frischkäse, Rahmstufe, 50 % Fett i.Tr.	285	1191	2,8	14	3	0,5	0	24	15	7
1 EL, 30 g	85	357	2,8	4	1	0	0	7	4	2
Frischkäse, Halbfettstufe, 20 % Fett i.Tr.	105	439	1,0	11	4	0,5	0	5	3	2
1 EL, 30 g	31	132	1,0	3	1	0	0	2	1	✓
Fruchtquark, 20 % Fett i.Tr.	121	507	1,2	5	17	1,5	1	4	2	1
1 Portion, 150 g	182	761	1,2	7	26	2,5	1	5	3	2
Fruchtquark, Magerstufe	103	432	1,0	6	18	1,5	1	1	✓	✓
1 Portion, 150 g	155	648	1,0	9	26	2,5	1	1	1	✓
Körniger Frischkäse (Hüttenkäse)	102	428	1,0	13	3	0	0	4	3	1
1 EL, 30 g	31	128	1,0	4	1	0	0	1	1	✓
Kräuterquark, 40 % Fett i.Tr.	139	582	1,4	9	4	0,5	✓	10	6	3
1 EL, 30 g	42	174	1,4	3	1	0	✓	3	2	1
Mascarpone	460	1926	4,6	5	4	0,5	0	48	30	15
1 EL, 30 g	138	578	4,6	1	1	0	0	14	9	5
Schichtkäse, 20 % Fett i.Tr.	109	456	1,1	12	4	0,5	0	5	3	1
1 EL, 30 g	33	137	1,1	4	1	0	0	1	1	✓
Schichtkäse, 10 % Fett i.Tr.	91	381	0,9	12	4	0,5	0	2	2	1
1 EL, 30 g	27	114	0,9	4	1	0	0	1	✓	✓
Speisequark mit Sahne, 40 % Fett i.Tr.	159	665	1,6	11	3	0	0	11	7	3
1 EL, 30 g	48	200	1,6	3	1	0	0	3	2	1
Speisequark, 20 % Fett i.Tr.	109	456	1,1	12	3	0	0	5	3	1
1 EL, 30 g	33	137	1,1	4	1	0	0	2	1	✓
Speisequark, Magerstufe	71	297	0,7	13	3	0,5	0	✓	✓	✓
1 EL, 30 g	21	89	0,7	4	1	0	0	✓	✓	✓
Zaziki	58	242	0,6	4	4	0,5	✓	3	2	1
1 EL, 30 g	17	73	0,6	1	1	0	✓	1	1	✓
SONSTIGER KÄSE										
Appenzeller, 50 % Fett i.Tr.	387	1617	3,9	25	0	0	0	32	19	10
1 Scheibe, 30 g	116	485	3,9	8	0	0	0	9	6	3

Lebensmittel
Milchprodukte und Käse

jeweils essb. Anteil | Zeile 1: pro 100 g | Zeile 2: pro Portion

mehrfach unges. FS	Choles-terin	Vitamine A (RÄ)	E (TÄ)	C	Folsäure	Mineralstoffe Natrium	Kalium	Kalzium	Magne-sium	Eisen	Lebensmittel
g	mg	µg	mg	mg	µg	mg	mg	mg	mg	mg	
											MILCHERSATZPRODUKTE, MARKENPRODUKTE
1	0	ø	ø	ø	ø	50	59	140	41	0,4	Drink Calcium, alpro soya
3	0	ø	ø	ø	ø	125	147	350	103	1,0	1 Glas, 250 ml
1	0	ø	ø	ø	ø	10	63	12	45	0,3	Drink ohne Zucker u. Salzsatz, alpro soya
3	0	ø	ø	ø	ø	25	158	30	113	0,8	1 Glas, 250 ml
1	0	ø	ø	ø	ø	50	81	120	40	0,3	Drink Vanille, alpro soya
3	0	ø	ø	ø	ø	125	202	300	99	0,8	1 Portionspackung, 250 ml
1	0	ø	ø	ø	ø	ø	ø	ø	ø	ø	HaferDrink, Vitaquell
1	0	ø	ø	ø	ø	ø	ø	ø	ø	ø	1 Glas, 200 ml
1	0	ø	ø	ø	ø	ø	ø	ø	ø	ø	ReisDrink, Vitaquell
1	0	ø	ø	ø	ø	ø	ø	ø	ø	ø	1 Glas, 200 ml
2	0	ø	ø	ø	ø	70	84	16	58	0,4	Yofu Bio Natur, Probiotic, alpro soya
2	0	ø	ø	ø	ø	88	104	20	73	0,5	1 Becher, 125 g
1	0	ø	ø	ø	ø	50	85	120	47	0,4	Yofu Waldfrüchte, Probiotic, alpro soya
2	0	ø	ø	ø	ø	63	106	150	59	0,5	1 Becher, 125 g
											FRISCHKÄSE UND SPEISEQUARK
1	105	323	0,7	✓	23	347	89	89	7	0,1	Frischkäse, Doppelrahmstufe, 60 % Fett i.Tr.
✓	32	97	0,2	✓	7	104	27	27	2	✓	1 EL, 30 g
1	78	247	0,7	✓	25	398	109	99	9	0,1	Frischkäse, Rahmstufe, 50 % Fett i.Tr.
✓	23	74	0,2	✓	8	119	33	30	3	✓	1 EL, 30 g
✓	18	70	0,1	✓	30	40	119	119	11	0,1	Frischkäse, Halbfettstufe, 20 % Fett i.Tr.
✓	5	21	✓	✓	9	12	36	36	3	✓	1 EL, 30 g
✓	10	45	0,2	8	18	24	148	71	12	0,2	Fruchtquark, 20 % Fett i.Tr.
✓	15	68	0,3	12	27	36	222	107	18	0,3	1 Portion, 150 g
✓	2	12	0,1	8	18	24	156	71	12	0,3	Fruchtquark, Magerstufe
✓	3	18	0,2	12	27	36	234	107	18	0,5	1 Portion, 150 g
✓	16	55	0,1	✓	15	380	80	80	8	0,1	Körniger Frischkäse (Hüttenkäse)
✓	5	17	✓	✓	5	114	24	24	2	✓	1 EL, 30 g
✓	31	110	0,3	2	25	390	110	90	9	0,3	Kräuterquark, 40 % Fett i.Tr.
✓	9	33	0,1	1	8	117	33	27	3	0,1	1 EL, 30 g
2	138	520	1,4	0	21	40	80	60	6	0,1	Mascarpone
1	41	156	0,4	0	6	12	24	18	2	✓	1 EL, 30 g
✓	16	55	0,1	0	30	40	120	100	11	0,1	Schichtkäse, 20 % Fett i.Tr.
✓	5	17	✓	0	9	12	36	30	3	✓	1 EL, 30 g
✓	7	22	0,1	0	30	40	130	91	11	0,1	Schichtkäse, 10 % Fett i.Tr.
✓	2	7	✓	0	9	12	39	27	3	✓	1 EL, 30 g
✓	37	99	0,3	1	28	34	82	95	10	0,3	Speisequark mit Sahne, 40 % Fett i.Tr.
✓	11	30	0,1	✓	8	10	25	29	3	0,1	1 EL, 30 g
✓	17	44	0,1	1	16	35	87	85	11	0,4	Speisequark, 20 % Fett i.Tr.
✓	5	13	✓	✓	5	11	26	26	3	0,1	1 EL, 30 g
✓	1	2	✓	1	16	40	95	92	12	0,4	Speisequark, Magerstufe
✓	✓	1	✓	✓	5	12	29	28	4	0,1	1 EL, 30 g
✓	10	44	0,1	3	18	35	144	93	11	0,2	Zaziki
	3	13	✓	1	5	10	43	28	3	0,1	1 EL, 30 g
											SONSTIGER KÄSE
1	74	382	0,9	0	15	600	100	800	36	0,3	Appenzeller, 50 % Fett i.Tr.
✓	22	115	0,3	0	5	180	30	240	11	0,1	1 Scheibe, 30 g

Lebensmittel **Milchprodukte und Käse** jeweils essb. Anteil | **Zeile 1: pro 100 g** | Zeile 2: pro Portion	Energie		Energiedichte	Eiweiß	Kohlenhydrate			Fett/Fettsäuren (FS)		
	Energie			Eiweiß	Kohlenhydrate	KH-Port.	Ballaststoffe	Fett	gesättigte FS	einfach unges. FS
	kcal	kJ	kcal/g	g	g		g	g	g	g
SONSTIGER KÄSE										
Bavaria Blue, 70% Fett i.Tr.	408	1707	4,1	13	0	0	0	40	24	12
1 Portion, 30 g	122	512	4,1	4	0	0	0	12	7	4
Bavaria Blue, 50% Fett i.Tr.	349	1462	3,5	18	0	0	0	31	19	9
1 Portion, 30 g	105	439	3,5	5	0	0	0	9	6	3
Bel Paese, 50% Fett i.Tr.	372	1556	3,7	25	0	0	0	30	18	9
1 Portion, 30 g	112	467	3,7	8	0	0	0	9	5	3
Bergkäse, 45% Fett i.Tr.	384	1607	3,8	29	0	0	0	30	18	9
1 Portion, 30 g	115	482	3,8	9	0	0	0	9	5	3
Blauschimmelkäse, 60% Fett i.Tr.	425	1779	4,3	19	0	0	0	39	24	12
1 Portion, 30 g	128	534	4,3	6	0	0	0	12	7	4
Blauschimmelkäse, 50% Fett i.Tr.	359	1500	3,6	22	0	0	0	30	18	9
1 Portion, 30 g	108	450	3,6	6	0	0	0	9	5	3
Brie, 50% Fett i.Tr.	335	1403	3,4	21	0	0	0	28	17	8
1 Portion, 30 g	101	421	3,4	6	0	0	0	8	5	3
Butterkäse, 60% Fett i.Tr.	379	1586	3,8	17	0	0	0	35	21	11
1 Scheibe, 30 g	114	476	3,8	5	0	0	0	10	6	3
Butterkäse, 30% Fett i.Tr.	245	1026	2,5	26	0	0	0	15	9	5
1 Scheibe, 30 g	74	308	2,5	8	0	0	0	5	3	1
Camembert, 70% Fett i.Tr.	408	1707	4,1	13	0	0	0	40	24	12
1 Portion, 30 g	122	512	4,1	4	0	0	0	12	7	4
Camembert, 60% Fett i.Tr.	363	1517	3,6	17	0	0	0	33	20	10
1 Portion, 30 g	109	455	3,6	5	0	0	0	10	6	3
Camembert, 45% Fett i.Tr.	288	1204	2,9	21	0	0	0	23	14	7
1 Portion, 30 g	86	361	2,9	6	0	0	0	7	4	2
Camembert, 30% Fett i.Tr.	209	875	2,1	23	0	0	0	13	8	4
1 Portion, 30 g	63	262	2,1	7	0	0	0	4	2	1
Camembert, paniert, gebraten	329	1376	3,3	17	14	1,5	1	23	12	7
1 Camembert, 75 g	247	1032	3,3	13	11	1,0	1	17	9	6
Chester (Cheddar), 50% Fett i.Tr.	394	1648	3,9	25	0	0	0	32	20	10
1 Scheibe, 30 g	118	494	3,9	8	0	0	0	10	6	3
Edamer, 45% Fett i.Tr.	354	1482	3,5	25	0	0	0	28	17	9
1 Scheibe, 30 g	106	445	3,5	7	0	0	0	8	5	3
Edamer, 30% Fett i.Tr.	257	1077	2,6	27	0	0	0	16	10	5
1 Scheibe, 30 g	77	323	2,6	8	0	0	0	5	3	1
Emmentaler, 45% Fett i.Tr.	400	1674	4,0	28	0	0	0	31	18	8
1 Scheibe, 30 g	120	502	4,0	9	0	0	0	9	6	2
Feta, 45% Fett i.Tr.	237	990	2,4	17	0	0	0	19	12	5
1 Portion, 30 g	71	297	2,4	5	0	0	0	6	4	1
Gorgonzola, 55% Fett i.Tr.	357	1492	3,6	19	0	0	0	31	19	9
1 Portion, 30 g	107	448	3,6	6	0	0	0	9	6	3
Gouda, 48% Fett i.Tr.	365	1527	3,7	26	0	0	0	29	18	9
1 Scheibe, 30 g	110	458	3,7	8	0	0	0	9	5	3
Gouda, 40% Fett i.Tr.	301	1258	3,0	25	0	0	0	22	14	7
1 Scheibe, 30 g	90	377	3,0	7	0	0	0	7	4	2
Harzerkäse (Korbkäse), 10% Fett i.Tr.	131	549	1,3	30	0	0	0	1	✓	✓
1 Portion, 30 g	39	165	1,3	9	0	0	0	✓	✓	✓
Hobelkäse, 50% Fett i.Tr.	474	1983	4,7	33	0	0	0	38	23	11
1 Portion, 20 g	95	397	4,7	7	0	0	0	8	5	2

mehrfach unges. FS	Choles-terin	Vitamine A (RÄ)	E (TÄ)	C	Folsäure	Mineralstoffe Natrium	Kalium	Kalzium	Magne-sium	Eisen	Lebensmittel Milchprodukte und Käse
g	mg	µg	mg	mg	µg	mg	mg	mg	mg	mg	jeweils essb. Anteil | **Zeile 1: pro 100 g** | Zeile 2: pro Portion
											SONSTIGER KÄSE
2	112	480	1,2	0	60	700	100	360	20	0,3	Bavaria Blue, 70% Fett i.Tr.
∠	34	144	0,4	0	18	210	30	108	6	0,1	1 Portion, 30 g
1	88	493	0,6	0	50	700	200	300	20	0,3	Bavaria Blue, 50% Fett i.Tr.
∠	26	148	0,2	0	15	210	60	90	6	0,1	1 Portion, 30 g
1	100	493	0,5	0	40	1 300	140	604	40	0,5	Bel Paese, 50% Fett i.Tr.
∠	30	148	0,2	0	12	390	42	181	12	0,2	1 Portion, 30 g
1	70	360	0,9	0	20	300	100	1 100	43	0,3	Bergkäse, 45% Fett i.Tr.
∠	21	108	0,3	0	6	90	30	330	13	0,1	1 Portion, 30 g
1	90	468	1,2	0	45	850	100	600	50	0,4	Blauschimmelkäse, 60% Fett i.Tr.
∠	27	140	0,4	0	14	255	30	180	15	0,1	1 Portion, 30 g
1	90	275	0,8	0	36	1 234	120	540	23	0,1	Blauschimmelkäse, 50% Fett i.Tr.
∠	27	83	0,2	0	11	370	36	162	7	∠	1 Portion, 30 g
1	92	305	0,7	0	65	700	150	400	20	0,5	Brie, 50% Fett i.Tr.
∠	28	92	0,2	0	20	210	45	120	6	0,2	1 Portion, 30 g
1	81	415	1,0	0	18	700	100	600	27	0,4	Butterkäse, 60% Fett i.Tr.
∠	24	125	0,3	0	5	210	30	180	8	0,1	1 Scheibe, 30 g
1	36	185	0,5	0	18	800	100	800	40	0,4	Butterkäse, 30% Fett i.Tr.
∠	11	56	0,2	0	5	240	30	240	12	0,1	1 Scheibe, 30 g
2	112	480	1,2	0	50	700	100	250	20	0,2	Camembert, 70% Fett i.Tr.
∠	34	144	0,4	0	15	210	30	75	6	0,1	1 Portion, 30 g
1	93	403	0,8	0	60	700	120	400	29	0,3	Camembert, 60% Fett i.Tr.
∠	28	121	0,2	0	18	210	36	120	9	0,1	1 Portion, 30 g
1	70	362	0,5	0	80	700	150	500	20	0,3	Camembert, 45% Fett i.Tr.
∠	21	109	0,2	0	24	210	45	150	6	0,1	1 Portion, 30 g
1	35	153	0,3	0	87	700	150	600	20	0,3	Camembert, 30% Fett i.Tr.
∠	11	46	0,1	0	26	210	45	180	6	0,1	1 Portion, 30 g
2	82	260	0,6	0	64	541	132	341	18	0,6	Camembert, paniert, gebraten
1	62	195	0,4	0	48	406	99	255	14	0,4	1 Camembert, 75 g
1	76	392	1,0	0	33	700	80	720	25	0,4	Chester (Cheddar), 50% Fett i.Tr.
∠	23	118	0,3	0	10	210	24	216	8	0,1	1 Scheibe, 30 g
1	59	305	0,4	0	35	600	100	800	36	0,3	Edamer, 45% Fett i.Tr.
∠	18	92	0,1	0	11	180	30	240	11	0,1	1 Scheibe, 30 g
1	37	197	0,4	0	40	600	120	870	40	0,3	Edamer, 30% Fett i.Tr.
∠	11	59	0,1	0	12	180	36	261	12	0,1	1 Scheibe, 30 g
1	83	291	0,5	0	9	275	95	1 030	31	0,4	Emmentaler, 45% Fett i.Tr.
∠	25	87	0,2	0	3	83	29	309	9	0,1	1 Scheibe, 30 g
1	45	228	0,5	0	30	1 300	150	450	25	0,6	Feta, 45% Fett i.Tr.
∠	14	68	0,2	0	9	390	45	135	8	0,2	1 Portion, 30 g
1	102	257	0,6	0	31	1 400	260	612	20	0,3	Gorgonzola, 55% Fett i.Tr.
∠	31	77	0,2	0	9	420	78	184	6	0,1	1 Portion, 30 g
1	59	305	0,8	0	21	600	100	800	36	0,3	Gouda, 48% Fett i.Tr.
∠	18	92	0,2	0	6	180	30	240	11	0,1	1 Scheibe, 30 g
1	52	272	0,7	0	36	600	100	800	37	0,3	Gouda, 40% Fett i.Tr.
∠	16	82	0,2	0	11	180	30	240	11	0,1	1 Scheibe, 30 g
∠	3	12	∠	0	3	800	100	180	15	0,3	Harzerkäse (Korbkäse), 10% Fett i.Tr.
∠	1	4	∠	0	1	240	30	54	5	0,1	1 Portion, 30 g
1	90	420	1,1	0	7	1 000	100	1 200	44	0,6	Hobelkäse, 50% Fett i.Tr.
∠	18	84	0,2	0	1	200	20	240	9	0,1	1 Portion, 20 g

Lebensmittel **Milchprodukte und Käse** jeweils essb. Anteil | Zeile 1: pro 100 g | Zeile 2: pro Portion	Energie		Energie-dichte	Eiweiß	Kohlenhydrate	KH-Port.	Ballast-stoffe	Fett	gesättigte FS	einfach unges. FS
	kcal	kJ	kcal/g	g	g		g	g	g	g

SONSTIGER KÄSE

Lebensmittel	kcal	kJ	kcal/g	g	g	KH-Port.	g	g	g	g
Jarlsberg, 45 % Fett i.Tr.	349	1 462	3,5	27	0	0	0	27	16	8
1 Scheibe, 30 g	105	439	3,5	8	0	0	0	8	5	2
Klosterkäse, 50 % Fett i.Tr.	342	1 432	3,4	21	0	0	0	29	18	9
1 Portion, 30 g	103	430	3,4	6	0	0	0	9	5	3
Kochkäse, 40 % Fett i.Tr.	187	783	1,9	12	3	0,5	0	14	8	4
1 Portion, 30 g	56	235	1,9	4	1	0	0	4	3	1
Kochkäse, 10 % Fett i.Tr.	103	432	1,0	15	4	0,5	0	3	2	1
1 Portion, 30 g	31	130	1,0	4	1	0	0	1	1	✓
Limburger, 40 % Fett i.Tr.	270	1 130	2,7	23	0	0	0	20	12	6
1 Portion, 30 g	81	339	2,7	7	0	0	0	6	4	2
Limburger, 20 % Fett i.Tr.	188	788	1,9	26	0	0	0	9	6	3
1 Portion, 30 g	56	236	1,9	8	0	0	0	3	2	1
Maasdamer, 45 % Fett i.Tr.	356	1 490	3,6	26	0	0	0	28	17	8
1 Scheibe, 30 g	107	447	3,6	8	0	0	0	8	5	2
Mozzarella, 40 % Fett i.Tr.	255	1 066	2,5	19	0	0	0	20	13	5
¼ Kugel, 30 g	76	320	2,5	6	0	0	0	6	4	2
Münsterkäse, 50 % Fett i.Tr.	313	1 309	3,1	20	0	0	0	26	16	8
1 Portion, 30 g	94	393	3,1	6	0	0	0	8	5	2
Parmesankäse, 37 % Fett i.Tr.	375	1 569	3,8	35	✓	0	0	26	16	6
1 TL gerieben, 5 g	19	78	3,8	2	✓	0	0	1	1	✓
Provolone, 50 % Fett i.Tr.	365	1 527	3,7	26	0	0	0	29	18	8
1 Portion, 30 g	110	458	3,7	8	0	0	0	9	5	2
Ricottakäse, 20 % Fett i.Tr.	174	728	1,7	9	✓	0	0	15	9	4
1 Portion, 30 g	52	218	1,7	3	✓	0	0	5	3	1
Romadur, 60 % Fett i.Tr.	377	1 579	3,8	17	0	0	0	35	21	11
1 Portion, 30 g	113	474	3,8	5	0	0	0	10	6	3
Romadur, 40 % Fett i.Tr.	272	1 139	2,7	23	0	0	0	20	12	6
1 Portion, 30 g	82	342	2,7	7	0	0	0	6	4	2
Romadur, 20 % Fett i.Tr.	179	748	1,8	24	0	0	0	9	6	3
1 Portion, 30 g	54	224	1,8	7	0	0	0	3	2	1
Roquefort	361	1 512	3,6	21	0	0	0	31	20	8
1 Portion, 30 g	108	454	3,6	6	0	0	0	9	6	2
Schafskäse	237	990	2,4	17	0	0	0	19	12	5
1 Portion, 30 g	71	297	2,4	5	0	0	0	6	4	1
Scheibletten, 45 % Fett i.Tr.	296	1 240	3,0	17	6	0,5	0	23	14	7
1 Scheibe, 25 g	74	310	3,0	4	2	0	0	6	4	2
Scheibletten, 20 % Fett i.Tr.	215	901	2,2	19	6	0,5	0	13	8	4
1 Scheibe, 25 g	54	225	2,2	5	2	0	0	3	2	1
Schmelzkäse, 60 % Fett i.Tr.	326	1 364	3,3	13	0	0	0	30	16	6
1 Portion, 30 g	98	409	3,3	4	0	0	0	9	5	2
Schmelzkäse, 45 % Fett i.Tr.	270	1 130	2,7	14	0	0	0	24	12	5
1 Portion, 30 g	81	339	2,7	4	0	0	0	7	4	2
Steppenkäse, 45 % Fett i.Tr.	326	1 363	3,3	24	0	0	0	25	15	8
1 Portion, 30 g	98	409	3,3	7	0	0	0	8	5	2
Tilsiter, 45 % Fett i.Tr.	358	1 498	3,6	26	0	0	0	28	17	7
1 Scheibe, 30 g	107	449	3,6	8	0	0	0	8	5	2
Tilsiter, 30 % Fett i.Tr.	270	1 130	2,7	28	0	0	0	17	10	5
1 Scheibe, 30 g	81	339	2,7	8	0	0	0	5	3	2

Lebensmittel
Milchprodukte und Käse

jeweils essb. Anteil | **Zeile 1: pro 100 g** | Zeile 2: pro Portion

mehrfach unges. FS	Choles-terin	Vitamine				Mineralstoffe					Lebensmittel
g	mg	A (RÄ) µg	E (TÄ) mg	C mg	Folsäure µg	Natrium mg	Kalium mg	Kalzium mg	Magne-sium mg	Eisen mg	
											SONSTIGER KÄSE
1	69	327	0,8	0	30	600	120	800	40	0,4	Jarlsberg, 45 % Fett i.Tr.
✓	21	98	0,2	0	9	180	36	240	12	0,1	1 Scheibe, 30 g
1	67	307	0,8	0	18	800	100	700	50	0,4	Klosterkäse, 50 % Fett i.Tr.
✓	20	92	0,2	0	5	240	30	210	15	0,1	1 Portion, 30 g
1	32	163	0,4	0	45	400	100	160	16	0,2	Kochkäse, 40 % Fett i.Tr.
✓	10	49	0,1	0	14	120	30	48	5	0,1	1 Portion, 30 g
✓	7	33	0,1	0	45	400	100	200	20	0,3	Kochkäse, 10 % Fett i.Tr.
✓	2	10	✓	0	14	120	30	60	6	0,1	1 Portion, 30 g
1	46	240	0,6	0	50	800	100	350	20	0,3	Limburger, 40 % Fett i.Tr.
✓	14	72	0,2	0	15	240	30	105	6	0,1	1 Portion, 30 g
✓	21	108	0,3	0	50	800	100	510	25	0,3	Limburger, 20 % Fett i.Tr.
✓	6	32	0,1	0	15	240	30	153	8	0,1	1 Portion, 30 g
1	64	300	0,8	0	30	600	100	750	40	0,3	Maasdamer, 45 % Fett i.Tr.
✓	19	90	0,2	0	9	180	30	225	12	0,1	1 Scheibe, 30 g
1	46	297	0,6	0	20	500	150	403	20	0,3	Mozzarella, 40 % Fett i.Tr.
✓	14	89	0,2	0	6	150	45	121	6	0,1	¼ Kugel, 30 g
1	61	317	0,8	0	50	800	100	300	25	0,4	Münsterkäse, 50 % Fett i.Tr.
✓	18	95	0,2	0	15	240	30	90	8	0,1	1 Portion, 30 g
1	68	359	0,6	0	20	704	131	1107	40	1,0	Parmesankäse, 37 % Fett i.Tr.
✓	3	18	✓	0	1	35	7	55	2	0,1	1 TL gerieben, 5 g
1	70	297	0,5	0	18	615	120	881	31	0,5	Provolone, 50 % Fett i.Tr.
✓	21	89	0,2	0	5	185	36	264	9	0,2	1 Portion, 30 g
✓	40	180	0,5	0	30	500	105	275	20	0,3	Ricottakäse, 20 % Fett i.Tr.
✓	12	54	0,2	0	9	150	32	83	6	0,1	1 Portion, 30 g
1	81	415	1,0	0	40	800	100	300	20	0,3	Romadur, 60 % Fett i.Tr.
✓	24	125	0,3	0	12	240	30	90	6	0,1	1 Portion, 30 g
1	46	240	0,6	0	50	800	100	350	20	0,3	Romadur, 40 % Fett i.Tr.
✓	14	72	0,2	0	15	240	30	105	6	0,1	1 Portion, 30 g
✓	21	108	0,3	0	50	800	100	400	25	0,3	Romadur, 20 % Fett i.Tr.
✓	6	32	0,1	0	15	240	30	120	8	0,1	1 Portion, 30 g
1	72	318	0,8	0	40	1600	100	662	30	0,5	Roquefort
✓	22	95	0,2	0	12	480	30	199	9	0,2	1 Portion, 30 g
1	45	228	0,5	0	30	1300	150	450	25	0,6	Schafskäse
✓	14	68	0,2	0	9	390	45	135	8	0,2	1 Portion, 30 g
1	53	297	0,5	0	3	1200	150	600	45	0,9	Scheibletten, 45 % Fett i.Tr.
✓	13	74	0,1	0	1	300	38	150	11	0,2	1 Scheibe, 25 g
1	29	175	0,3	0	3	1200	150	900	45	0,9	Scheibletten, 20 % Fett i.Tr.
✓	7	44	0,1	0	1	300	38	225	11	0,2	1 Scheibe, 25 g
1	ø	ø	ø	0	3	1010	108	355	48	1,4	Schmelzkäse, 60 % Fett i.Tr.
✓	ø	ø	ø	0	1	303	32	107	14	0,4	1 Portion, 30 g
1	63	300	ø	0	4	1260	65	547	30	1,0	Schmelzkäse, 45 % Fett i.Tr.
✓	19	90	ø	0	1	378	20	164	9	0,3	1 Portion, 30 g
1	59	305	0,8	0	30	600	100	750	36	0,4	Steppenkäse, 45 % Fett i.Tr.
✓	18	92	0,2	0	9	180	30	225	11	0,1	1 Portion, 30 g
1	69	120	0,9	0	30	573	60	843	29	0,5	Tilsiter, 45 % Fett i.Tr.
✓	21	36	0,3	0	9	172	18	253	9	0,2	1 Scheibe, 30 g
1	37	74	0,5	0	34	573	69	910	36	0,4	Tilsiter, 30 % Fett i.Tr.
✓	11	22	0,2	0	10	172	21	273	11	0,1	1 Scheibe, 30 g

Lebensmittel **Milchprodukte und Käse** jeweils essb. Anteil | **Zeile 1: pro 100 g** | Zeile 2: pro Portion	Energie			Eiweiß	Kohlenhydrate			Fett/Fettsäuren (FS)		
	Energie kcal	kJ	Energie-dichte kcal/g	Eiweiß g	Kohlen-hydrate g	KH-Port.	Ballast-stoffe g	Fett g	gesättigte FS g	einfach unges. FS g
SONSTIGER KÄSE										
Ziegenkäse, Schnittkäse	355	1485	3,6	28	0	0	0	27	17	7
1 Scheibe, 30 g	107	446	3,6	8	0	0	0	8	5	2
Ziegenkäse, Weichkäse	280	1172	2,8	21	0	0	0	22	14	6
1 Portion, 30 g	84	351	2,8	6	0	0	0	7	4	2
KÄSE, MARKENPRODUKTE										
Babybel, mini, rot	304	1260	3,0	22	0	0	ø	24	ø	ø
1 mini Babybel, 20 g	61	252	3,0	4	0	0	ø	5	ø	ø
Babybel, mini, light	208	870	2,1	25	0	0	ø	12	ø	ø
1 mini Babybel, 20 g	42	174	2,1	5	0	0	ø	2	ø	ø
Buko active natur, 0,2 % Fett absolut	66	279	0,7	12	4	0,5	ø	✓	ø	ø
1 Portion, 30 g	20	84	0,7	4	1	0	ø	✓	ø	ø
Buko Meerrettich, Doppelrahmstufe	253	1048	2,5	5	6	0,5	ø	23	ø	ø
1 Portion, 30 g	76	314	2,5	2	2	0	ø	7	ø	ø
Camembert, Du darfst	200	820	2,0	22	✓	0	✓	12	7	ø
1 Portion, 25 g	50	210	2,0	6	✓	0	✓	3	2	ø
Finesse Frischkäse mit Buttermilch, Du darfst	130	560	1,3	11	5	0,5	1	8	5	ø
1 Portion, 25 g	33	140	1,3	2	1	0	✓	2	1	ø
Gouda, Du darfst	260	1085	2,6	29	0	0	0	16	11	ø
1 Scheibe, 21 g	55	230	2,6	6	0	0	0	3	2	ø
Maasdamer, Du darfst	260	1065	2,6	29	0	0	0	16	11	ø
1 Scheibe, 21 g	55	236	2,6	6	0	0	0	3	2	ø
Milram Frühlingsquark, 10 % Fett absolut	145	607	1,5	9	5	0,5	ø	10	ø	ø
1 EL, 30 g	44	182	1,5	3	1	0	ø	3	ø	ø
Philadelphia Garten-Ernte Kräuter, Doppelrahm	230	948	2,3	6	3	0,5	✓	22	14	ø
1 Portion, 30 g	69	284	2,3	2	1	0	✓	7	4	ø
Philadelphia Klassisch so leicht	110	461	1,1	12	5	0,5	1	5	3	ø
1 Portion, 30 g	33	138	1,1	3	2	0	✓	1	1	ø
Schmelzkäse Feine Ecken, Du darfst	190	790	1,9	17	7	0,5	1	10	6	ø
1 Ecke, 25 g	48	198	1,9	5	2	0	✓	3	2	ø
Schmelzkäse mit Kräutern, Du darfst	190	790	1,9	16	7	0,5	1	11	7	ø
1 Portion, 25 g	48	198	1,9	4	2	0	✓	3	2	ø

| mehrfach unges. FS | Choles-terin | Vitamine | | | | Mineralstoffe | | | | | Lebensmittel |
| | | A (RÄ) | E (TÄ) | C | Folsäure | Natrium | Kalium | Kalzium | Magne-sium | Eisen | Milchprodukte und Käse |
g	mg	µg	mg	mg	µg	mg	mg	mg	mg	mg	jeweils essb. Anteil | **Zeile 1: pro 100 g** | Zeile 2: pro Portion
											SONSTIGER KÄSE
1	45	310	0,7	0	10	600	290	500	32	0,5	Ziegenkäse, Schnittkäse
✓	14	93	0,2	0	3	180	87	150	10	0,2	1 Scheibe, 30 g
1	35	250	0,6	0	8	800	230	430	25	0,4	Ziegenkäse, Weichkäse
✓	11	75	0,2	0	2	240	69	129	8	0,1	1 Portion, 30 g
											KÄSE, MARKENPRODUKTE
ø	ø	ø	ø	ø	ø	ø	ø	670	ø	ø	Babybel, mini, rot
ø	ø	ø	ø	ø	ø	ø	ø	134	ø	ø	1 mini Babybel, 20 g
ø	ø	ø	ø	ø	ø	ø	ø	850	ø	ø	Babybel, mini, light
ø	ø	ø	ø	ø	ø	ø	ø	170	ø	ø	1 mini Babybel, 20 g
ø	ø	ø	ø	ø	ø	ø	ø	ø	ø	ø	Buko active natur, 0,2 % Fett absolut
ø	ø	ø	ø	ø	ø	ø	ø	ø	ø	ø	1 Portion, 30 g
ø	ø	ø	ø	ø	ø	ø	ø	ø	ø	ø	Buko Meerrettich, Doppelrahmstufe
ø	ø	ø	ø	ø	ø	ø	ø	ø	ø	ø	1 Portion, 30 g
ø	ø	ø	ø	ø	ø	800	ø	ø	ø	ø	Camembert, Du darfst
ø	ø	ø	ø	ø	ø	200	ø	ø	ø	ø	1 Portion, 25 g
ø	ø	ø	ø	ø	ø	300	ø	ø	ø	ø	Finesse Frischkäse mit Buttermilch, Du darfst
ø	ø	ø	ø	ø	ø	60	ø	ø	ø	ø	1 Portion, 25 g
ø	ø	ø	ø	ø	ø	680	ø	ø	ø	ø	Gouda, Du darfst
ø	ø	ø	ø	ø	ø	140	ø	ø	ø	ø	1 Scheibe, 21 g
ø	ø	ø	ø	ø	ø	560	ø	ø	ø	ø	Maasdamer, Du darfst
ø	ø	ø	ø	ø	ø	120	ø	ø	ø	ø	1 Scheibe, 21 g
ø	ø	ø	ø	ø	ø	ø	ø	ø	ø	ø	Milram Frühlingsquark, 10 % Fett absolut
ø	ø	ø	ø	ø	ø	ø	ø	ø	ø	ø	1 EL, 30 g
ø	ø	ø	ø	ø	ø	400	ø	ø	ø	ø	Philadelphia Garten-Ernte Kräuter, Doppelrahm
ø	ø	ø	ø	ø	ø	100	ø	ø	ø	ø	1 Portion, 30 g
ø	ø	ø	ø	ø	ø	400	ø	ø	ø	ø	Philadelphia Klassisch so leicht
ø	ø	ø	ø	ø	ø	100	ø	ø	ø	ø	1 Portion, 30 g
ø	ø	ø	ø	ø	ø	1 500	ø	ø	ø	ø	Schmelzkäse Feine Ecken, Du darfst
ø	ø	ø	ø	ø	ø	380	ø	ø	ø	ø	1 Ecke, 25 g
ø	ø	ø	ø	ø	ø	1 400	ø	ø	ø	ø	Schmelzkäse mit Kräutern, Du darfst
ø	ø	ø	ø	ø	ø	350	ø	ø	ø	ø	1 Portion, 25 g

Lebensmittel	Energie			Eiweiß	Kohlenhydrate			Fett/Fettsäuren (FS)		
Fette und Öle	Energie		Energie-dichte	Eiweiß	Kohlen-hydrate	KH-Port.	Ballast-stoffe	Fett	gesättigte FS	einfach unges. FS
jeweils essb. Anteil | **Zeile 1: pro 100 g** | Zeile 2: pro Portion	kcal	kJ	kcal/g	g	g		g	g	g	g
Tierische Fette										
Butter	741	3 101	7,4	1	✓	0	0	83	51	25
1 TL, 5 g	37	155	7,4	✓	✓	0	0	4	3	1
Butter, halbfett	383	1 601	3,8	4	✓	0	0	40	24	12
1 TL, 5 g	19	80	3,8	✓	✓	0	0	2	1	1
Butterschmalz	881	3 686	8,8	✓	0	0	0	100	60	30
1 TL, 5 g	44	184	8,8	✓	0	0	0	5	3	2
Gänseschmalz	884	3 698	8,8	0	0	0	0	100	27	58
1 TL, 5 g	44	185	8,8	0	0	0	0	5	1	3
Kräuter-/Knoblauchbutter	569	2 380	5,7	5	✓	0	0	62	38	19
1 TL, 5 g	28	119	5,7	✓	✓	0	0	3	2	1
Schweineschmalz	882	3 691	8,8	✓	0	0	0	100	39	45
1 TL, 5 g	44	185	8,8	✓	0	0	0	5	2	2
Pflanzliche Öle										
Arganöl	900	3 766	9,0	0	0	0	0	100	18	43
1 EL, 12 g	108	452	9,0	0	0	0	0	12	2	5
Distelöl (Safloröl)	900	3 766	9,0	0	0	0	0	100	9	12
1 EL, 12 g	108	452	9,0	0	0	0	0	12	1	1
Erdnussöl	900	3 766	9,0	0	0	0	0	100	18	49
1 EL, 12 g	108	452	9,0	0	0	0	0	12	2	6
Haselnussöl	900	3 766	9,0	0	0	0	0	100	7	78
1 EL, 12 g	108	452	9,0	0	0	0	0	12	1	9
Kürbiskernöl	900	3 766	9,0	0	0	0	0	100	21	23
1 EL, 12 g	108	452	9,0	0	0	0	0	12	2	3
Leinöl	900	3 766	9,0	0	0	0	0	100	10	18
1 EL, 12 g	108	452	9,0	0	0	0	0	12	1	2
Maiskeimöl	900	3 766	9,0	0	0	0	0	100	15	26
1 EL, 12 g	108	452	9,0	0	0	0	0	12	2	3
Mohnöl	900	3 766	9,0	0	0	0	0	100	12	11
1 EL, 12 g	108	452	9,0	0	0	0	0	12	1	1
Olivenöl	900	3 766	9,0	0	0	0	0	100	15	71
1 EL, 12 g	108	452	9,0	0	0	0	0	12	2	9
Palmöl	900	3 766	9,0	0	0	0	0	100	46	39
1 EL, 12 g	108	452	9,0	0	0	0	0	12	6	5
Rapsöl	900	3 766	9,0	0	0	0	0	100	8	55
1 EL, 12 g	108	452	9,0	0	0	0	0	12	1	7
Sesamöl	900	3 766	9,0	0	0	0	0	100	13	40
1 EL, 12 g	108	452	9,0	0	0	0	0	12	2	5
Sojaöl	900	3 766	9,0	0	0	0	0	100	14	24
1 EL, 12 g	108	452	9,0	0	0	0	0	12	2	3
Sonnenblumenöl	900	3 766	9,0	0	0	0	0	100	12	22
1 EL, 12 g	108	452	9,0	0	0	0	0	12	1	3
Traubenkernöl	900	3 766	9,0	0	0	0	0	100	9	16
1 EL, 12 g	108	452	9,0	0	0	0	0	12	1	2
Walnussöl	900	3 766	9,0	0	0	0	0	100	11	16
1 EL, 12 g	108	452	9,0	0	0	0	0	12	1	2
Weizenkeimöl	900	3 766	9,0	0	0	0	0	100	16	18
1 EL, 12 g	108	452	9,0	0	0	0	0	12	2	2

Vitamine | Mineralstoffe | Lebensmittel: Fette und Öle

jeweils essb. Anteil | **Zeile 1: pro 100 g** | Zeile 2: pro Portion

mehrfach unges. FS (g)	Choles-terin (mg)	A (RÄ) (µg)	E (TÄ) (mg)	C (mg)	Folsäure (µg)	Natrium (mg)	Kalium (mg)	Kalzium (mg)	Magne-sium (mg)	Eisen (mg)	Lebensmittel
											TIERISCHE FETTE
3	240	653	2,0	✓	✓	5	16	13	3	0,1	Butter
✓	12	33	0,1	✓	✓	✓	1	1	✓	✓	1 TL, 5 g
2	140	360	1,0	✓	✓	80	160	115	14	✓	Butter, halbfett
✓	7	18	0,1	✓	✓	4	8	6	1	✓	1 TL, 5 g
4	286	883	3,6	0	0	2	3	6	1	0,2	Butterschmalz
✓	14	44	0,2	0	0	✓	✓	✓	✓	✓	1 TL, 5 g
11	100	0	2,7	0	0	5	1	1	0	✓	Gänseschmalz
1	5	0	0,1	0	0	✓	✓	✓	0	✓	1 TL, 5 g
2	172	635	1,5	✓	✓	280	20	20	3	0,1	Kräuter-/Knoblauchbutter
✓	9	32	0,1	✓	✓	14	1	1	✓	✓	1 TL, 5 g
11	86	9	1,6	0	0	1	1	1	1	0,1	Schweineschmalz
1	4	✓	0,1	0	0	✓	✓	✓	✓	✓	1 TL, 5 g
											PFLANZLICHE ÖLE
34	✓	ø	16,7	0	0	ø	ø	ø	ø	ø	Arganöl
4	✓	ø	2,0	0	0	ø	ø	ø	ø	ø	1 EL, 12 g
74	✓	0	44,0	0	0	0	1	0	0	0	Distelöl (Safloröl)
9	✓	0	5,3	0	0	0	✓	0	0	0	1 EL, 12 g
28	✓	0	10,3	0	0	1	1	1	1	0,1	Erdnussöl
3	✓	0	1,2	0	0	✓	✓	✓	✓	✓	1 EL, 12 g
10	✓	0	47,0	0	0	0	0	0	0	0	Haselnussöl
1	✓	0	5,6	0	0	0	0	0	0	0	1 EL, 12 g
52	✓	0	4,0	0	0	0	1	0	0	0	Kürbiskernöl
6	✓	0	0,5	0	0	0	✓	0	0	0	1 EL, 12 g
67	✓	0	5,8	0	0	1	1	1	1	0	Leinöl
8	✓	0	0,7	0	0	✓	✓	✓	✓	0	1 EL, 12 g
55	✓	23	34,0	0	0	1	1	15	0	1,3	Maiskeimöl
7	✓	3	4,1	0	0	✓	✓	2	0	0,2	1 EL, 12 g
74	✓	0	3,2	0	0	0	1	0	0	0	Mohnöl
9	✓	0	0,4	0	0	0	✓	0	0	0	1 EL, 12 g
9	✓	37	12,0	0	0	1	0	1	0	0,1	Olivenöl
1	✓	4	1,4	0	0	✓	0	✓	0	✓	1 EL, 12 g
10	✓	4 300	9,5	0	0	1	1	1	1	0	Palmöl
1	✓	516	1,1	0	0	✓	✓	✓	✓	0	1 EL, 12 g
32	✓	550	23,0	0	0	1	1	1	1	0,1	Rapsöl
4	✓	66	2,8	0	0	✓	✓	✓	✓	✓	1 EL, 12 g
42	✓	0	3,5	0	0	2	20	10	0	0,1	Sesamöl
5	✓	0	0,4	0	0	✓	2	1	0	✓	1 EL, 12 g
57	✓	583	17,0	0	0	0	1	0	0	0	Sojaöl
7	✓	70	2,0	0	0	0	✓	0	0	0	1 EL, 12 g
61	✓	4	63,0	0	0	1	1	1	1	0	Sonnenblumenöl
7	✓	1	7,6	0	0	✓	✓	✓	✓	0	1 EL, 12 g
70	✓	0	32,0	0	0	0	1	0	0	0	Traubenkernöl
8	✓	0	3,8	0	0	0	✓	0	0	0	1 EL, 12 g
68	✓	0	3,3	0	0	0	1	0	0	0	Walnussöl
8	✓	0	0,4	0	0	0	✓	0	0	0	1 EL, 12 g
61	✓	0	174,0	0	0	1	1	1	1	0,1	Weizenkeimöl
7	✓	0	20,9	0	0	✓	✓	✓	✓	✓	1 EL, 12 g

Lebensmittel **Fette und Öle** jeweils essb. Anteil | **Zeile 1: pro 100 g** | Zeile 2: pro Portion	Energie Energie kcal	 kJ	 Energie- dichte kcal/g	Eiweiß Eiweiß g	Kohlenhydrate Kohlen- hydrate g	 KH-Port. 	 Ballast- stoffe g	Fett/Fettsäuren (FS) Fett g	 gesättigte FS g	 einfach unges. FS g
STREICH- UND SONSTIGE FETTE, MAYONNAISE										
Frittierfett	900	3766	9,0	0	0	0	0	100	44	38
1 EL, 12 g	108	452	9,0	0	0	0	0	12	5	5
Kakaobutter	900	3766	9,0	0	0	0	0	100	59	33
1 EL, 12 g	108	452	9,0	0	0	0	0	12	7	4
Kokosfett	900	3766	9,0	0	0	0	0	100	86	6
1 EL, 12 g	108	452	9,0	0	0	0	0	12	10	1
Margarine i. D.	722	3021	7,2	0	0	0	0	80	30	26
1 TL, 5 g	36	151	7,2	0	0	0	0	4	1	1
Margarine, halbfett i. D.	368	1540	3,7	2	0	0	0	40	10	13
1 TL, 5 g	18	77	3,7	✓	0	0	0	2	1	1
Diätmargarine i. D.	722	3021	7,2	✓	0	0	0	80	16	20
1 TL, 5 g	36	151	7,2	✓	0	0	0	4	1	1
Margarine mit Olivenöl	720	3012	7,2	0	0	0	0	80	22	41
1 TL, 5 g	36	151	7,2	0	0	0	0	4	1	2
Margarine mit Rapsöl	720	3012	7,2	0	0	0	0	80	17	40
1 TL, 5 g	36	151	7,2	0	0	0	0	4	1	2
Margarine mit Sojaöl	720	3012	7,2	0	0	0	0	80	24	17
1 TL, 5 g	36	151	7,2	0	0	0	0	4	1	1
Margarine mit Sonnenblumenöl	720	3012	7,2	0	0	0	0	80	19	19
1 TL, 5 g	36	151	7,2	0	0	0	0	4	1	1
Mayonnaise, 80 % Fett	744	3112	7,4	2	2	0	0	83	37	31
1 EL, 15 g	112	467	7,4	✓	✓	0	0	12	6	5
Salatmayonnaise, 50 % Fett	482	2018	4,8	1	5	0,5	0	52	23	20
1 EL, 15 g	72	303	4,8	✓	1	0	0	8	3	3
Palmkernfett	900	3766	9,0	0	0	0	0	100	79	14
1 EL, 12 g	108	452	9,0	0	0	0	0	12	9	2
Pflanzencreme i. D.	737	3084	7,4	0	0	0	0	82	9	39
1 EL, 12 g	88	370	7,4	0	0	0	0	10	1	5
Remoulade, 65 % Fett	641	2682	6,4	1	15	1,5	1	65	29	25
1 EL, 15 g	96	402	6,4	✓	2	0	✓	10	4	4
Remoulade, 50 % Fett	472	1975	4,7	1	5	0,5	1	50	20	15
1 EL, 15 g	71	296	4,7	✓	1	0	✓	8	3	2
STREICH- UND SONSTIGE FETTE, MAYONNAISE, MARKENPRODUKTE										
Becel Diät-Margarine Original	540	2220	5,4	0	0	0	0	60	12	18
1 TL, 5 g	27	111	5,4	0	0	0	0	3	1	1
Becel pro-activ Diät-Halbfettmargarine	360	1480	3,6	0	0	0	0	40	10	10
1 TL, 5 g	18	74	3,6	0	0	0	0	2	1	1
Bertolli Brotaufstrich	390	1605	3,9	✓	3	0,5	ø	42	10	24
1 TL, 5 g	20	80	3,9	✓	✓	0	ø	2	1	1
Deli Reform Active	351	1443	3,5	0	0	0	0	39	12	17
1 TL, 5 g	18	72	3,5	0	0	0	0	2	1	1
Deli Reform Die Leichte	352	1448	3,5	0	✓	0	1	39	11	16
1 TL, 5 g	18	72	3,5	0	✓	0	✓	2	1	1
Deli Reform Original	720	2960	7,2	0	0	0	0	80	23	33
1 TL, 5 g	36	148	7,2	0	0	0	0	4	1	2
Gourmet Pflanzen-Margarine, Vitaquell	720	2960	7,2	✓	✓	0	ø	80	48	20
1 TL, 5 g	36	148	7,2	✓	✓	0	ø	4	2	1

mehrfach unges. FS	Choles-terin	Vitamine A (RÄ)	E (TÄ)	C	Folsäure	Mineralstoffe Natrium	Kalium	Kalzium	Magne-sium	Eisen	Lebensmittel Fette und Öle
g	mg	µg	mg	mg	µg	mg	mg	mg	mg	mg	jeweils essb. Anteil | Zeile 1: pro 100 g | Zeile 2: pro Portion
											STREICH- UND SONSTIGE FETTE, MAYONNAISE
13	30	0	0,5	0	0	0	0	0	0	0	Frittierfett
2	4	0	0,1	0	0	0	0	0	0	0	1 EL, 12 g
3	3	0	1,1	0	0	0	1	0	0	✓	Kakaobutter
✓	✓	0	0,1	0	0	0	✓	0	0	✓	1 EL, 12 g
1	1	0	2,1	0	0	0	0	0	0	0	Kokosfett
✓	✓	0	0,3	0	0	0	0	0	0	0	1 EL, 12 g
20	✓	608	16,0	0	0	101	7	10	13	✓	Margarine i. D.
1	✓	30	0,8	0	0	5	✓	1	1	✓	1 TL, 5 g
14	✓	583	6,0	0	0	390	7	12	1	✓	Margarine, halbfett i. D.
1	✓	29	0,3	0	0	20	✓	1	✓	✓	1 TL, 5 g
44	✓	533	67,0	0	0	39	30	10	2	✓	Diätmargarine i. D.
2	✓	27	3,4	0	0	2	2	1	✓	✓	1 TL, 5 g
15	✓	ø	19,0	0	0	ø	ø	ø	ø	ø	Margarine mit Olivenöl
1	✓	ø	1,0	0	0	ø	ø	ø	ø	ø	1 TL, 5 g
21	✓	ø	32,6	0	0	ø	ø	ø	ø	ø	Margarine mit Rapsöl
1	✓	ø	1,6	0	0	ø	ø	ø	ø	ø	1 TL, 5 g
37	✓	ø	30,0	0	0	ø	ø	ø	ø	ø	Margarine mit Sojaöl
2	✓	ø	1,5	0	0	ø	ø	ø	ø	ø	1 TL, 5 g
39	✓	ø	40,0	0	0	ø	ø	ø	ø	ø	Margarine mit Sonnenblumenöl
2	✓	ø	2,0	0	0	ø	ø	ø	ø	ø	1 TL, 5 g
11	237	84	7,6	0	14	481	25	18	5	0,6	Mayonnaise, 80 % Fett
2	36	13	1,1	0	2	72	4	3	1	0,1	1 EL, 15 g
7	52	30	5,0	0	7	750	9	10	2	0,3	Salatmayonnaise, 50 % Fett
1	8	5	0,8	0	1	113	1	2	✓	✓	1 EL, 15 g
2	✓	0	4,0	0	0	0	1	0	0	0	Palmkernfett
✓	✓	0	0,5	0	0	0	✓	0	0	0	1 EL, 12 g
34	✓	800	20,0	0	0	5	ø	ø	ø	ø	Pflanzencreme i. D.
4	✓	96	2,4	0	0	1	ø	ø	ø	ø	1 EL, 12 g
9	100	54	7,5	2	7	265	49	14	3	0,7	Remoulade, 65 % Fett
1	15	8	1,1	✓	1	40	7	2	✓	0,1	1 EL, 15 g
10	60	50	7,5	10	5	430	70	24	18	0,9	Remoulade, 50 % Fett
2	9	8	1,1	2	1	65	11	4	3	0,1	1 EL, 15 g
											STREICH- UND SONSTIGE FETTE, MAYONNAISE, MARKENPRODUKTE
30	✓	800	37,5	ø	500	0	ø	ø	ø	ø	Becel Diät-Margarine Original
2	✓	40	1,9	ø	25	0	ø	ø	ø	ø	1 TL, 5 g
20	ø	800	37,5	ø	1000	‹20	ø	ø	ø	ø	Becel pro-activ Diät-Halbfettmargarine
1	ø	40	1,9	ø	50	✓	ø	ø	ø	ø	1 TL, 5 g
8	✓	800	18,0	ø	ø	110	ø	ø	ø	ø	Bertolli Brotaufstrich
✓	✓	40	0,9	ø	ø	6	ø	ø	ø	ø	1 TL, 5 g
10	ø	900	62,0	ø	ø	‹50	ø	ø	ø	ø	Deli Reform Active
1	ø	45	3,1	ø	ø	‹3	ø	ø	ø	ø	1 TL, 5 g
12	✓	750	30,0	ø	ø	20	ø	ø	ø	ø	Deli Reform Die Leichte
1	✓	38	1,5	ø	ø	1	ø	ø	ø	ø	1 TL, 5 g
24	✓	900	30,0	ø	ø	20	ø	ø	ø	ø	Deli Reform Original
1	✓	45	1,5	ø	ø	1	ø	ø	ø	ø	1 TL, 5 g
12	✓	ø	18,0	ø	ø	✓	ø	ø	ø	ø	Gourmet Pflanzen-Margarine, Vitaquell
1	✓	ø	0,9	ø	ø	✓	ø	ø	ø	ø	1 TL, 5 g

Lebensmittel	Energie			Eiweiß	Kohlenhydrate			Fett/Fettsäuren (FS)		
Fette und Öle	Energie		Energie-dichte	Eiweiß	Kohlen-hydrate	KH-Port.	Ballast-stoffe	Fett	gesättigte FS	einfach unges. FS
jeweils essb. Anteil | Zeile 1: pro 100 g | Zeile 2: pro Portion	kcal	kJ	kcal/g	g	g		g	g	g	g

STREICH- UND SONSTIGE FETTE, MAYONNAISE, MARKENPRODUKTE

Lebensmittel	kcal	kJ	kcal/g	Eiweiß g	KH g	KH-Port.	Ballast g	Fett g	ges. FS g	einf. FS g
laktosefreie Butter, MinusL	743	3 056	7,4	1	1	0	0	82	54	ø
1 TL, 5 g	37	153	7,4	✓	✓	0	0	4	3	ø
Lätta Halbfettmargarine	367	1 510	3,7	✓	4	0,5	0	39	15	ø
1 TL, 5 g	18	76	3,7	✓	✓	0	0	2	1	ø
Mega NussO Margarine, Eden	720	2 960	7,2	0	0	0	0	80	27	19
1 TL, 5 g	36	148	7,2	0	0	0	0	4	1	1
Miracel Whip Balance	140	582	1,4	✓	11	1,0	✓	11	1	ø
1 EL, 15 g	21	87	1,4	✓	2	0	✓	2	✓	ø
Miracel Whip Klassik	253	1 060	2,5	✓	13	1,0	✓	23	3	ø
1 EL, 15 g	38	159	2,5	✓	2	0	✓	3	✓	ø
Miracel Whip so leicht	109	457	1,1	2	14	1,0	✓	5	1	ø
1 EL, 15 g	16	69	1,1	✓	2	0	✓	1	✓	ø
Miracel Whip Typ Remoulade	205	850	2,1	1	15	1,5	✓	16	2	ø
1 EL, 15 g	31	127	2,1	✓	2	0	✓	2	✓	ø
Rama Original	630	2 600	6,3	✓	✓	0	0	70	23	32
1 TL, 5 g	32	130	6,3	✓	✓	0	0	4	1	2
Rama Balance	370	1 500	3,7	✓	3	0,5	ø	39	12	14
1 TL, 5 g	19	75	3,7	✓	✓	0	ø	2	1	1

mehrfach unges. FS	Choles-terin	Vitamine A (RÄ)	E (TÄ)	C	Folsäure	Mineralstoffe Natrium	Kalium	Kalzium	Magne-sium	Eisen	Lebensmittel Fette und Öle
g	mg	µg	mg	mg	µg	mg	mg	mg	mg	mg	jeweils essb. Anteil | **Zeile 1: pro 100 g** | Zeile 2: pro Portion

STREICH- UND SONSTIGE FETTE, MAYONNAISE, MARKENPRODUKTE

mehrfach unges. FS	Choles-terin	A (RÄ)	E (TÄ)	C	Folsäure	Natrium	Kalium	Kalzium	Magne-sium	Eisen	Lebensmittel
ø	ø	ø	ø	ø	ø	5	ø	13	ø	ø	laktosefreie Butter, MinusL
ø	ø	ø	ø	ø	ø	✓	ø	1	ø	ø	1 TL, 5 g
ø	ø	800	12,0	ø	ø	220	ø	ø	ø	ø	Lätta Halbfettmargarine
ø	ø	40	0,6	ø	ø	11	ø	ø	ø	ø	1 TL, 5 g
34	✓	ø	17,0	ø	ø	3	ø	ø	ø	ø	Mega NussO Margarine, Eden
2	✓	ø	0,9	ø	ø	✓	ø	ø	ø	ø	1 TL, 5 g
ø	ø	ø	ø	ø	ø	900	ø	ø	ø	ø	Miracel Whip Balance
ø	ø	ø	ø	ø	ø	100	ø	ø	ø	ø	1 EL, 15 g
ø	ø	ø	ø	ø	ø	700	ø	ø	ø	ø	Miracel Whip Klassik
ø	ø	ø	ø	ø	ø	100	ø	ø	ø	ø	1 EL, 15 g
ø	ø	ø	ø	ø	ø	700	ø	ø	ø	ø	Miracel Whip so leicht
ø	ø	ø	ø	ø	ø	100	ø	ø	ø	ø	1 EL, 15 g
ø	ø	ø	ø	ø	ø	1 000	ø	ø	ø	ø	Miracel Whip Typ Remoulade
ø	ø	ø	ø	ø	ø	100	ø	ø	ø	ø	1 EL, 15 g
15	ø	800	25	ø	ø	100	ø	ø	ø	ø	Rama Original
1	ø	40	1	ø	ø	5	ø	ø	ø	ø	1 TL, 5 g
13	ø	800	25	ø	ø	100	ø	ø	ø	ø	Rama Balance
1	ø	40	1	ø	ø	5	ø	ø	ø	ø	1 TL, 5 g

Lebensmittel	Energie			Eiweiß	Kohlenhydrate			Fett/Fettsäuren (FS)		
Getreide und Getreideerzeugnisse	Energie		Energie-dichte	Eiweiß	Kohlen-hydrate	KH-Port.	Ballast-stoffe	Fett	gesättigte FS	einfach unges. FS
jeweils essb. Anteil | **Zeile 1: pro 100 g** | Zeile 2: pro Portion	kcal	kJ	kcal/g	g	g		g	g	g	g

GETREIDE, MEHL, MAHLPRODUKTE

Lebensmittel	kcal	kJ	kcal/g	g	g	KH-Port.	g	g	g	g
Amaranth	365	1527	3,7	16	57	5,0	9	9	2	2
1 EL, 15 g	55	229	3,7	2	9	1,0	1	1	✓	✓
Buchweizen	341	1425	3,4	9	71	6,5	4	2	✓	1
1 EL, 15 g	51	214	3,4	1	11	1,0	1	✓	✓	✓
Buchweizengrütze	339	1420	3,4	8	73	6,5	3	2	✓	1
1 EL, 15 g	51	213	3,4	1	11	1,0	✓	✓	✓	✓
Buchweizenmehl	341	1426	3,4	11	67	6,0	4	3	1	1
1 EL, 15 g	51	214	3,4	2	10	1,0	1	✓	✓	✓
Dinkel	320	1339	3,2	17	60	5,5	10	2	ø	ø
1 EL, 15 g	48	201	3,2	3	9	1,0	1	✓	ø	ø
Dinkelmehl Type 630	333	1393	3,3	12	69	6,5	4	1	ø	ø
1 EL, 15 g	50	209	3,3	2	10	1,0	1	✓	ø	ø
Dinkelvollkornmehl Type 1050	332	1389	3,3	14	64	6,0	8	3	✓	✓
1 EL, 15 g	50	208	3,3	2	10	1,0	1	✓	✓	✓
Gerste, spelzenfrei	320	1338	3,2	10	64	6,0	10	2	✓	✓
1 EL, 15 g	48	201	3,2	1	10	1,0	1	✓	✓	✓
Gerstengraupen	340	1421	3,4	10	71	6,5	5	1	✓	✓
1 EL, 15 g	51	213	3,4	1	11	1,0	1	✓	✓	✓
Gerstengrütze	314	1314	3,1	8	66	6,0	10	2	✓	✓
1 EL, 15 g	47	197	3,1	1	10	1,0	2	✓	✓	✓
Gerstenmehl	336	1405	3,4	10	69	6,0	5	2	✓	✓
1 EL, 15 g	50	211	3,4	1	10	1,0	1	✓	✓	✓
Getreidesprossen	70	291	0,7	3	13	1,0	3	✓	✓	✓
1 Portion, 75 g	52	218	0,7	2	10	1,0	2	✓	✓	✓
Grünkern	325	1358	3,2	11	63	6,0	9	3	✓	✓
1 EL, 15 g	49	204	3,2	2	9	1,0	1	✓	✓	✓
Grünkernmehl	345	1442	3,4	10	71	6,5	6	2	✓	✓
1 EL, 15 g	52	216	3,4	1	11	1,0	1	✓	✓	✓
Grünkernschrot	333	1393	3,3	13	64	6,0	6	3	✓	✓
1 EL, 15 g	50	209	3,3	2	10	1,0	1	✓	✓	✓
Hafer	353	1478	3,5	12	60	5,5	10	7	1	3
1 EL, 15 g	53	222	3,5	2	9	1,0	1	1	✓	✓
Haferflocken	370	1548	3,7	13	63	6,0	10	7	1	3
1 EL, 15 g	56	232	3,7	2	9	1,0	2	1	✓	✓
Hafergrütze	371	1553	3,7	13	66	6,0	11	6	1	2
1 EL, 15 g	56	233	3,7	2	10	1,0	2	1	✓	✓
Hafermehl	375	1568	3,7	14	63	5,5	5	7	1	3
1 EL, 15 g	56	235	3,7	2	9	1,0	1	1	✓	✓
Haferschmelzflocken	354	1481	3,5	12	58	5,5	5	8	2	3
1 EL, 15 g	53	222	3,5	2	9	1,0	1	1	✓	✓
Hirse	354	1481	3,5	10	69	6,5	4	4	1	1
1 EL, 15 g	53	222	3,5	1	10	1,0	1	1	✓	✓
Hirseflocken	354	1481	3,5	10	69	6,5	4	4	1	1
1 EL, 15 g	53	222	3,5	1	10	1,0	1	1	✓	✓
Hirsemehl	345	1443	3,4	6	75	7,0	2	2	✓	✓
1 EL, 15 g	52	216	3,4	1	11	1,0	✓	✓	✓	✓
Mais	331	1385	3,3	9	65	6,0	10	4	1	1
1 EL, 15 g	50	208	3,3	1	10	1,0	1	1	✓	✓

mehrfach unges. FS	Choles- terin	A (RÄ)	E (TÄ)	C	Folsäure	Natrium	Kalium	Kalzium	Magne- sium	Eisen	Lebensmittel
g	mg	µg	mg	mg	µg	mg	mg	mg	mg	mg	**Getreide und Getreideerzeugnisse**
											jeweils essb. Anteil | **Zeile 1: pro 100 g** | Zeile 2: pro Portion

GETREIDE, MEHL, MAHLPRODUKTE

mehrfach unges. FS	Choles- terin	A (RÄ)	E (TÄ)	C	Folsäure	Natrium	Kalium	Kalzium	Magne- sium	Eisen	Lebensmittel
4	0	0	ø	4	49	26	484	214	308	7,6	Amaranth
1	0	0	ø	1	7	4	73	32	46	1,1	1 EL, 15 g
1	0	2	0,8	0	50	2	392	20	142	3,5	Buchweizen
✓	0	✓	0,1	0	8	✓	59	3	21	0,5	1 EL, 15 g
1	0	2	0,1	0	29	1	218	12	48	2,0	Buchweizengrütze
✓	0	✓	✓	0	4	✓	33	2	7	0,3	1 EL, 15 g
1	0	2	2,1	0	50	1	680	33	50	2,2	Buchweizenmehl
✓	0	✓	0,3	0	8	✓	102	5	8	0,3	1 EL, 15 g
ø	0	ø	ø	ø	ø	6	415	25	136	4,4	Dinkel
ø	0	ø	ø	ø	ø	1	62	4	20	0,7	1 EL, 15 g
ø	0	ø	ø	ø	ø	ø	ø	ø	ø	ø	Dinkelmehl Type 630
ø	0	ø	ø	ø	ø	ø	ø	ø	ø	ø	1 EL, 15 g
1	0	ø	1,4	ø	ø	ø	381	24	114	3,2	Dinkelvollkornmehl Type 1050
✓	0	ø	0,2	ø	ø	ø	57	4	17	0,5	1 EL, 15 g
1	0	0	0,7	0	65	18	444	38	114	2,8	Gerste, spelzenfrei
✓	0	0	0,1	0	10	3	67	6	17	0,4	1 EL, 15 g
1	0	0	0,2	0	20	5	250	18	65	2,8	Gerstengraupen
✓	0	0	✓	0	3	1	38	3	10	0,4	1 EL, 15 g
1	0	0	0,6	0	19	3	160	16	66	2,0	Gerstengrütze
✓	0	0	0,1	0	3	✓	24	2	10	0,3	1 EL, 15 g
1	0	0	0,9	0	20	3	458	39	155	4,5	Gerstenmehl
✓	0	0	0,1	0	3	✓	69	6	23	0,7	1 EL, 15 g
✓	0	1	0,3	0	6	1	100	11	50	0,8	Getreidesprossen
✓	0	1	0,2	0	5	1	75	8	38	0,6	1 Portion, 75 g
1	0	0	0,3	0	50	3	447	22	130	4,2	Grünkern
✓	0	0	✓	0	8	✓	67	3	20	0,6	1 EL, 15 g
1	0	0	0,3	0	30	3	349	20	80	3,0	Grünkernmehl
✓	0	0	✓	0	5	✓	52	3	12	0,5	1 EL, 15 g
1	0	0	0,3	0	40	2	380	24	115	3,2	Grünkernschrot
✓	0	0	✓	0	6	✓	57	4	17	0,5	1 EL, 15 g
3	0	0	0,8	0	33	8	355	80	129	5,8	Hafer
✓	0	0	0,1	0	5	1	53	12	19	0,9	1 EL, 15 g
3	0	0	1,5	0	87	7	374	54	134	5,4	Haferflocken
✓	0	0	0,2	0	13	1	56	8	20	0,8	1 EL, 15 g
2	0	0	1,2	0	30	6	308	67	71	3,9	Hafergrütze
✓	0	0	0,2	0	5	1	46	10	11	0,6	1 EL, 15 g
3	0	0	1,7	0	60	6	268	55	131	4,2	Hafermehl
✓	0	0	0,3	0	9	1	40	8	20	0,6	1 EL, 15 g
3	0	0	1,5	0	80	5	320	65	135	4,0	Haferschmelzflocken
✓	0	0	0,2	0	12	1	48	10	20	0,6	1 EL, 15 g
2	0	0	0,4	0	20	3	173	10	123	6,9	Hirse
✓	0	0	0,1	0	3	✓	26	2	18	1,0	1 EL, 15 g
2	0	0	0,4	0	20	3	43	20	170	9,0	Hirseflocken
✓	0	0	0,1	0	3	✓	6	3	26	1,4	1 EL, 15 g
1	0	0	0,2	0	15	2	370	40	150	6,0	Hirsemehl
✓	0	0	✓	0	2	✓	56	6	23	0,9	1 EL, 15 g
1	0	185	2,0	0	26	6	330	15	120	1,5	Mais
✓	0	28	0,3	0	4	1	50	2	18	0,2	1 EL, 15 g

Lebensmittel **Getreide und Getreideerzeugnisse** jeweils essb. Anteil | Zeile 1: pro 100 g | Zeile 2: pro Portion	Energie kcal	kJ	Energie-dichte kcal/g	Eiweiß g	Kohlen-hydrate g	KH-Port.	Ballast-stoffe g	Fett g	gesättigte FS g	einfach unges. FS g
GETREIDE, MEHL, MAHLPRODUKTE										
Maisgrieß (Polenta)	345	1 444	3,5	9	74	6,5	5	1	✓	✓
1 EL, 15 g	52	217	3,5	1	11	1,0	1	✓	✓	✓
Maismehl	354	1 482	3,5	8	73	6,5	3	3	✓	1
1 EL, 15 g	53	222	3,5	1	11	1,0	✓	✓	✓	✓
Paniermehl (Semmelmehl)	358	1 499	3,6	10	74	6,5	5	2	1	✓
1 EL, 15 g	54	225	3,6	2	11	1,0	1	✓	✓	✓
Quinoa (Reismelde)	334	1 397	3,3	15	59	5,5	7	5	1	1
1 EL, 15 g	50	210	3,3	2	9	1,0	1	1	✓	✓
Naturreis, Vollkornreis, roh	350	1 463	3,5	7	74	6,5	2	2	1	1
1 Portion, 50 g	175	732	3,5	4	37	3,5	1	1	✓	✓
Naturreis, Vollkornreis, gekocht	112	469	1,1	3	23	2,0	1	1	✓	✓
1 Portion (Beilage), 150 g	168	704	1,1	4	35	3,0	1	1	✓	✓
Reis, geschält, roh	349	1 460	3,5	7	78	7,0	1	1	✓	✓
1 Portion, 50 g	174	730	3,5	3	39	3,5	1	✓	✓	✓
Reis, geschält, gekocht	93	389	0,9	2	21	2,0	✓	✓	✓	✓
1 Portion (Beilage), 150 g	140	584	0,9	3	31	3,0	1	✓	✓	✓
Reis, parboiled, roh	351	1 470	3,5	7	79	7,0	1	1	✓	✓
1 Portion, 50 g	176	735	3,5	3	39	3,5	1	✓	✓	✓
Reis, parboiled, gekocht	108	451	1,1	2	24	2,0	1	✓	✓	✓
1 Portion (Beilage), 150 g	162	677	1,1	3	36	3,5	1	✓	✓	✓
Reis, Wildreis, roh	352	1 473	3,5	14	72	6,5	2	1	✓	✓
1 Portion, 50 g	176	736	3,5	7	36	3,5	1	✓	✓	✓
Reismehl	348	1 457	3,5	7	78	7,0	2	1	✓	✓
1 EL, 15 g	52	219	3,5	1	12	1,0	✓	✓	✓	✓
Roggen	294	1 231	2,9	9	60	5,5	14	2	✓	✓
1 EL, 15 g	44	185	2,9	1	9	1,0	2	✓	✓	✓
Roggenflocken	296	1 237	3,0	9	60	5,5	14	2	✓	✓
1 EL, 15 g	44	186	3,0	1	9	1,0	2	✓	✓	✓
Roggenmehl Type 815	324	1 355	3,2	6	71	6,5	7	1	✓	✓
1 EL, 15 g	49	203	3,2	1	11	1,0	1	✓	✓	✓
Roggenmehl Type 997	316	1 324	3,2	7	69	6,5	8	1	✓	✓
1 EL, 15 g	47	199	3,2	1	10	1,0	1	✓	✓	✓
Roggenmehl Type 1150	318	1 332	3,2	8	67	6,0	9	1	✓	✓
1 EL, 15 g	48	200	3,2	1	10	1,0	1	✓	✓	✓
Roggenvollkornmehl	294	1 228	2,9	10	59	5,5	14	2	✓	✓
1 EL, 15 g	44	184	2,9	2	9	1,0	2	✓	✓	✓
Roggenvollkornbackschrot	294	1 228	2,9	10	59	5,5	14	2	✓	✓
1 EL, 15 g	44	184	2,9	2	9	1,0	2	✓	✓	✓
Sago	341	1 427	3,4	1	83	7,5	✓	✓	✓	✓
1 EL, 15 g	51	214	3,4	✓	12	1,0	✓	✓	✓	✓
Weizen	313	1 310	3,1	12	61	5,5	10	2	✓	✓
1 EL, 15 g	47	197	3,1	2	9	1,0	2	✓	✓	✓
Weizenflocken	313	1 310	3,1	12	61	5,5	10	2	✓	✓
1 EL, 15 g	47	197	3,1	2	9	1,0	2	✓	✓	✓
Weizengrieß	326	1 363	3,3	10	69	6,5	7	1	✓	✓
1 EL, 15 g	49	204	3,3	1	10	1,0	1	✓	✓	✓
Weizenkeime	314	1 313	3,1	27	31	3,0	18	9	1	1
1 EL, 10 g	31	131	3,1	3	3	0,5	2	1	✓	✓

mehrfach unges. FS	Choles-terin	Vitamine A (RÄ)	E (TÄ)	C	Folsäure	Mineralstoffe Natrium	Kalium	Kalzium	Magne-sium	Eisen	Lebensmittel
g	mg	µg	mg	mg	µg	mg	mg	mg	mg	mg	Getreide und Getreideerzeugnisse
											jeweils essb. Anteil	Zeile 1: pro 100 g	Zeile 2: pro Portion

GETREIDE, MEHL, MAHLPRODUKTE

mehrf.	Chol.	A	E	C	Fol.	Na	K	Ca	Mg	Fe	Lebensmittel
✓	0	44	0,7	0	5	1	80	4	20	1,0	Maisgrieß (Polenta)
✓	0	7	0,1	0	1	✓	12	1	3	0,2	1 EL, 15 g
2	0	50	1,5	0	10	1	120	18	47	2,4	Maismehl
✓	0	8	0,2	0	2	✓	18	3	7	0,4	1 EL, 15 g
1	0	0	0,4	0	39	400	130	50	23	1,2	Paniermehl (Semmelmehl)
✓	0	0	0,1	0	6	60	20	8	3	0,2	1 EL, 15 g
3	0	ø	ø	ø	ø	10	804	80	276	8,0	Quinoa (Reismelde)
✓	0	ø	ø	ø	ø	1	121	12	41	1,2	1 EL, 15 g
1	0	0	0,7	0	16	10	150	23	157	2,6	Naturreis, Vollkornreis, roh
✓	0	0	0,4	0	8	5	75	12	79	1,3	1 Portion, 50 g
✓	0	0	0,3	0	4	4	59	9	62	1,0	Naturreis, Vollkornreis, gekocht
✓	0	0	0,5	0	6	6	89	14	93	1,5	1 Portion (Beilage), 150 g
✓	0	0	0,2	0	29	6	103	6	64	0,6	Reis, geschält, roh
✓	0	0	0,1	0	15	3	52	3	32	0,3	1 Portion, 50 g
✓	0	0	0,1	0	7	2	19	2	21	0,2	Reis, geschält, gekocht
✓	0	0	0,2	0	11	3	29	3	32	0,3	1 Portion (Beilage), 150 g
✓	0	0	0,3	0	11	6	150	24	28	2,9	Reis, parboiled, roh
✓	0	0	0,2	0	6	3	75	12	14	1,5	1 Portion, 50 g
✓	0	0	0,1	0	3	2	57	9	11	1,1	Reis, parboiled, gekocht
✓	0	0	0,2	0	5	3	86	14	17	1,7	1 Portion (Beilage), 150 g
1	0	0	1,0	0	45	10	345	19	130	4,4	Reis, Wildreis, roh
✓	0	0	0,5	0	23	5	173	10	65	2,2	1 Portion, 50 g
✓	0	0	0,2	0	10	4	104	7	23	0,4	Reismehl
✓	0	0	✓	0	2	1	16	1	3	0,1	1 EL, 15 g
1	0	2	2,0	0	143	4	510	64	120	4,9	Roggen
✓	0	✓	0,3	0	21	1	77	10	18	0,7	1 EL, 15 g
1	0	2	1,8	0	56	2	450	64	120	3,7	Roggenflocken
✓	0	✓	0,3	0	8	✓	68	10	18	0,6	1 EL, 15 g
1	0	0	0,5	0	50	1	170	22	26	2,1	Roggenmehl Type 815
✓	0	0	0,1	0	8	✓	26	3	4	0,3	1 EL, 15 g
1	0	0	1,3	0	60	1	240	31	56	2,3	Roggenmehl Type 997
✓	0	0	0,2	0	9	✓	36	5	8	0,3	1 EL, 15 g
1	0	0	0,9	0	70	1	297	20	67	2,6	Roggenmehl Type 1150
✓	0	0	0,1	0	11	✓	45	3	10	0,4	1 EL, 15 g
1	0	1	1,6	0	78	2	439	23	83	4,0	Roggenvollkornmehl
✓	0	✓	0,2	0	12	✓	66	3	12	0,6	1 EL, 15 g
1	0	1	1,6	0	78	2	439	23	83	4,0	Roggenvollkornbackschrot
✓	0	✓	0,2	0	12	✓	66	3	12	0,6	1 EL, 15 g
✓	0	0	ø	0	ø	8	15	35	6	1,8	Sago
✓	0	0	ø	0	ø	1	2	5	1	0,3	1 EL, 15 g
1	0	3	1,4	0	49	8	381	38	128	3,3	Weizen
✓	0	✓	0,2	0	7	1	57	6	19	0,5	1 EL, 15 g
1	0	3	1,4	0	49	8	381	38	128	3,3	Weizenflocken
✓	0	✓	0,2	0	7	1	57	6	19	0,5	1 EL, 15 g
✓	0	0	0,8	0	22	1	112	17	30	1,0	Weizengrieß
✓	0	0	0,1	0	3	✓	17	3	5	0,2	1 EL, 15 g
4	0	10	24,7	0	520	5	837	69	250	7,9	Weizenkeime
✓	0	1	2,5	0	52	1	84	7	25	0,8	1 EL, 10 g

Lebensmittel **Getreide und Getreideerzeugnisse** jeweils essb. Anteil | Zeile 1: pro 100 g | Zeile 2: pro Portion	Energie kcal	kJ	Energie-dichte kcal/g	Eiweiß g	Kohlen-hydrate g	KH-Port.	Ballast-stoffe g	Fett g	gesättigte FS g	einfach unges. FS g
GETREIDE, MEHL, MAHLPRODUKTE										
Weizenkleie	172	721	1,7	15	18	1,5	45	5	1	1
1 EL, 6 g	10	43	1,7	1	1	0	3	✓	✓	✓
Weizenmehl Type 405	337	1 409	3,4	10	71	6,5	4	1	✓	✓
1 EL, 15 g	51	211	3,4	1	11	1,0	1	✓	✓	✓
Weizenmehl Type 550	338	1 412	3,4	10	71	6,5	4	1	✓	✓
1 EL, 15 g	51	212	3,4	1	11	1,0	1	✓	✓	✓
Weizenmehl Type 1050	334	1 398	3,3	11	67	6,0	5	2	✓	✓
1 EL, 15 g	50	210	3,3	2	10	1,0	1	✓	✓	✓
Weizenvollkornmehl	322	1 346	3,2	11	63	6,0	9	2	✓	✓
1 EL, 15 g	48	202	3,2	2	10	1,0	1	✓	✓	✓
Weizenvollkornbackschrot	322	1 346	3,2	11	63	6,0	9	2	✓	✓
1 EL, 15 g	48	202	3,2	2	10	1,0	1	✓	✓	✓
STÄRKEMEHLE										
Kartoffelstärke	341	1 427	3,4	1	83	7,5	✓	✓	✓	✓
1 EL, 15 g	51	214	3,4	✓	12	1,0	✓	✓	✓	✓
Maisstärke	351	1 469	3,5	✓	86	8,0	1	✓	✓	✓
1 EL, 15 g	53	220	3,5	✓	13	1,0	✓	✓	✓	✓
Puddingpulver zum Kochen i. D.	382	1 600	3,8	1	92	8,5	1	1	✓	✓
1 Päckchen, 40 g	153	640	3,8	✓	37	3,5	✓	✓	✓	✓
Reisstärke	348	1 455	3,5	1	85	8,0	✓	✓	✓	✓
1 EL, 15 g	52	218	3,5	✓	13	1,0	✓	✓	✓	✓
Weizenstärke	351	1 470	3,5	✓	86	8,0	1	✓	✓	✓
1 EL, 15 g	53	220	3,5	✓	13	1,0	✓	✓	✓	✓
NUDELN (TEIGWAREN)										
Nudeln (Hartweizennudeln o. Ei), roh	348	1 455	3,5	13	70	6,5	5	1	✓	✓
1 Portion (Beilage), 50 g	174	728	3,5	6	35	3,0	3	1	✓	✓
1 Portion (Hauptmahlzeit), 100 g	348	1 455	3,5	13	70	6,5	5	1	✓	✓
Nudeln (Hartweizennudeln o. Ei), gekocht	150	626	1,5	5	30	3,0	2	1	✓	✓
1 Portion (Beilage), 150 g	224	939	1,5	8	45	4,0	3	1	✓	✓
1 Portion (Hauptmahlzeit), 300 g	449	1 878	1,5	16	91	8,5	7	2	✓	✓
Nudeln mit Ei, roh	352	1 474	3,5	12	68	6,0	5	3	✓	✓
1 Portion (Beilage), 50 g	176	737	3,5	6	34	3,0	3	1	✓	✓
1 Portion (Hauptmahlzeit), 100 g	352	1 474	3,5	12	68	6,0	5	3	✓	✓
Nudeln mit Ei, gekocht	126	527	1,3	4	24	2,0	2	1	✓	✓
1 Portion (Beilage), 150 g	189	791	1,3	7	37	3,5	3	2	✓	✓
1 Portion (Hauptmahlzeit), 300 g	378	1 582	1,3	13	73	6,5	6	3	✓	✓
Vollkornnudeln, roh	323	1 351	3,2	13	61	5,5	12	3	✓	✓
1 Portion (Beilage), 50 g	161	676	3,2	7	30	3,0	6	1	✓	✓
1 Portion (Hauptmahlzeit), 100 g	323	1 351	3,2	13	61	5,5	12	3	✓	✓
Vollkornnudeln, gekocht	139	581	1,4	6	26	2,5	5	1	✓	✓
1 Portion (Beilage), 150 g	208	872	1,4	9	39	3,5	8	2	✓	✓
1 Portion (Hauptmahlzeit), 300 g	417	1 743	1,4	17	78	7,0	16	3	✓	✓
GETREIDE-/NUDELGERICHTE										
Cannelloni mit Soße	139	583	1,4	7	10	1,0	1	8	4	3
1 Portion, 400 g	558	2 333	1,4	29	38	3,5	4	32	15	11

mehrfach unges. FS	Cholesterin	A (RÄ)	E (TÄ)	C	Folsäure	Natrium	Kalium	Kalzium	Magnesium	Eisen	Lebensmittel
g	mg	µg	mg	mg	µg	mg	mg	mg	mg	mg	**Getreide und Getreideerzeugnisse** jeweils essb. Anteil | **Zeile 1: pro 100 g** | Zeile 2: pro Portion

GETREIDE, MEHL, MAHLPRODUKTE

mehrfach unges. FS	Cholesterin	A (RÄ)	E (TÄ)	C	Folsäure	Natrium	Kalium	Kalzium	Magnesium	Eisen	Lebensmittel
2	0	1	2,7	0	330	28	1390	76	590	12,9	**Weizenkleie**
↙	0	↙	0,2	0	20	2	83	5	35	0,8	1 EL, 6 g
1	0	0	0,3	0	10	2	108	15	20	1,5	**Weizenmehl Type 405**
↙	0	0	↙	0	2	↙	16	2	3	0,2	1 EL, 15 g
1	0	0	0,3	0	16	3	126	16	10	1,5	**Weizenmehl Type 550**
↙	0	0	↙	0	2	↙	19	2	2	0,2	1 EL, 15 g
1	0	0	0,6	0	22	2	203	14	53	2,9	**Weizenmehl Type 1050**
↙	0	0	0,1	0	3	↙	30	2	8	0,4	1 EL, 15 g
1	0	1	2,1	0	50	2	290	41	140	4,0	**Weizenvollkornmehl**
↙	0	↙	0,3	0	8	↙	44	6	21	0,6	1 EL, 15 g
1	0	1	2,1	0	50	2	290	41	140	4,0	**Weizenvollkornbackschrot**
↙	0	↙	0,3	0	8	↙	44	6	21	0,6	1 EL, 15 g

STÄRKEMEHLE

mehrfach unges. FS	Cholesterin	A (RÄ)	E (TÄ)	C	Folsäure	Natrium	Kalium	Kalzium	Magnesium	Eisen	Lebensmittel
↙	0	0	0	0	0	8	15	35	6	1,8	**Kartoffelstärke**
↙	0	0	0	0	0	1	2	5	1	0,3	1 EL, 15 g
↙	0	0	0	0	0	3	7	0	2	0,5	**Maisstärke**
↙	0	0	0	0	0	↙	1	0	↙	0,1	1 EL, 15 g
↙	0	0	0	0	0	320	60	15	7	1,4	**Puddingpulver zum Kochen i. D.**
↙	0	0	0	0	0	128	24	6	3	0,6	1 Päckchen, 40 g
↙	0	0	0	0	0	61	8	20	20	↙	**Reisstärke**
↙	0	0	0	0	0	9	1	3	3	↙	1 EL, 15 g
↙	0	0	0	0	0	2	16	0	4	↙	**Weizenstärke**
↙	0	0	0	0	0	↙	2	0	1	↙	1 EL, 15 g

NUDELN (TEIGWAREN)

mehrfach unges. FS	Cholesterin	A (RÄ)	E (TÄ)	C	Folsäure	Natrium	Kalium	Kalzium	Magnesium	Eisen	Lebensmittel
1	0	0	0,3	0	31	5	200	22	56	1,5	**Nudeln (Hartweizennudeln o. Ei), roh**
↙	0	0	0,2	0	16	3	100	11	28	0,8	1 Portion (Beilage), 50 g
1	0	0	0,3	0	31	5	200	22	56	1,5	1 Portion (Hauptmahlzeit), 100 g
↙	0	0	0,1	0	10	51	59	10	22	0,5	**Nudeln (Hartweizennudeln o. Ei), gekocht**
↙	0	0	0,2	0	15	77	89	15	33	0,8	1 Portion (Beilage), 150 g
1	0	0	0,3	0	30	153	177	30	66	1,5	1 Portion (Hauptmahlzeit), 300 g
1	94	63	0,2	0	11	17	164	27	67	1,6	**Nudeln mit Ei, roh**
1	47	32	0,1	0	6	9	82	14	34	0,8	1 Portion (Beilage), 50 g
1	94	63	0,2	0	11	17	164	27	67	1,6	1 Portion (Hauptmahlzeit), 100 g
1	34	23	0,1	0	3	53	40	10	21	0,5	**Nudeln mit Ei, gekocht**
1	51	35	0,2	0	5	80	60	15	32	0,8	1 Portion (Beilage), 150 g
2	102	69	0,3	0	9	159	120	30	63	1,5	1 Portion (Hauptmahlzeit), 300 g
1	0	0	0,3	0	40	5	390	34	120	3,9	**Vollkornnudeln, roh**
1	0	0	0,2	0	20	3	195	17	60	2,0	1 Portion (Beilage), 50 g
1	0	0	0,3	0	40	5	390	34	120	3,9	1 Portion (Hauptmahlzeit), 100 g
1	0	0	0,1	0	13	51	106	14	46	1,3	**Vollkornnudeln, gekocht**
1	0	0	0,2	0	20	77	159	21	69	2,0	1 Portion (Beilage), 150 g
2	0	0	0,3	0	39	153	318	42	138	3,9	1 Portion (Hauptmahlzeit), 300 g

GETREIDE-/NUDELGERICHTE

mehrfach unges. FS	Cholesterin	A (RÄ)	E (TÄ)	C	Folsäure	Natrium	Kalium	Kalzium	Magnesium	Eisen	Lebensmittel
1	20	149	0,9	3	10	222	134	97	17	0,7	**Cannelloni mit Soße**
4	79	596	3,4	13	40	888	537	386	68	2,7	1 Portion, 400 g

Getreide

Lebensmittel	Energie			Eiweiß	Kohlenhydrate			Fett/Fettsäuren (FS)		
Getreide und Getreideerzeugnisse	Energie		Energie-dichte	Eiweiß	Kohlen-hydrate	KH-Port.	Ballast-stoffe	Fett	gesättigte FS	einfach unges. FS
jeweils essb. Anteil | Zeile 1: pro 100 g | Zeile 2: pro Portion	kcal	kJ	kcal/g	g	g		g	g	g	g
GETREIDE-/NUDELGERICHTE										
Getreidebratling, gebraten	168	702	1,7	5	15	1,5	2	10	4	4
1 Bratling, 125 g	210	878	1,7	6	19	1,5	3	12	5	5
Käsespätzle	250	1044	2,5	11	24	2,0	1	12	7	4
1 Portion, 250 g	624	2610	2,5	28	60	5,5	4	30	17	9
Lasagne mit Gemüse (vegetarisch)	174	726	1,7	6	12	1,0	1	11	5	4
1 Portion, 400 g	695	2906	1,7	25	47	4,5	4	45	22	15
Lasagne mit Hackfleisch (Bolognese)	210	880	2,1	9	12	1,0	1	14	7	5
1 Portion, 400 g	842	3521	2,1	36	47	4,5	4	57	26	20
Maultaschen	175	731	1,7	10	16	1,5	1	8	3	3
1 Maultasche, 50 g	87	366	1,7	5	8	0,5	1	4	2	2
Nudelpfanne Bami Goreng	136	569	1,4	12	13	1,0	2	4	1	1
1 Portion, 350 g	476	1991	1,4	40	47	4,5	5	14	2	5
Pfannkuchen ohne Füllung/Zucker	169	705	1,7	7	18	1,5	1	8	2	3
1 Pfannkuchen, 230 g	388	1622	1,7	15	41	4,0	2	18	5	7
Pfannkuchen mit Apfel und Zucker	153	638	1,5	5	20	2,0	1	6	2	2
1 Pfannkuchen, 250 g	381	1595	1,5	12	51	4,5	3	14	4	5
Pfannkuchen mit Gemüse	142	593	1,4	6	15	1,5	1	6	2	2
1 Pfannkuchen, 250 g	355	1483	1,4	15	37	3,5	3	16	5	6
Porridge	129	540	1,3	3	18	1,5	1	5	3	2
1 Portion, 250 g	323	1350	1,3	7	44	4,0	2	13	7	4
Ravioli mit Hackfleischfüllung	258	1079	2,6	14	25	2,5	2	11	3	5
1 Portion, 250 g	645	2697	2,6	35	63	5,5	4	28	7	12
Reispfanne Nasi Goreng	134	561	1,3	9	13	1,0	1	5	1	2
1 Portion, 250 g	336	1404	1,3	22	31	3,0	1	13	3	6
Risotto, Gemüserisotto	105	438	1,0	2	15	1,5	1	4	1	2
1 Portion, 250 g	262	1096	1,0	5	38	3,5	3	10	1	4
Semmelknödel	163	680	1,6	7	21	2,0	1	6	2	2
2 Knödel, 190 g	309	1293	1,6	13	40	3,5	2	11	5	4
Spaghetti Bolognese	152	634	1,5	9	14	1,5	1	6	2	3
1 Portion (Nudeln + Soße), 350 g	531	2220	1,5	31	51	4,5	5	22	8	11
Spaghetti Carbonara	187	783	1,9	8	20	2,0	2	8	4	3
1 Portion (Nudeln + Soße), 350 g	655	2742	1,9	30	72	6,5	5	28	14	9
Tortellini mit Fleischfüllung	244	1021	2,4	18	21	2,0	1	10	4	3
1 Portion, 250 g	610	2553	2,4	46	52	4,5	3	24	11	8
Tortellini mit Ricottafüllung	215	897	2,1	10	22	2,0	2	9	5	3
1 Portion, 250 g	536	2244	2,1	26	56	5,0	4	23	12	7
GETREIDE-/NUDELGERICHTE, MARKENPRODUKTE										
Express Naturreis mit Gemüse, Uncle Ben's	172	723	1,7	4	27	2,5	2	5	1	ø
1 Portion, 250 g	430	1808	1,7	10	68	6,0	5	13	4	ø
Express Indisch (Reisgericht), Uncle Ben's	154	652	1,5	3	30	3,0	1	2	✓	ø
1 Portion, 250 g	385	1630	1,5	9	76	7,0	2	5	1	ø
Express Risi Bisi (Reisgericht), Uncle Ben's	148	627	1,5	3	30	2,5	1	2	✓	ø
1 Portion, 250 g	370	1568	1,5	8	74	6,5	2	5	1	ø
Mirácoli Spaghetti Tomate-Basilikum	122	515	1,2	4	21	2,0	1	2	1	ø
1 Portion, 325 g	397	1674	1,2	14	67	6,0	4	8	4	ø
Nudeltopf mit Huhn, Maggi	92	384	0,9	4	7	0,5	ø	6	ø	ø
1 Portion, 325 g	299	1248	0,9	12	22	2,0	ø	18	ø	ø

mehrfach unges. FS g	Choles-terin mg	Vitamine A (RÄ) µg	E (TÄ) mg	C mg	Folsäure µg	Mineralstoffe Natrium mg	Kalium mg	Kalzium mg	Magne-sium mg	Eisen mg	Lebensmittel Getreide und Getreideerzeugnisse
											jeweils essb. Anteil | Zeile 1: pro 100 g | Zeile 2: pro Portion
											GETREIDE-/NUDELGERICHTE
1	51	289	0,4	1	19	288	202	17	36	1,1	Getreidebratling, gebraten
2	64	362	0,5	1	24	360	253	21	45	1,4	1 Bratling, 125 g
1	82	138	0,6	1	20	452	91	199	18	0,8	Käsespätzle
2	205	346	1,5	1	50	1130	228	497	45	2,0	1 Portion, 250 g
1	54	175	1,6	7	20	365	156	107	16	0,7	Lasagne mit Gemüse (vegetarisch)
6	215	701	6,5	27	81	1461	624	429	64	2,6	1 Portion, 400 g
2	58	203	1,8	2	10	313	146	95	14	1,0	Lasagne mit Hackfleisch (Bolognese)
7	230	810	7,2	9	39	1250	584	380	57	4,0	1 Portion, 400 g
1	81	70	0,6	2	13	237	109	20	12	1,1	Maultaschen
✓	41	35	0,3	1	7	119	54	10	6	0,6	1 Maultasche, 50 g
2	60	101	1,7	1	5	288	169	33	27	0,9	Nudelpfanne Bami Goreng
5	210	352	5,9	3	19	1008	592	115	96	3,3	1 Portion, 350 g
2	92	84	1,6	1	19	58	136	80	13	0,8	Pfannkuchen ohne Füllung/Zucker
4	212	192	3,7	2	43	134	312	184	31	1,8	1 Pfannkuchen, 230 g
1	67	62	1,3	3	15	43	131	59	11	0,7	Pfannkuchen mit Apfel und Zucker
4	166	155	3,3	9	38	107	328	148	28	1,8	1 Pfannkuchen, 250 g
2	76	207	1,6	10	29	120	224	88	21	1,4	Pfannkuchen mit Gemüse
4	190	518	4,0	25	73	300	559	220	53	3,5	1 Pfannkuchen, 250 g
1	13	50	0,3	✓	7	110	84	42	15	0,7	Porridge
1	33	125	0,8	1	17	275	210	106	37	1,8	1 Portion, 250 g
3	119	147	2,2	1	17	322	155	25	17	1,8	Ravioli mit Hackfleischfüllung
6	298	369	5,5	2	43	805	389	63	42	4,5	1 Portion, 250 g
2	48	41	1,3	6	12	276	101	15	23	0,8	Reispfanne Nasi Goreng
4	119	102	3,3	14	30	689	253	36	57	2,0	1 Portion, 250 g
2	0	140	1,6	11	9	408	73	11	19	0,5	Risotto, Gemüserisotto
4	0	350	4,0	27	22	1020	182	27	47	1,3	1 Portion, 250 g
1	99	93	0,7	2	18	364	119	61	15	0,9	Semmelknödel
1	188	177	1,3	4	34	691	226	115	29	1,7	2 Knödel, 190 g
1	17	60	0,5	2	7	202	121	46	18	0,8	Spaghetti Bolognese
2	59	208	1,7	6	25	707	424	160	63	2,7	1 Portion (Nudeln + Soße), 350 g
1	52	80	0,4	✓	13	227	79	78	21	0,7	Spaghetti Carbonara
2	183	280	1,4	✓	46	795	277	272	73	2,3	1 Portion (Nudeln + Soße), 350 g
1	131	133	0,8	3	18	464	162	197	25	1,3	Tortellini mit Fleischfüllung
2	327	331	2,0	6	46	1159	405	492	62	3,3	1 Portion, 250 g
1	113	277	1,0	4	28	248	157	157	19	1,5	Tortellini mit Ricottafüllung
2	281	691	2,5	10	71	620	393	392	49	3,7	1 Portion, 250 g
											GETREIDE-/NUDELGERICHTE, MARKENPRODUKTE
ø	ø	ø	ø	ø	ø	400	ø	ø	ø	ø	Express Naturreis mit Gemüse, Uncle Ben's
ø	ø	ø	ø	ø	ø	1000	ø	ø	ø	ø	1 Portion, 250 g
ø	ø	ø	ø	ø	ø	600	ø	ø	ø	ø	Express Indisch (Reisgericht), Uncle Ben's
ø	ø	ø	ø	ø	ø	1500	ø	ø	ø	ø	1 Portion, 250 g
ø	ø	ø	ø	ø	ø	630	ø	ø	ø	ø	Express Risi Bisi (Reisgericht), Uncle Ben's
ø	ø	ø	ø	ø	ø	1575	ø	ø	ø	ø	1 Portion, 250 g
ø	ø	ø	ø	ø	ø	200	ø	ø	ø	ø	Mirácoli Spaghetti Tomate-Basilikum
ø	ø	ø	ø	ø	ø	650	ø	ø	ø	ø	1 Portion, 325 g
ø	ø	ø	ø	ø	ø	ø	ø	ø	ø	ø	Nudeltopf mit Huhn, Maggi
ø	ø	ø	ø	ø	ø	ø	ø	ø	ø	ø	1 Portion, 325 g

Getreide

Lebensmittel **Getreide und Getreideerzeugnisse** jeweils essb. Anteil | **Zeile 1: pro 100 g** | Zeile 2: pro Portion	Energie		Energie-dichte	Eiweiß	Kohlenhydrate			Fett/Fettsäuren (FS)		
	Energie			Eiweiß	Kohlen-hydrate	KH-Port.	Ballast-stoffe	Fett	gesättigte FS	einfach unges. FS
	kcal	kJ	kcal/g	g	g		g	g	g	g
GETREIDE-/NUDELGERICHTE, MARKENPRODUKTE										
Ravioli „Bolognese", Maggi	87	365	0,9	3	11	1,0	ø	3	ø	ø
1 Portion, 340 g	296	1 241	0,9	11	37	3,5	ø	12	ø	ø
Röstzwiebelknödel aus Semmelbrot, Pfanni	139	585	1,4	3	21	2,0	1	4	ø	ø
2 zubereitete Knödel, 190 g	264	1 112	1,4	6	40	3,5	2	8	ø	ø
Semmelknödel Klassisch, Pfanni	139	585	1,4	4	23	2,0	1	4	1	ø
2 zubereitete Knödel, 190 g	264	1 112	1,4	8	44	4,0	2	8	2	ø
Speckknödel aus Semmelbrot, Pfanni	156	655	1,6	4	20	2,0	1	7	ø	ø
2 zubereitete Knödel, 190 g	296	1 245	1,6	8	38	3,5	2	13	ø	ø
BRÖTCHEN UND CROISSANTS										
Bagel	230	963	2,3	7	45	4,0	3	3	1	1
1 Bagel, 70 g	161	674	2,3	5	31	3,0	2	2	✓	1
Baguettebrötchen	248	1 038	2,5	7	51	4,5	3	1	✓	✓
1 Brötchen, 65 g	161	675	2,5	5	33	3,0	2	1	✓	✓
Brötchen (Semmeln)	248	1 038	2,5	7	51	4,5	3	1	✓	✓
1 Brötchen, 45 g	112	467	2,5	3	23	2,0	1	1	✓	✓
Brötchen mit Kümmel	252	1 056	2,5	8	50	4,5	4	2	✓	1
1 Brötchen, 45 g	114	475	2,5	4	23	2,0	2	1	✓	✓
Brötchen mit Mohn	259	1 083	2,6	8	48	4,5	4	3	1	1
1 Brötchen, 45 g	117	487	2,6	4	22	2,0	2	2	✓	✓
Brötchen mit Sesam	263	1 101	2,6	8	49	4,5	4	4	1	1
1 Brötchen, 45 g	118	495	2,6	4	22	2,0	2	2	✓	1
Butterhörnchen	290	1 215	2,9	7	45	4,0	3	9	5	3
1 Hörnchen, 50 g	145	608	2,9	4	22	2,0	1	4	2	1
Croissant	508	2 126	5,1	7	45	4,0	3	34	15	11
1 Croissant, 65 g	330	1 382	5,1	5	29	2,5	2	22	10	7
Laugenbrezel/-brötchen/-stange	226	946	2,3	7	45	4,0	2	2	1	✓
1 Brezel, 85 g	192	804	2,3	6	39	3,5	2	2	1	✓
Mehrkornbrötchen	238	994	2,4	9	42	4,0	7	4	1	1
1 Brötchen, 65 g	154	646	2,4	6	27	2,5	4	2	✓	✓
Milchbrötchen	280	1 169	2,8	7	44	4,0	2	8	3	3
1 Brötchen, 45 g	126	526	2,8	3	20	2,0	1	4	2	1
Milchbrötchen mit Rosinen	297	1 241	3,0	7	48	4,5	3	8	4	3
1 Brötchen, 45 g	133	558	3,0	3	22	2,0	1	4	2	1
Roggenbrötchen	223	933	2,2	6	46	4,0	6	1	✓	✓
1 Brötchen, 60 g	134	560	2,2	4	28	2,5	4	1	✓	✓
Schokoladen-Croissant	494	2 068	4,9	8	48	4,5	4	30	15	9
1 Croissant, 80 g	395	1 655	4,9	6	38	3,5	3	24	12	8
Vollkornbrötchen	222	928	2,2	8	43	4,0	7	2	✓	✓
1 Brötchen, 65 g	144	603	2,2	5	28	2,5	4	1	✓	✓
BROT										
Baguette	248	1 038	2,5	7	51	4,5	3	1	✓	✓
1 Scheibe, 30 g	74	311	2,5	2	15	1,5	1	✓	✓	✓
Fladenbrot	235	985	2,4	7	48	4,5	3	1	✓	✓
1 Stück, 40 g	94	394	2,4	3	19	2,0	1	1	✓	✓
Grahambrot (Weizenvollkornbrot)	213	889	2,1	8	41	4,0	6	2	✓	✓
1 Scheibe, 40 g	85	356	2,1	3	17	1,5	3	1	✓	✓

mehrfach unges. FS	Choles-terin	Vitamine A (RÄ)	E (TÄ)	C	Folsäure	Mineralstoffe Natrium	Kalium	Kalzium	Magne-sium	Eisen	Lebensmittel Getreide und Getreideerzeugnisse
g	mg	µg	mg	mg	µg	mg	mg	mg	mg	mg	jeweils essb. Anteil | **Zeile 1: pro 100 g** | Zeile 2: pro Portion
											GETREIDE-/NUDELGERICHTE, MARKENPRODUKTE
ø	ø	ø	ø	ø	ø	ø	ø	ø	ø	ø	Ravioli „Bolognese", Maggi
ø	ø	ø	ø	ø	ø	ø	ø	ø	ø	ø	1 Portion, 340 g
ø	ø	ø	ø	ø	ø	430	ø	ø	ø	ø	Röstzwiebelknödel aus Semmelbrot, Pfanni
ø	ø	ø	ø	ø	ø	817	ø	ø	ø	ø	2 zubereitete Knödel, 190 g
ø	ø	ø	ø	ø	ø	450	ø	ø	ø	ø	Semmelknödel Klassisch, Pfanni
ø	ø	ø	ø	ø	ø	855	ø	ø	ø	ø	2 zubereitete Knödel, 190 g
ø	ø	ø	ø	ø	ø	380	ø	ø	ø	ø	Speckknödel aus Semmelbrot, Pfanni
ø	ø	ø	ø	ø	ø	722	ø	ø	ø	ø	2 zubereitete Knödel, 190 g
											BRÖTCHEN UND CROISSANTS
1	28	20	0,3	0	44	147	95	33	22	1,4	Bagel
1	20	14	0,2	0	31	103	66	23	16	1,0	1 Bagel, 70 g
1	0	4	0,4	0	9	451	100	16	21	1,3	Baguettebrötchen
✓	0	3	0,3	0	6	293	65	10	14	0,8	1 Brötchen, 65 g
1	0	4	0,4	0	9	451	100	16	21	1,3	Brötchen (Semmeln)
✓	0	2	0,2	0	4	203	45	7	9	0,6	1 Brötchen, 45 g
1	0	5	0,3	0	8	436	146	49	29	1,9	Brötchen mit Kümmel
✓	0	2	0,2	0	4	196	66	22	13	0,8	1 Brötchen, 45 g
2	0	4	0,5	0	11	430	129	85	36	1,7	Brötchen mit Mohn
1	0	2	0,2	0	5	194	58	38	16	0,8	1 Brötchen, 45 g
2	0	4	0,5	0	11	431	118	50	37	1,7	Brötchen mit Sesam
1	0	2	0,2	0	5	194	53	23	17	0,8	1 Brötchen, 45 g
1	44	76	0,5	0	45	177	119	32	14	1,2	Butterhörnchen
✓	22	38	0,2	0	22	88	59	16	7	0,6	1 Hörnchen, 50 g
6	26	254	5,4	✓	22	371	135	50	16	1,0	Croissant
4	17	165	3,5	✓	14	241	88	33	10	0,7	1 Croissant, 65 g
1	0	ø	0,4	0	9	500	100	17	18	0,9	Laugenbrezel/-brötchen/-stange
✓	0	ø	0,3	0	8	425	85	14	15	0,8	1 Brezel, 85 g
2	0	1	2,9	0	26	517	243	34	108	2,8	Mehrkornbrötchen
1	0	1	1,9	0	17	336	158	22	70	1,8	1 Brötchen, 65 g
1	35	71	1,0	1	42	109	122	45	17	1,1	Milchbrötchen
1	16	32	0,5	✓	19	49	55	20	8	0,5	1 Brötchen, 45 g
1	14	62	1,0	1	74	19	160	39	17	1,1	Milchbrötchen mit Rosinen
1	6	28	0,5	✓	33	9	72	18	8	0,5	1 Brötchen, 45 g
1	0	0	0,6	0	23	452	229	20	50	2,2	Roggenbrötchen
✓	0	0	0,4	0	14	271	137	12	30	1,3	1 Brötchen, 60 g
4	20	192	4,1	1	20	293	272	77	43	1,7	Schokoladen-Croissant
3	16	153	3,3	✓	16	234	217	62	35	1,4	1 Croissant, 80 g
1	0	1	1,3	0	23	541	221	31	95	2,7	Vollkornbrötchen
✓	0	1	0,8	0	15	352	144	20	62	1,8	1 Brötchen, 65 g
											BROT
1	0	4	0,4	0	9	451	100	16	21	1,3	Baguette
✓	0	1	0,1	0	3	135	30	5	6	0,4	1 Scheibe, 30 g
1	0	4	0,3	0	17	428	95	15	20	1,3	Fladenbrot
✓	0	2	0,1	0	7	171	38	6	8	0,5	1 Stück, 40 g
1	0	1	1,2	0	34	424	222	30	91	2,7	Grahambrot (Weizenvollkornbrot)
✓	0	✓	0,5	0	14	170	89	12	36	1,1	1 Scheibe, 40 g

Getreide

Lebensmittel / Getreide und Getreideerzeugnisse	Energie		Energie-dichte	Eiweiß	Kohlen-hydrate	KH-Port.	Ballast-stoffe	Fett	gesättigte FS	einfach unges. FS
jeweils essb. Anteil | Zeile 1: pro 100 g | Zeile 2: pro Portion	kcal	kJ	kcal/g	g	g		g	g	g	g
BROT										
Kartoffelbrot	217	909	2,2	7	44	4,0	3	1	✓	✓
1 Scheibe, 45 g	98	409	2,2	3	20	2,0	1	✓	✓	✓
Knäckebrot (Mehrkorn)	343	1436	3,4	9	72	6,5	8	2	✓	✓
1 Scheibe, 10 g	34	144	3,4	1	7	0,5	1	✓	✓	✓
Knäckebrot (Roggenvollkorn)	336	1405	3,4	10	70	6,5	9	2	✓	✓
1 Scheibe, 10 g	34	140	3,4	1	7	0,5	1	✓	✓	✓
Leinsamenbrot	196	818	2,0	7	36	3,5	10	2	✓	✓
1 Scheibe, 40 g	78	327	2,0	3	14	1,5	4	1	✓	✓
Mehrkornbrot	219	915	2,2	6	46	4,0	5	1	✓	✓
1 Scheibe, 45 g	98	412	2,2	3	21	2,0	2	✓	✓	✓
Pumpernickel	188	786	1,9	7	38	3,5	9	1	✓	✓
1 Scheibe, 40 g	75	314	1,9	3	15	1,5	3	✓	✓	✓
Roggenbrot	211	883	2,1	6	44	4,0	6	1	✓	✓
1 Scheibe, 45 g	95	397	2,1	3	20	2,0	3	✓	✓	✓
Roggenmischbrot	210	880	2,1	6	44	4,0	5	1	✓	✓
1 Scheibe, 45 g	95	396	2,1	3	20	2,0	2	✓	✓	✓
Roggenvollkornbrot (Roggenschrotbrot)	186	777	1,9	6	38	3,5	7	1	✓	✓
1 Scheibe, 50 g	93	388	1,9	3	19	1,5	4	✓	✓	✓
Rosinenbrot (Weißbrot mit Rosinen, Stuten)	241	1007	2,4	7	50	4,5	3	1	✓	✓
1 Scheibe, 40 g	96	403	2,4	3	20	2,0	1	✓	✓	✓
Sonnenblumenkernbrot	204	853	2,0	7	37	3,5	9	3	✓	1
1 Scheibe, 40 g	82	341	2,0	3	15	1,5	3	1	✓	✓
Steinmetzbrot	209	874	2,1	6	44	4,0	5	1	✓	✓
1 Scheibe, 45 g	94	393	2,1	3	20	2,0	2	✓	✓	✓
Toastbrot	253	1060	2,5	7	48	4,5	3	3	1	1
1 Scheibe, 30 g	76	318	2,5	2	14	1,5	1	1	✓	✓
Vollkorn-Toastbrot	238	996	2,4	8	45	4,0	7	3	✓	✓
1 Scheibe, 30 g	71	299	2,4	2	14	1,0	2	1	✓	✓
Weißbrot (Weizenbrot)	235	985	2,4	7	48	4,5	3	1	✓	✓
1 Scheibe, 40 g	94	394	2,4	3	19	1,5	1	1	✓	✓
Weizenmischbrot	219	917	2,2	7	45	4,0	4	1	✓	✓
1 Scheibe, 40 g	88	367	2,2	3	18	1,5	2	✓	✓	✓
BROT, MARKENPRODUKTE										
Crisp Original, Wasa	315	1330	3,2	11	63	5,5	16	2	✓	ø
1 Scheibe, 10 g	32	135	3,2	1	6	0,5	2	✓	✓	ø
Knusperbrot Crisp'n light Roggen, Wasa	355	1520	3,6	11	73	6,5	7	2	1	ø
1 Scheibe, 7 g	24	100	3,6	1	5	0,5	1	✓	✓	ø
Sandwich Käse & Schnittlauch, Wasa	470	1950	4,7	9	48	4,5	9	26	18	ø
1 Scheibe (½ Portionspackung), 19 g	85	360	4,7	2	9	1,0	2	5	4	ø
Skorpa (Sesam-), Wasa	385	1620	3,9	11	63	5,5	9	10	2	ø
1 Scheibe, 10 g	40	170	3,9	1	7	0,5	1	1	✓	ø
Vollkorn-Knäckebrot, Wasa	320	1350	3,2	9	66	6,0	15	2	✓	ø
1 Scheibe, 13 g	40	180	3,2	1	9	1,0	2	✓	✓	ø
Mjölk, Wasa	320	1350	3,2	12	63	5,5	15	3	1	ø
1 Scheibe, 8 g	25	120	3,2	1	5	0,5	1	✓	✓	ø

mehrfach unges. FS	Cholesterin	Vitamine A (RÄ)	E (TÄ)	C	Folsäure	Mineralstoffe Natrium	Kalium	Kalzium	Magnesium	Eisen	Lebensmittel — Getreide und Getreideerzeugnisse
g	mg	µg	mg	mg	µg	mg	mg	mg	mg	mg	jeweils essb. Anteil | **Zeile 1: pro 100 g** | Zeile 2: pro Portion
											BROT
✓	2	5	0,2	4	37	224	187	29	20	1,1	Kartoffelbrot
✓	1	2	0,1	2	17	101	84	13	9	0,5	1 Scheibe, 45 g
1	0	0	1,1	0	38	622	254	38	69	2,8	Knäckebrot (Mehrkorn)
✓	0	0	0,1	0	4	62	25	4	7	0,3	1 Scheibe, 10 g
1	0	0	0,9	0	70	681	345	30	75	3,3	Knäckebrot (Roggenvollkorn)
✓	0	0	0,1	0	7	68	35	3	8	0,3	1 Scheibe, 10 g
1	0	4	1,1	0	35	412	299	30	68	2,9	Leinsamenbrot
1	0	2	0,4	0	14	165	120	12	27	1,2	1 Scheibe, 40 g
✓	0	0	0,7	0	24	396	162	24	44	1,8	Mehrkornbrot
✓	0	0	0,3	0	11	178	73	11	20	0,8	1 Scheibe, 45 g
1	0	1	1,0	0	36	430	290	21	56	2,7	Pumpernickel
✓	0	✓	0,4	0	14	172	116	8	22	1,1	1 Scheibe, 40 g
✓	0	0	0,6	0	44	428	217	19	47	2,1	Roggenbrot
✓	0	0	0,3	0	20	193	98	9	21	0,9	1 Scheibe, 45 g
✓	0	0	0,7	0	23	422	153	23	38	1,5	Roggenmischbrot
✓	0	0	0,3	0	10	190	69	10	17	0,7	1 Scheibe, 45 g
✓	0	0	0,9	0	22	434	243	20	49	2,2	Roggenvollkornbrot (Roggenschrotbrot)
✓	0	0	0,5	0	11	217	122	10	25	1,1	1 Scheibe, 50 g
✓	0	4	0,4	0	16	394	152	16	20	1,2	Rosinenbrot (Weißbrot mit Rosinen, Stuten)
✓	0	2	0,2	0	6	158	61	6	8	0,5	1 Scheibe, 40 g
2	0	1	2,5	0	39	412	307	24	70	2,8	Sonnenblumenkernbrot
1	0	✓	1,0	0	16	165	123	10	28	1,1	1 Scheibe, 40 g
✓	0	0	0,7	0	23	422	166	23	40	1,6	Steinmetzbrot
✓	0	0	0,3	0	10	190	75	10	18	0,7	1 Scheibe, 45 g
1	0	20	0,7	0	25	435	125	33	13	1,2	Toastbrot
✓	0	6	0,2	0	8	131	38	10	4	0,4	1 Scheibe, 30 g
2	0	25	1,7	0	ø	750	320	55	56	1,6	Vollkorn-Toastbrot
1	0	8	0,5	0	ø	225	96	17	17	0,5	1 Scheibe, 30 g
1	0	4	0,3	0	17	428	95	15	20	1,3	Weißbrot (Weizenbrot)
✓	0	2	0,1	0	7	171	38	6	8	0,5	1 Scheibe, 40 g
✓	0	0	0,6	0	38	421	157	22	40	1,7	Weizenmischbrot
✓	0	0	0,2	0	15	168	63	9	16	0,7	1 Scheibe, 40 g
											BROT, MARKENPRODUKTE
ø	ø	ø	ø	ø	ø	700	ø	ø	130	2,0	Crisp Original, Wasa
ø	ø	ø	ø	ø	ø	70	ø	ø	10	0,2	1 Scheibe, 10 g
ø	ø	ø	ø	ø	ø	600	ø	ø	ø	ø	Knusperbrot Crisp'n light Roggen, Wasa
ø	ø	ø	ø	ø	ø	40	ø	ø	ø	ø	1 Scheibe, 7 g
ø	ø	ø	ø	ø	ø	600	ø	ø	ø	ø	Sandwich Käse & Schnittlauch, Wasa
ø	ø	ø	ø	ø	ø	100	ø	ø	ø	ø	1 Scheibe (½ Portionspackung), 19 g
ø	ø	ø	ø	ø	ø	400	ø	ø	ø	ø	Skorpa (Sesam-), Wasa
ø	ø	ø	ø	ø	ø	40	ø	ø	ø	ø	1 Scheibe, 10 g
ø	ø	ø	ø	ø	ø	400	ø	ø	ø	ø	Vollkorn-Knäckebrot, Wasa
ø	ø	ø	ø	ø	ø	50	ø	ø	ø	ø	1 Scheibe, 13 g
ø	ø	ø	ø	ø	ø	500	ø	ø	ø	ø	Mjölk, Wasa
ø	ø	ø	ø	ø	ø	40	ø	ø	ø	ø	1 Scheibe, 8 g

Getreide

Lebensmittel	Energie			Eiweiß	Kohlenhydrate			Fett/Fettsäuren (FS)		
Getreide und Getreideerzeugnisse	Energie		Energie-dichte	Eiweiß	Kohlen-hydrate	KH-Port.	Ballast-stoffe	Fett	gesättigte FS	einfach unges. FS
jeweils essb. Anteil | Zeile 1: pro 100 g | Zeile 2: pro Portion	kcal	kJ	kcal/g	g	g		g	g	g	g
CEREALIEN										
Cornflakes	356	1488	3,6	7	79	7,0	4	1	✓	✓
1 Portion (trocken), 30 g	107	446	3,6	2	24	2,0	1	✓	✓	✓
Früchte-Müsli	340	1423	3,4	10	60	5,5	9	6	1	3
1 Portion (trocken), 50 g	170	711	3,4	5	30	2,5	4	3	✓	1
Müsli-Basismischung	352	1471	3,5	10	60	5,5	8	7	1	4
1 Portion (trocken), 50 g	176	736	3,5	5	30	2,5	4	4	1	2
Müsliriegel i. D.	375	1569	3,8	7	44	4,0	4	19	2	14
1 Riegel, 25 g	94	392	3,8	2	11	1,0	1	5	1	3
Müsli-Mandelriegel i. D.	454	1900	4,5	11	38	3,5	9	29	4	18
1 Riegel, 50 g	227	950	4,5	6	19	1,5	5	14	2	9
Müsli-Nussriegel i. D.	494	2067	4,9	9	38	3,5	6	34	3	24
1 Riegel, 50 g	247	1033	4,9	4	19	1,5	3	17	1	12
Nuss-Müsli	404	1691	4,0	13	44	4,0	11	19	3	9
1 Portion (trocken), 50 g	202	845	4,0	7	22	2,0	5	10	1	4
Schoko-Müsli	390	1632	3,9	10	60	5,5	7	12	5	5
1 Portion (trocken), 50 g	195	816	3,9	5	30	2,5	3	6	2	2
CEREALIEN, MARKENPRODUKTE										
Corny free Apfel, Schwartau	317	1336	3,2	7	73	6,5	5	5	3	ø
1 Riegel, 25 g	79	334	3,2	2	18	1,5	1	1	1	ø
Corny Joghurt, Schwartau	432	1814	4,3	7	60	5,5	ø	18	ø	ø
1 Riegel, 25 g	108	453	4,3	2	15	1,5	ø	5	ø	ø
Corny Milchsandwich, Schwartau	432	1812	4,3	7	56	5,0	7	19	16	ø
1 Riegel, 30 g	130	544	4,3	2	17	1,5	2	6	5	ø
Corny Schoko, Schwartau	431	1810	4,3	7	62	5,5	ø	17	ø	ø
1 Riegel, 25 g	108	453	4,3	2	16	1,5	ø	4	ø	ø
Crunchy Nut Corn Flakes, Kellogg's	387	1640	3,9	6	85	7,5	2	3	1	ø
1 Portion (trocken), 30 g	116	492	3,9	2	26	2,5	1	1	✓	ø
Frosties Original, Kellogg's	371	1578	3,7	5	87	8,0	2	1	✓	ø
1 Portion (trocken), 30 g	111	473	3,7	1	26	2,5	1	✓	✓	ø
Haferkleie Flocken, Kölln	321	1352	3,2	19	42	4,0	18	9	2	4
1 Portion, 25 g	80	338	3,2	5	11	1,0	5	2	✓	1
Müsli Knusper Klassik, Kölln	432	1817	4,3	10	64	6,0	5	15	6	7
1 Portion (trocken), 40 g	173	727	4,3	4	26	2,5	2	6	2	3
Rice Krispies, Kellogg's	382	1620	3,8	7	85	7,5	1	2	✓	ø
1 Portion (trocken), 30 g	115	486	3,8	2	26	2,5	✓	✓	✓	ø
Smacks, Kellogg's	374	1587	3,7	7	82	7,5	5	2	1	ø
1 Portion (trocken), 30 g	112	476	3,7	2	25	2,0	1	1	✓	ø
Vollkorn Haferfleks, Kölln	381	1613	3,8	11	73	6,5	6	5	1	2
1 Portion (trocken), 40 g	152	645	3,8	4	29	2,5	2	2	✓	1
Weetabix Original	338	1432	3,4	12	68	6,0	10	2	1	ø
1 Portion (2 Weetabix, trocken), 38 g	127	537	3,4	4	26	2,5	4	1	✓	ø
Zauberfleks Schoko, Kölln	389	1644	3,9	7	77	7,0	5	6	3	2
1 Portion (trocken), 40 g	156	658	3,9	3	31	3,0	2	2	1	1
KUCHEN, TORTEN UND GEBÄCK										
Amerikaner	315	1317	3,1	5	53	5,0	1	9	3	4
1 Amerikaner, 100 g	315	1317	3,1	5	53	5,0	1	9	3	4

mehrfach unges. FS	Choles-terin	Vitamine A (RÄ)	E (TÄ)	C	Folsäure	Mineralstoffe Natrium	Kalium	Kalzium	Magne-sium	Eisen	Lebensmittel
g	mg	µg	mg	mg	µg	mg	mg	mg	mg	mg	**Getreide und Getreideerzeugnisse**
											jeweils essb. Anteil | Zeile 1: pro 100 g | Zeile 2: pro Portion

mehrfach unges. FS	Choles-terin	A (RÄ)	E (TÄ)	C	Folsäure	Natrium	Kalium	Kalzium	Magne-sium	Eisen	Lebensmittel
✓	0	28	0,2	0	6	938	120	13	14	2,0	Cornflakes
✓	0	8	0,1	0	2	281	36	4	4	0,6	1 Portion (trocken), 30 g
2	0	29	2,7	3	37	44	451	53	110	3,3	Früchte-Müsli
1	0	15	1,4	1	19	22	226	27	55	1,7	1 Portion (trocken), 50 g
2	0	10	3,4	2	44	100	421	51	109	3,3	Müsli-Basismischung
1	0	5	1,7	1	22	50	211	26	55	1,7	1 Portion (trocken), 50 g
3	0	18	7,3	2	28	5	365	77	84	2,2	Müsliriegel i. D.
1	0	5	1,8	1	7	1	91	19	21	0,5	1 Riegel, 25 g
5	0	21	12,3	6	50	69	544	147	127	3,2	Müsli-Mandelriegel i. D.
3	0	11	6,1	3	25	34	272	73	64	1,6	1 Riegel, 50 g
6	0	25	13,1	3	27	89	420	119	101	3,0	Müsli-Nussriegel i. D.
3	0	12	6,5	2	13	45	210	60	51	1,5	1 Riegel, 50 g
7	0	9	6,1	✓	51	9	488	129	185	4,5	Nuss-Müsli
4	0	5	3,1	✓	25	5	244	65	93	2,3	1 Portion (trocken), 50 g
2	2	16	2,1	1	31	61	377	73	104	3,2	Schoko-Müsli
1	1	8	1,1	✓	16	31	189	37	52	1,6	1 Portion (trocken), 50 g

mehrfach unges. FS	Choles-terin	A (RÄ)	E (TÄ)	C	Folsäure	Natrium	Kalium	Kalzium	Magne-sium	Eisen	Lebensmittel
ø	ø	ø	ø	ø	ø	210	ø	ø	ø	ø	Corny free Apfel, Schwartau
ø	ø	ø	ø	ø	ø	50	ø	ø	ø	ø	1 Riegel, 25 g
ø	ø	ø	ø	ø	ø	ø	ø	ø	ø	ø	Corny Joghurt, Schwartau
ø	ø	ø	ø	ø	ø	ø	ø	ø	ø	ø	1 Riegel, 25 g
ø	ø	ø	ø	ø	ø	320	ø	ø	ø	ø	Corny Milchsandwich, Schwartau
ø	ø	ø	ø	ø	ø	100	ø	ø	ø	ø	1 Riegel, 30 g
ø	ø	ø	ø	ø	ø	ø	ø	ø	ø	ø	Corny Schoko, Schwartau
ø	ø	ø	ø	ø	ø	ø	ø	ø	ø	ø	1 Riegel, 25 g
ø	ø	ø	ø	ø	334	450	ø	ø	ø	8,0	Crunchy Nut Corn Flakes, Kellogg's
ø	ø	ø	ø	ø	100	135	ø	ø	ø	2,4	1 Portion (trocken), 30 g
ø	ø	ø	ø	ø	166	450	ø	456	ø	8,0	Frosties Original, Kellogg's
ø	ø	ø	ø	ø	50	135	ø	137	ø	2,4	1 Portion (trocken), 30 g
3	0	ø	2,0	ø	ø	8	700	100	280	7,8	Haferkleie Flocken, Kölln
1	0	ø	0,5	ø	ø	2	175	25	70	2,0	1 Portion, 25 g
3	0	ø	2,5	ø	ø	189	260	36	110	3,3	Müsli Knusper Klassik, Kölln
1	0	ø	1,0	ø	ø	76	104	14	44	1,3	1 Portion (trocken), 40 g
ø	ø	ø	ø	ø	166	700	ø	ø	ø	8,0	Rice Krispies, Kellogg's
ø	ø	ø	ø	ø	50	210	ø	ø	ø	2,4	1 Portion (trocken), 30 g
ø	ø	ø	ø	ø	166	10	ø	264	ø	8,0	Smacks, Kellogg's
ø	ø	ø	ø	ø	50	3	ø	79	ø	2,4	1 Portion (trocken), 30 g
2	0	ø	0,8	ø	ø	451	342	44	134	3,3	Vollkorn Haferfleks, Kölln
1	0	ø	0,3	ø	ø	180	137	18	54	1,3	1 Portion (trocken), 40 g
ø	0	ø	ø	ø	170	260	ø	ø	ø	11,9	Weetabix Original
ø	0	ø	ø	ø	64	100	ø	ø	ø	4,5	1 Portion (2 Weetabix, trocken), 38 g
1	0	ø	0,2	ø	17	364	384	34	111	3,8	Zauberfleks Schoko, Kölln
✓	0	ø	0,1	ø	7	146	154	14	44	1,5	1 Portion (trocken), 40 g

mehrfach unges. FS	Choles-terin	A (RÄ)	E (TÄ)	C	Folsäure	Natrium	Kalium	Kalzium	Magne-sium	Eisen	Lebensmittel
2	50	89	1,7	✓	6	148	79	43	11	0,9	Amerikaner
2	50	89	1,7	✓	6	148	79	43	11	0,9	1 Amerikaner, 100 g

Getreide

Lebensmittel	Energie			Eiweiß	Kohlenhydrate			Fett/Fettsäuren (FS)		
Getreide und Getreideerzeugnisse	Energie		Energie-dichte	Eiweiß	Kohlen-hydrate	KH-Port.	Ballast-stoffe	Fett	gesättigte FS	einfach unges. FS
jeweils essb. Anteil | Zeile 1: pro 100 g | Zeile 2: pro Portion	kcal	kJ	kcal/g	g	g		g	g	g	g
KUCHEN, TORTEN UND GEBÄCK										
Apfelkuchen (Hefeteig)	144	604	1,4	3	25	2,5	2	3	2	1
1 Stück, 150 g	217	906	1,4	4	38	3,5	3	5	3	2
Apfelkuchen (Rührteig)	214	895	2,1	3	28	2,5	2	10	5	3
1 Stück, 150 g	321	1 342	2,1	5	43	4,0	2	14	8	4
Apfelkuchen, gedeckter (Mürbeteig)	229	959	2,3	3	34	3,0	2	9	2	4
1 Stück, 100 g	229	959	2,3	3	34	3,0	2	9	2	4
Apfelstrudel	218	912	2,2	3	36	3,0	3	7	3	3
1 Stück, 150 g	327	1 368	2,2	5	53	5,0	4	10	4	4
Apfeltasche (Blätterteig)	310	1 297	3,1	3	30	2,5	2	20	12	6
1 Apfeltasche, 70 g	217	908	3,1	2	21	2,0	1	14	8	4
Baumkuchen	427	1 786	4,3	4	52	4,5	1	22	12	8
1 Stück, 70 g	299	1 250	4,3	3	36	3,5	1	16	8	5
Berliner	323	1 350	3,2	8	43	4,0	2	13	7	4
1 Berliner, 60 g	194	810	3,2	5	26	2,5	1	8	4	2
Bienenstich, gefüllt	300	1 257	3,0	6	33	3,0	2	16	7	7
1 Stück, 120 g	360	1 508	3,0	7	40	3,5	3	19	9	8
Biskuitrolle mit Sahnefüllung	217	906	2,2	4	24	2,0	1	12	6	4
1 Stück, 80 g	173	725	2,2	3	19	2,0	1	9	5	3
Brownies	411	1 719	4,1	6	58	5,5	2	17	7	7
1 Stück, 45 g	185	774	4,1	3	26	2,5	1	8	3	3
Buttercremetorte i. D.	396	1 656	4,0	6	33	3,0	1	27	13	9
1 Stück, 100 g	396	1 656	4,0	6	33	3,0	1	27	13	9
Butterkuchen	373	1 559	3,7	7	42	4,0	3	20	10	8
1 Stück, 75 g	279	1 169	3,7	5	31	3,0	2	15	7	6
Cremetorte i. D.	316	1 323	3,2	4	31	3,0	1	19	11	6
1 Stück, 120 g	379	1 588	3,2	5	38	3,5	1	23	14	7
Donauwellen	313	1 308	3,1	4	31	3,0	2	19	11	6
1 Stück, 100 g	313	1 308	3,1	4	31	3,0	2	19	11	6
Donuts	344	1 440	3,4	7	46	4,0	2	15	6	5
1 Donut, 75 g	258	1 080	3,4	5	35	3,0	2	11	5	4
Eiserkuchen	443	1 854	4,4	5	54	5,0	2	23	6	11
1 Eiserkuchen, 30 g	133	556	4,4	1	16	1,5	✓	7	2	3
Frankfurter Kranz	364	1 521	3,6	5	32	3,0	2	24	13	8
1 Stück, 80 g	291	1 217	3,6	4	26	2,5	1	19	10	7
Früchtebrot	350	1 466	3,5	7	53	5,0	5	12	1	8
1 Stück, 50 g	175	733	3,5	3	26	2,5	2	6	1	4
Gewürzkuchen	360	1 508	3,6	7	48	4,5	1	16	5	7
1 Stück, 60 g	216	905	3,6	4	29	2,5	1	10	3	4
Hefegebäck (Hefeteilchen) i. D.	335	1 403	3,4	7	46	4,0	3	14	3	7
1 Hefegebäck, 70 g	235	982	3,4	5	32	3,0	2	10	2	5
Hefezopf mit Rosinen	302	1 263	3,0	8	47	4,0	3	9	5	3
1 Stück, 70 g	211	884	3,0	5	33	3,0	2	6	3	2
Honigkuchen	305	1 275	3,0	4	67	6,0	2	1	1	✓
1 Stück, 70 g	213	892	3,0	3	47	4,5	1	1	✓	✓
Käsekuchen	195	815	1,9	10	23	2,0	1	6	2	3
1 Stück, 140 g	273	1 141	1,9	15	33	3,0	1	9	2	4
Linzer Torte	418	1 747	4,2	8	44	4,0	4	24	9	10
1 Stück, 100 g	418	1 747	4,2	8	44	4,0	4	24	9	10

Lebensmittel

Getreide und Getreideerzeugnisse

jeweils essb. Anteil | **Zeile 1: pro 100 g** | Zeile 2: pro Portion

mehrfach unges. FS (g)	Choles- terin (mg)	Vitamine A (RÄ) µg	E (TÄ) mg	C mg	Folsäure µg	Mineralstoffe Natrium mg	Kalium mg	Kalzium mg	Magne- sium mg	Eisen mg	Lebensmittel
											KUCHEN, TORTEN UND GEBÄCK
✓	19	31	0,4	2	11	12	162	19	10	0,7	**Apfelkuchen (Hefeteig)**
1	29	47	0,6	3	17	18	243	29	15	1,1	1 Stück, 150 g
1	74	100	0,6	1	7	88	120	19	8	0,8	**Apfelkuchen (Rührteig)**
1	111	150	0,9	2	11	132	180	29	12	1,2	1 Stück, 150 g
2	17	70	2,1	2	5	49	140	14	12	0,7	**Apfelkuchen, gedeckter (Mürbeteig)**
2	17	70	2,1	2	5	49	140	14	12	0,7	1 Stück, 100 g
1	20	53	1,1	6	10	20	157	17	12	0,7	**Apfelstrudel**
1	30	79	1,7	9	15	31	236	26	18	1,1	1 Stück, 150 g
1	57	157	0,7	4	5	279	74	12	9	0,6	**Apfeltasche (Blätterteig)**
1	40	110	0,5	3	4	195	52	8	6	0,4	1 Apfeltasche, 70 g
1	146	210	2,0	1	11	52	80	30	13	1,0	**Baumkuchen**
1	102	147	1,4	✓	8	36	56	21	9	0,7	1 Stück, 70 g
1	104	130	0,8	✓	14	246	113	38	16	1,3	**Berliner**
1	62	78	0,5	✓	8	148	68	23	10	0,8	1 Berliner, 60 g
1	52	117	2,5	1	10	48	166	80	28	0,9	**Bienenstich, gefüllt**
2	62	140	3,0	1	12	58	199	96	34	1,1	1 Stück, 120 g
1	91	162	0,7	13	10	40	108	45	11	0,8	**Biskuitrolle mit Sahnefüllung**
1	73	130	0,6	10	8	32	86	36	9	0,6	1 Stück, 80 g
3	57	109	2,0	✓	12	104	163	55	32	1,4	**Brownies**
1	26	49	0,9	✓	5	47	73	25	14	0,6	1 Stück, 45 g
3	193	277	2,3	✓	26	61	71	26	8	1,0	**Buttercremetorte i. D.**
3	193	277	2,3	✓	26	61	71	26	8	1,0	1 Stück, 100 g
2	60	134	2,4	✓	48	45	151	50	28	1,1	**Butterkuchen**
1	45	100	1,8	✓	36	33	113	37	21	0,8	1 Stück, 75 g
1	95	160	0,7	✓	6	120	132	63	19	0,8	**Cremetorte i. D.**
1	114	192	0,8	✓	7	144	158	76	23	1,0	1 Stück, 120 g
1	87	161	0,7	1	6	75	139	42	22	1,0	**Donauwellen**
1	87	161	0,7	1	6	75	139	42	22	1,0	1 Stück, 100 g
2	46	120	1,7	✓	42	27	111	34	17	1,2	**Donuts**
2	34	90	1,3	✓	31	20	83	26	13	0,9	1 Donut, 75 g
6	34	188	4,6	✓	9	68	59	16	13	1,0	**Eierkuchen**
2	10	56	1,4	✓	3	20	18	5	4	0,3	1 Eierkuchen, 30 g
2	105	174	2,6	1	9	92	138	71	24	0,9	**Frankfurter Kranz**
1	84	139	2,1	✓	7	74	110	57	19	0,7	1 Stück, 80 g
2	62	53	4,9	1	14	60	442	89	46	1,6	**Früchtebrot**
1	31	27	2,5	1	7	30	221	45	23	0,8	1 Stück, 50 g
3	74	135	2,5	✓	8	99	133	61	22	1,2	**Gewürzkuchen**
2	44	81	1,5	✓	5	59	80	37	13	0,7	1 Stück, 60 g
3	32	81	2,7	1	127	32	238	53	31	1,6	**Hefegebäck (Hefeteilchen) i. D.**
2	22	57	1,9	✓	89	23	167	37	21	1,1	1 Hefegebäck, 70 g
1	84	126	0,7	✓	12	69	205	39	16	1,1	**Hefezopf mit Rosinen**
✓	59	88	0,5	✓	8	48	144	27	11	0,8	1 Stück, 70 g
✓	2	6	0,1	✓	3	106	98	40	15	1,3	**Honigkuchen**
✓	1	4	0,1	✓	2	74	69	28	11	0,9	1 Stück, 70 g
1	67	79	1,2	✓	28	51	112	76	11	0,8	**Käsekuchen**
2	93	111	1,7	1	39	71	156	106	15	1,1	1 Stück, 140 g
3	97	148	4,8	✓	14	70	198	63	45	1,5	**Linzer Torte**
3	97	148	4,8	✓	14	70	198	63	45	1,5	1 Stück, 100 g

Lebensmittel **Getreide und Getreideerzeugnisse** jeweils essb. Anteil | Zeile 1: pro 100 g | Zeile 2: pro Portion	Energie			Eiweiß	Kohlenhydrate			Fett/Fettsäuren (FS)		
	Energie kcal	kJ	Energie-dichte kcal/g	Eiweiß g	Kohlen-hydrate g	KH-Port.	Ballast-stoffe g	Fett g	gesättigte FS g	einfach unges. FS g

KUCHEN, TORTEN UND GEBÄCK

Lebensmittel	kcal	kJ	kcal/g	Eiweiß	KH	KH-Port.	Ballast	Fett	ges. FS	einf. FS
Marmorkuchen	392	1638	3,9	6	43	4,0	2	22	12	7
1 Stück, 80 g	313	1310	3,9	5	34	3,0	1	17	10	5
Muffins	327	1366	3,3	6	47	4,0	2	13	2	4
1 Muffin, 45 g	147	615	3,3	3	21	2,0	1	6	1	2
Napfkuchen	350	1464	3,5	5	54	5,0	3	12	7	4
1 Stück, 80 g	280	1171	3,5	4	43	4,0	2	10	6	3
Nussecke	540	2259	5,4	7	48	4,5	4	36	10	20
1 Nussecke, 50 g	270	1129	5,4	3	24	2,0	2	18	5	10
Nusskuchen (Rührteig)	426	1783	4,3	6	39	3,5	2	27	6	14
1 Stück, 80 g	341	1426	4,3	5	32	3,0	1	22	5	12
Obstkuchen (Quark-Öl-Teig)	292	1222	2,9	10	34	3,0	2	13	2	5
1 Stück, 100 g	292	1222	2,9	10	34	3,0	2	13	2	5
Obstkuchen (Rührteig)	271	1133	2,7	4	36	3,5	2	12	3	5
1 Stück, 150 g	406	1700	2,7	6	54	5,0	2	18	5	8
Obsttorte	208	870	2,1	3	31	3,0	2	8	2	4
1 Stück, 110 g	229	957	2,1	3	34	3,0	2	9	2	4
Pflaumenkuchen (Hefeteig)	138	577	1,4	3	24	2,0	2	3	1	1
1 Stück, 150 g	207	865	1,4	5	36	3,5	3	5	1	2
Plundergebäck (-teilchen) mit Obst	250	1047	2,5	3	29	2,5	1	14	4	6
1 Plundergebäck, 120 g	300	1257	2,5	3	34	3,0	2	17	4	7
Quark-Sahne-Torte (Biskuitboden)	218	914	2,2	8	21	2,0	✓	12	7	4
1 Stück, 125 g	273	1142	2,2	10	26	2,5	✓	15	8	5
Quarkstrudel	224	937	2,2	10	28	2,5	1	8	2	4
1 Stück, 150 g	336	1405	2,2	14	42	4,0	2	12	3	5
Rhabarbertorte mit Baiser	181	758	1,8	2	20	2,0	2	10	6	3
1 Stück, 100 g	181	758	1,8	2	20	2,0	2	10	6	3
Rosinenkuchen (Rührteig)	306	1281	3,1	6	50	4,5	2	9	5	3
1 Stück, 80 g	245	1025	3,1	5	40	3,5	2	7	4	2
Rüblitorte (Möhren-Nuss-Torte)	317	1326	3,2	7	35	3,0	3	17	2	12
1 Stück, 120 g	380	1591	3,2	8	42	4,0	4	20	2	14
Sachertorte	443	1855	4,4	5	51	4,5	4	24	10	10
1 Stück, 110 g	488	2041	4,4	5	56	5,0	5	27	11	11
Sahnetorte i. D.	313	1309	3,1	5	23	2,0	✓	23	11	8
1 Stück, 120 g	375	1571	3,1	6	28	2,5	✓	27	14	9
Schokoladenkuchen (Rührteig)	359	1501	3,6	7	41	3,5	4	18	5	9
1 Stück, 80 g	287	1201	3,6	6	33	3,0	3	15	4	7
Schwarzwälder Kirschtorte	247	1034	2,5	4	21	2,0	1	16	9	5
1 Stück, 140 g	346	1447	2,5	5	30	2,5	1	23	13	7
Schweinsöhrchen (Blätterteig)	501	2096	5,0	6	53	5,0	2	30	7	5
1 Schweinsöhrchen, 60 g	301	1258	5,0	3	32	3,0	1	18	4	3
Stollen (Dresdner-/Christ-)	409	1709	4,1	6	47	4,0	3	22	12	8
1 Stück, 70 g	286	1196	4,1	4	33	3,0	2	15	8	5
Streuselkuchen (Hefeteig)	336	1407	3,4	7	49	4,5	2	13	3	6
1 Stück, 75 g	252	1055	3,4	5	36	3,5	2	10	3	4
Waffeln (Herzwaffeln)	327	1368	3,3	6	40	3,5	1	16	4	7
1 Waffel, 55 g	180	752	3,3	3	22	2,0	1	9	2	4
Windbeutel mit Sahne u. Kirschen	315	1319	3,2	8	27	2,5	1	20	8	7
1 Stück, 100 g	315	1319	3,2	8	27	2,5	1	20	8	7

mehrfach unges. FS	Choles-terin	A (RÄ)	E (TÄ)	C	Folsäure	Natrium	Kalium	Kalzium	Magne-sium	Eisen	Lebensmittel — Getreide und Getreideerzeugnisse
g	mg	µg	mg	mg	µg	mg	mg	mg	mg	mg	jeweils essb. Anteil | **Zeile 1: pro 100 g** | Zeile 2: pro Portion
											KUCHEN, TORTEN UND GEBÄCK
1	141	209	1,0	✓	9	141	105	39	15	1,2	Marmorkuchen
1	113	167	0,8	✓	7	113	84	31	12	1,0	1 Stück, 80 g
6	41	54	4,5	✓	12	88	93	45	12	1,0	Muffins
3	18	24	2,0	✓	5	39	42	20	6	0,5	1 Muffin, 45 g
1	73	130	0,7	✓	6	90	267	36	11	0,7	Napfkuchen
1	58	104	0,6	✓	5	72	214	29	9	0,6	1 Stück, 80 g
4	64	165	8,8	1	14	50	259	84	56	1,9	Nussecke
2	32	83	4,4	✓	7	25	130	42	28	1,0	1 Nussecke, 50 g
5	88	195	5,5	✓	21	201	130	57	27	1,3	Nusskuchen (Rührteig)
4	71	156	4,4	✓	17	161	104	46	22	1,0	1 Stück, 80 g
6	57	44	6,3	✓	13	409	173	91	25	1,1	Obstkuchen (Quark-Öl-Teig)
6	57	44	6,3	✓	13	409	173	91	25	1,1	1 Stück, 100 g
3	53	122	2,5	8	17	138	124	29	14	0,8	Obstkuchen (Rührteig)
4	79	183	3,8	12	26	207	185	43	21	1,2	1 Stück, 150 g
2	16	74	1,7	13	15	16	155	17	15	0,6	Obsttorte
2	18	82	1,9	14	16	18	171	18	17	0,7	1 Stück, 110 g
1	15	66	1,1	3	22	14	181	24	12	0,7	Pflaumenkuchen (Hefeteig)
1	22	99	1,7	5	33	21	272	36	18	1,1	1 Stück, 150 g
3	14	115	2,8	8	11	36	129	35	14	0,5	Plundergebäck (-teilchen) mit Obst
4	16	138	3,4	9	13	43	155	42	17	0,6	1 Plundergebäck, 120 g
1	83	157	0,6	1	23	43	107	75	10	0,6	Quark-Sahne-Torte (Biskuitboden)
1	104	197	0,8	1	28	53	134	94	12	0,8	1 Stück, 125 g
2	49	84	1,6	✓	11	105	136	70	13	0,9	Quarkstrudel
3	74	126	2,4	✓	17	158	204	105	20	1,4	1 Stück, 150 g
1	37	88	0,5	4	3	61	204	44	12	0,6	Rhabarbertorte mit Baiser
1	37	88	0,5	4	3	61	204	44	12	0,6	1 Stück, 100 g
1	72	90	0,6	✓	7	32	173	40	13	0,9	Rosinenkuchen (Rührteig)
✓	58	72	0,5	✓	6	26	138	32	10	0,7	1 Stück, 80 g
2	101	392	6,6	2	17	86	270	86	49	2,1	Rüblitorte (Möhren-Nuss-Torte)
2	121	470	7,9	3	20	103	324	103	59	2,5	1 Stück, 120 g
4	22	127	3,1	✓	10	27	250	21	52	1,9	Sachertorte
4	24	140	3,4	✓	11	30	275	23	57	2,1	1 Stück, 110 g
2	116	274	1,9	1	18	47	90	54	10	0,6	Sahnetorte i. D.
3	139	329	2,3	1	21	57	108	64	12	0,7	1 Stück, 120 g
4	49	136	4,0	✓	9	182	203	60	40	1,6	Schokoladenkuchen (Rührteig)
3	39	109	3,2	✓	7	146	162	48	32	1,3	1 Stück, 80 g
1	88	204	0,7	1	6	51	105	47	13	0,7	Schwarzwälder Kirschtorte
1	123	286	1,0	1	8	71	147	66	18	1,0	1 Stück, 140 g
11	20	53	1,5	✓	8	302	70	57	12	0,9	Schweinsöhrchen (Blätterteig)
6	12	32	0,9	✓	5	181	42	34	7	0,5	1 Schweinsöhrchen, 60 g
1	54	151	1,9	✓	21	11	254	39	24	1,0	Stollen (Dresdner-/Christ-)
1	38	106	1,3	✓	15	8	178	27	17	0,7	1 Stück, 70 g
3	32	108	2,5	✓	40	33	102	31	16	1,1	Streuselkuchen (Hefeteig)
2	24	81	1,9	✓	30	25	76	24	12	0,8	1 Stück, 75 g
4	93	164	3,0	✓	15	216	88	48	13	1,1	Waffeln (Herzwaffeln)
2	51	90	1,7	✓	8	119	49	27	7	0,6	1 Waffel, 55 g
3	183	270	2,5	1	17	102	127	51	15	1,3	Windbeutel mit Sahne u. Kirschen
3	183	270	2,5	1	17	102	127	51	15	1,3	1 Stück, 100 g

Lebensmittel	Energie			Eiweiß	Kohlenhydrate			Fett/Fettsäuren (FS)		
Getreide und Getreideerzeugnisse	Energie		Energie-dichte	Eiweiß	Kohlen-hydrate	KH-Port.	Ballast-stoffe	Fett	gesättigte FS	einfach unges. FS
jeweils essb. Anteil | **Zeile 1: pro 100 g** | Zeile 2: pro Portion	kcal	kJ	kcal/g	g	g		g	g	g	g

KUCHEN, TORTEN UND GEBÄCK

	kcal	kJ	kcal/g	g	g		g	g	g	g
Zitronenkuchen	331	1384	3,3	5	43	4,0	1	16	7	6
1 Stück, 80 g	265	1107	3,3	4	34	3,0	1	12	5	5

KLEINGEBÄCK UND KEKSE

	kcal	kJ	kcal/g	g	g		g	g	g	g
Anisplätzchen	385	1610	3,8	9	77	7,0	2	4	1	2
1 Plätzchen, 8 g	31	129	3,8	1	6	0,5	✓	✓	✓	✓
Butterkeks	480	2008	4,8	10	62	5,5	3	21	13	6
1 Keks, 5 g	24	100	4,8	1	3	0,5	✓	1	1	✓
Dominosteine	403	1687	4,0	6	62	5,5	5	14	7	6
1 Dominostein, 13 g	52	219	4,0	1	8	0,5	1	2	1	1
Haferplätzchen	417	1746	4,2	8	50	4,5	2	21	11	7
1 Plätzchen, 10 g	42	175	4,2	1	5	0,5	✓	2	1	1
Heidesand	461	1930	4,6	4	59	5,5	2	23	6	10
1 Plätzchen, 10 g	46	193	4,6	✓	6	0,5	✓	2	1	1
Lebkuchen (Elisen-)	413	1727	4,1	9	49	4,5	5	20	2	13
1 Lebkuchen, 40 g	165	691	4,1	4	20	2,0	2	8	1	5
Löffelbiskuits	411	1720	4,1	11	75	7,0	2	7	2	3
1 Löffelbiskuit, 7 g	29	120	4,1	1	5	0,5	✓	✓	✓	✓
Makronen	449	1879	4,5	10	47	4,5	7	24	2	17
1 Makrone, 10 g	45	188	4,5	1	5	0,5	1	2	✓	2
Mutzen (Rheinische)	295	1232	2,9	9	54	5,0	2	4	1	1
1 Mutze, 15 g	44	185	2,9	1	8	0,5	✓	1	✓	✓
Nussplätzchen	466	1948	4,7	7	47	4,5	4	28	8	16
1 Plätzchen, 10 g	47	195	4,7	1	5	0,5	✓	3	1	2
Orangenplätzchen	378	1581	3,8	6	80	7,5	1	3	1	1
1 Plätzchen, 10 g	38	158	3,8	1	8	0,5	✓	✓	✓	✓
Pfeffernüsse	396	1656	4,0	7	79	7,0	3	5	1	3
1 Pfeffernuss, 12 g	47	199	4,0	1	9	1,0	✓	1	✓	✓
Plätzchen/Kekse, gemischt	499	2086	5,0	6	60	5,5	2	26	15	8
1 Plätzchen, 8 g	40	167	5,0	✓	5	0,5	✓	2	1	1
Printen (Schokoladen-)	466	1948	4,7	8	60	5,5	6	21	5	13
1 Printe, 20 g	93	390	4,7	2	12	1,0	1	4	1	3
Russisch Brot (ABC-Gebäck)	382	1596	3,8	9	83	7,5	2	1	✓	✓
1 „Buchstabe", 5 g	19	80	3,8	✓	4	0,5	✓	✓	✓	✓
Spekulatius	490	2048	4,9	8	57	5,0	3	26	12	10
1 Spekulatius, 10 g	49	205	4,9	1	6	0,5	✓	3	1	1
Spritzgebäck	531	2222	5,3	7	54	5,0	4	33	17	12
1 Plätzchen, 10 g	53	222	5,3	1	5	0,5	✓	3	2	1
Vanillekipferl	491	2056	4,9	7	46	4,0	4	31	14	13
1 Vanillekipferl, 7 g	34	144	4,9	1	3	0,5	✓	2	1	1
Vollkornkeks	471	1971	4,7	12	52	4,5	9	24	3	5
1 Keks, 10 g	47	197	4,7	1	5	0,5	1	2	✓	1
Waffelkekse/-plätzchen	554	2318	5,5	6	42	4,0	1	41	24	13
1 Keks, 10 g	55	232	5,5	1	4	0,5	✓	4	2	1
Zimtsterne	456	1907	4,6	11	44	4,0	7	26	2	18
1 Stern, 7 g	32	133	4,6	1	3	0,5	1	2	✓	1
Zwieback	365	1529	3,7	9	71	6,5	5	4	1	1
1 Zwieback, 10 g	37	153	3,7	1	7	0,5	1	✓	✓	✓

mehrfach unges. FS	Choles-terin	Vitamine A (RÄ)	E (TÄ)	C	Folsäure	Mineralstoffe Natrium	Kalium	Kalzium	Magne-sium	Eisen	Lebensmittel Getreide und Getreideerzeugnisse
g	mg	µg	mg	mg	µg	mg	mg	mg	mg	mg	jeweils essb. Anteil | Zeile 1: pro 100 g | Zeile 2: pro Portion
											KUCHEN, TORTEN UND GEBÄCK
2	102	158	1,9	3	16	147	75	36	11	0,9	Zitronenkuchen
2	82	126	1,5	2	13	117	60	29	9	0,7	1 Stück, 80 g
											KLEINGEBÄCK UND KEKSE
1	128	91	0,8	✓	13	82	107	31	15	1,8	Anisplätzchen
✓	10	7	0,1	✓	1	7	9	2	1	0,1	1 Plätzchen, 8 g
1	62	173	0,8	1	9	266	257	136	43	1,6	Butterkeks
✓	3	9	✓	✓	✓	13	13	7	2	0,1	1 Keks, 5 g
1	22	62	1,8	1	12	104	325	79	64	2,0	Dominosteine
✓	3	8	0,2	✓	2	14	42	10	8	0,3	1 Dominostein, 13 g
2	109	172	1,2	✓	10	119	155	40	51	2,1	Haferplätzchen
✓	11	17	0,1	✓	1	12	16	4	5	0,2	1 Plätzchen, 10 g
6	2	173	4,6	0	3	52	51	11	12	0,8	Heidesand
1	✓	17	0,5	0	✓	5	5	1	1	0,1	1 Plätzchen, 10 g
4	77	151	8,9	7	23	43	325	119	76	2,3	Lebkuchen (Elisen-)
1	31	60	3,6	3	9	17	130	48	30	0,9	1 Lebkuchen, 40 g
1	249	176	1,3	0	17	99	127	39	17	2,4	Löffelbiskuits
✓	17	12	0,1	0	1	7	9	3	1	0,2	1 Löffelbiskuit, 7 g
5	0	10	11,8	✓	22	31	404	115	102	2,0	Makronen
✓	0	1	1,2	✓	2	3	40	12	10	0,2	1 Makrone, 10 g
1	107	77	0,7	0	11	63	106	28	15	1,5	Mutzen (Rheinische)
✓	16	12	0,1	0	2	9	16	4	2	0,2	1 Mutze, 15 g
2	32	90	7,3	1	11	52	217	80	49	1,6	Nussplätzchen
✓	3	9	0,7	✓	1	5	22	8	5	0,2	1 Plätzchen, 10 g
1	103	88	0,6	3	11	69	92	27	10	1,3	Orangenplätzchen
✓	10	9	0,1	✓	1	7	9	3	1	0,1	1 Plätzchen, 10 g
1	46	37	2,0	1	9	75	141	41	28	1,8	Pfeffernüsse
✓	6	4	0,2	✓	1	9	17	5	3	0,2	1 Pfeffernuss, 12 g
1	127	243	1,2	✓	6	82	70	19	11	1,1	Plätzchen/Kekse, gemischt
✓	10	19	0,1	✓	✓	7	6	2	1	0,1	1 Plätzchen, 8 g
2	14	40	6,0	1	11	174	407	121	77	2,6	Printen (Schokoladen-)
✓	3	8	1,2	✓	2	35	81	24	15	0,5	1 Printe, 20 g
✓	0	1	0,1	1	5	88	296	73	33	2,1	Russisch Brot (ABC-Gebäck)
✓	0	✓	✓	✓	✓	4	15	4	2	0,1	1 „Buchstabe", 5 g
2	97	181	3,2	✓	11	84	156	49	33	1,7	Spekulatius
✓	10	18	0,3	✓	1	8	16	5	3	0,2	1 Spekulatius, 10 g
2	76	208	3,5	✓	8	3	154	38	36	1,3	Spritzgebäck
✓	8	21	0,4	✓	1	✓	15	4	4	0,1	1 Plätzchen, 10 g
3	151	228	5,0	✓	14	73	175	61	42	1,7	Vanillekipferl
✓	11	16	0,4	✓	1	5	12	4	3	0,1	1 Vanillekipferl, 7 g
15	ø	8	15,5	1	24	333	317	40	86	4,3	Vollkornkeks
1	ø	1	1,6	✓	2	33	32	4	9	0,4	1 Keks, 10 g
2	240	426	1,6	✓	11	137	96	59	11	1,2	Waffelkekse/-plätzchen
✓	24	43	0,2	✓	1	14	10	6	1	0,1	1 Keks, 10 g
5	0	10	12,6	1	24	27	436	126	110	2,2	Zimtsterne
✓	0	1	0,9	✓	2	2	31	9	8	0,2	1 Stern, 7 g
2	0	0	0,2	0	0	263	160	42	16	1,5	Zwieback
✓	0	0	✓	0	0	26	16	4	2	0,2	1 Zwieback, 10 g

Lebensmittel	Energie			Eiweiß	Kohlenhydrate			Fett/Fettsäuren (FS)		
Getreide und Getreideerzeugnisse	Energie		Energie-dichte	Eiweiß	Kohlen-hydrate	KH-Port.	Ballast-stoffe	Fett	gesättigte FS	einfach unges. FS
jeweils essb. Anteil | **Zeile 1: pro 100 g** | Zeile 2: pro Portion	kcal	kJ	kcal/g	g	g		g	g	g	g
KLEINGEBÄCK UND KEKSE, MARKENPRODUKTE										
Aachener Printen, Lambertz	381	1616	3,8	6	83	7,5	ø	2	ø	ø
1 Printe, 20 g	76	323	3,8	1	17	1,5	ø	✓	ø	ø
Anis-Zwieback, Brandt	388	1644	3,9	7	81	7,5	2	4	ø	ø
1 Zwieback, 18 g	70	296	3,9	1	15	1,5	✓	1	ø	ø
Butterkeks, Leibniz	432	1823	4,3	8	75	7,0	2	11	7	ø
6 Kekse, ca. 30 g	130	547	4,3	3	22	2,0	1	3	2	ø
Milchsnack, Leibniz	510	2132	5,1	8	60	5,5	2	27	18	ø
1 Keks, 25 g	127	533	5,1	2	15	1,5	1	7	5	ø
Ohne Gleichen Vollmilch, Bahlsen	555	2314	5,6	8	48	4,5	4	37	21	ø
1 Plätzchen, 10 g	56	231	5,6	1	5	0,5	✓	4	2	ø
Prinzen Rolle, Griesson de Beukelaer	472	1979	4,7	6	62	5,5	7	22	16	ø
1 Keks, 24 g	112	469	4,7	1	15	1,5	2	5	4	ø
Selection Mischung, Bahlsen	514	2148	5,1	7	57	5,0	4	29	16	ø
1 Portion (3–4 Kekse), 30 g	154	644	5,1	2	17	1,5	1	9	5	ø
Schoko-Zwieback, Brandt	453	1923	4,5	10	64	6,0	3	18	ø	ø
1 Zwieback, 18 g	82	346	4,5	2	12	1,0	1	3	ø	ø
Vollkorn-Zwieback, Brandt	362	1531	3,6	14	64	6,0	9	6	3	ø
1 Zwieback, 10 g	36	153	3,6	1	6	0,5	1	1	✓	ø

mehrfach unges. FS	Choles-terin	Vitamine				Mineralstoffe					Lebensmittel
		A (RÄ)	E (TÄ)	C	Folsäure	Natrium	Kalium	Kalzium	Magne-sium	Eisen	Getreide und Getreideerzeugnisse
g	mg	µg	mg	mg	µg	mg	mg	mg	mg	mg	jeweils essb. Anteil | **Zeile 1: pro 100 g** | Zeile 2: pro Portion
											KLEINGEBÄCK UND KEKSE, MARKENPRODUKTE
ø	ø	ø	ø	ø	ø	ø	ø	ø	ø	ø	Aachener Printen, Lambertz
ø	ø	ø	ø	ø	ø	ø	ø	ø	ø	ø	1 Printe, 20 g
ø	ø	ø	ø	ø	ø	ø	ø	ø	ø	ø	Anis-Zwieback, Brandt
ø	ø	ø	ø	ø	ø	ø	ø	ø	ø	ø	1 Zwieback, 18 g
ø	ø	ø	ø	ø	ø	600	ø	ø	ø	ø	Butterkeks, Leibniz
ø	ø	ø	ø	ø	ø	180	ø	ø	ø	ø	6 Kekse, ca. 30 g
ø	ø	ø	ø	ø	ø	240	ø	ø	ø	ø	Milchsnack, Leibniz
ø	ø	ø	ø	ø	ø	60	ø	ø	ø	ø	1 Keks, 25 g
ø	ø	ø	ø	ø	ø	130	ø	ø	ø	ø	Ohne Gleichen Vollmilch, Bahlsen
ø	ø	ø	ø	ø	ø	13	ø	ø	ø	ø	1 Plätzchen, 10 g
ø	ø	ø	ø	ø	ø	200	ø	ø	ø	ø	Prinzen Rolle, Griesson de Beukelaer
ø	ø	ø	ø	ø	ø	50	ø	ø	ø	ø	1 Keks, 24 g
ø	ø	ø	ø	ø	ø	170	ø	ø	ø	ø	Selection Mischung, Bahlsen
ø	ø	ø	ø	ø	ø	51	ø	ø	ø	ø	1 Portion (3–4 Kekse), 30 g
ø	ø	ø	ø	ø	ø	ø	ø	ø	ø	ø	Schoko-Zwieback, Brandt
ø	ø	ø	ø	ø	ø	ø	ø	ø	ø	ø	1 Zwieback, 18 g
ø	ø	ø	ø	ø	ø	500	ø	240	ø	ø	Vollkorn-Zwieback, Brandt
ø	ø	ø	ø	ø	ø	50	ø	24	ø	ø	1 Zwieback, 10 g

Lebensmittel **Gemüse, Salat, Kartoffeln** jeweils essb. Anteil | Zeile 1: pro 100 g | Zeile 2: pro Portion	Energie kcal	Energie kJ	Energie-dichte kcal/g	Eiweiß g	Kohlen-hydrate g	KH-Port.	Ballast-stoffe g	Fett g	gesättigte FS g	einfach unges. FS g
GEMÜSE, SALAT UND KRÄUTER										
Artischocke	22	93	0,2	2	3	0	11	✓	✓	✓
1 Portion, 100 g	22	93	0,2	2	3	0	11	✓	✓	✓
Artischocken Konserve	16	67	0,2	2	2	0	9	✓	✓	✓
1 Portion, 50 g	8	33	0,2	1	1	0	4	✓	✓	✓
Aubergine (Eierfrucht)	17	72	0,2	1	3	0	3	✓	✓	✓
1 Portion, 200 g	34	144	0,2	2	5	0,5	6	✓	✓	✓
Bambussprossen	18	76	0,2	3	1	0	3	✓	✓	✓
1 Portion, 150 g	27	114	0,2	4	2	0	4	✓	✓	✓
Blattsalat, gemischter (ohne Dressing)	14	58	0,1	1	1	0	2	✓	✓	✓
1 Portion, 50 g	7	29	0,1	1	1	0	1	✓	✓	✓
Bleichsellerie (Staudensellerie)	17	70	0,2	1	2	0	3	✓	✓	✓
1 Portion, 150 g	25	105	0,2	2	3	0,5	4	✓	✓	✓
Blumenkohl (Karfiol)	23	95	0,2	3	2	0	3	✓	✓	✓
1 Portion, 200 g	45	190	0,2	5	5	0,5	6	✓	✓	✓
Bohnen (Gemüsebohnen) i. D.	25	106	0,3	2	3	0,5	3	✓	✓	✓
1 Portion, 200 g	51	212	0,3	5	6	0,5	6	✓	✓	✓
Bohnen (Gemüsebohnen) Konserve	22	90	0,2	2	3	0	3	✓	✓	✓
1 Portion, 200 g	43	180	0,2	4	5	0,5	6	✓	✓	✓
Brokkoli	26	110	0,3	3	3	0	3	✓	✓	✓
1 Portion, 200 g	53	220	0,3	7	5	0,5	6	✓	✓	✓
Brunnenkresse	19	78	0,2	2	2	0	3	✓	✓	✓
1 EL, 3 g	1	2	0,2	✓	✓	0	✓	✓	✓	✓
Chicorée	17	72	0,2	1	2	0	1	✓	✓	✓
1 Portion, 75 g	13	54	0,2	1	2	0	1	✓	✓	✓
Chinakohl	14	57	0,1	1	1	0	2	✓	✓	✓
1 Portion, 200 g	27	114	0,1	2	2	0	4	✓	✓	✓
Dicke Bohnen	84	351	0,8	7	13	1,0	3	1	✓	✓
1 Portion, 200 g	168	702	0,8	14	25	2,5	6	1	✓	✓
Dill	55	232	0,6	4	8	0,5	5	1	✓	✓
1 EL gehackt, 5 g	3	12	0,6	✓	✓	0	✓	✓	✓	✓
Eisbergsalat	13	55	0,1	1	2	0	2	✓	✓	✓
1 Portion, 50 g	7	27	0,1	1	1	0	1	✓	✓	✓
Endivie	11	46	0,1	2	✓	0	1	✓	✓	✓
1 Portion, 50 g	6	23	0,1	1	✓	0	1	✓	✓	✓
Erbsen (Gemüseerbsen)	82	342	0,8	7	12	1,0	5	1	✓	✓
1 Portion, 200 g	163	684	0,8	13	25	2,0	10	1	✓	✓
Erbsen (Gemüseerbsen) Konserve	70	294	0,7	6	10	1,0	5	1	✓	✓
1 Portion, 200 g	141	588	0,7	12	20	2,0	10	1	✓	✓
Feldsalat	14	60	0,1	2	1	0	2	✓	✓	✓
1 Portion, 50 g	7	30	0,1	1	✓	0	1	✓	✓	✓
Fenchel (Gemüsefenchel)	19	79	0,2	1	3	0,5	2	✓	✓	✓
1 Portion, 150 g	29	119	0,2	2	5	0,5	3	1	✓	✓
Gartenkresse	38	159	0,4	4	2	0	3	1	✓	✓
1 EL, 3 g	1	5	0,4	✓	✓	0	✓	✓	✓	✓
Grünkohl (Braunkohl)	37	155	0,4	4	3	0	4	1	✓	✓
1 Portion, 200 g	74	310	0,4	9	5	0,5	8	2	✓	✓
Gurke (Salatgurke)	12	51	0,1	1	2	0	1	✓	✓	✓
1 Stück, 200 g	24	102	0,1	1	4	0,5	1	✓	✓	✓

		Vitamine				Mineralstoffe					Lebensmittel
mehrfach unges. FS	Choles- terin	A (RÄ)	E (TÄ)	C	Folsäure	Natrium	Kalium	Kalzium	Magne- sium	Eisen	**Gemüse, Salat, Kartoffeln**
g	mg	µg	mg	mg	µg	mg	mg	mg	mg	mg	jeweils essb. Anteil | Zeile 1: pro 100 g | Zeile 2: pro Portion
											GEMÜSE, SALAT UND KRÄUTER
✓	0	17	0,2	8	68	47	350	53	26	1,5	Artischocke
✓	0	17	0,2	8	68	47	350	53	26	1,5	1 Portion, 100 g
✓	0	11	0,2	2	12	248	164	45	17	0,9	Artischocken Konserve
✓	0	6	0,1	1	6	124	82	23	9	0,5	1 Portion, 50 g
✓	0	7	✓	5	31	4	203	12	14	0,4	Aubergine (Eierfrucht)
✓	0	14	0,1	10	62	8	406	24	28	0,7	1 Portion, 200 g
✓	0	2	0,3	7	60	6	470	15	3	0,7	Bambussprossen
✓	0	3	0,5	10	90	9	705	23	5	1,1	1 Portion, 150 g
✓	0	438	0,6	19	44	9	274	32	9	1,1	Blattsalat, gemischter (ohne Dressing)
✓	0	219	0,3	10	22	4	137	16	5	0,6	1 Portion, 50 g
✓	0	483	0,2	7	7	132	344	80	12	0,5	Bleichsellerie (Staudensellerie)
✓	0	725	0,3	11	11	198	516	120	18	0,8	1 Portion, 150 g
✓	0	2	0,1	73	55	16	328	20	17	0,6	Blumenkohl (Karfiol)
✓	0	4	0,2	146	110	32	656	40	34	1,2	1 Portion, 200 g
✓	0	56	0,1	20	44	2	248	57	25	0,8	Bohnen (Gemüsebohnen) i. D.
✓	0	112	0,2	40	88	4	496	114	50	1,6	1 Portion, 200 g
✓	0	45	0,2	5	7	181	116	61	19	0,6	Bohnen (Gemüsebohnen) Konserve
✓	0	90	0,4	10	14	362	232	122	38	1,2	1 Portion, 200 g
✓	0	143	0,6	115	90	19	373	105	24	1,3	Brokkoli
✓	0	286	1,2	230	180	38	746	210	48	2,6	1 Portion, 200 g
✓	0	692	1,0	51	40	12	276	180	34	3,1	Brunnenkresse
✓	0	21	✓	2	1	✓	8	5	1	0,1	1 EL, 3 g
✓	0	572	0,1	9	52	4	194	26	13	0,7	Chicorée
✓	0	429	0,1	7	39	3	146	20	10	0,5	1 Portion, 75 g
✓	0	71	0,2	26	83	19	144	40	11	0,6	Chinakohl
✓	0	142	0,4	52	166	38	288	80	22	1,2	1 Portion, 200 g
✓	0	22	0,3	33	44	27	360	25	38	2,0	Dicke Bohnen
1	0	44	0,6	66	88	54	720	50	76	4,0	1 Portion, 200 g
✓	0	1017	1,7	70	50	27	647	230	28	5,5	Dill
✓	0	51	0,1	4	3	1	32	12	1	0,3	1 EL gehackt, 5 g
✓	0	600	0,6	4	53	12	160	19	7	0,5	Eisbergsalat
✓	0	300	0,3	2	27	6	80	10	4	0,3	1 Portion, 50 g
✓	0	280	1,0	10	49	53	346	54	10	1,4	Endivie
✓	0	140	0,5	5	25	27	173	27	5	0,7	1 Portion, 50 g
✓	0	72	0,3	25	33	2	304	24	33	1,8	Erbsen (Gemüseerbsen)
✓	0	144	0,6	50	66	4	608	48	66	3,6	1 Portion, 200 g
✓	0	58	0,3	7	7	222	177	26	27	1,3	Erbsen (Gemüseerbsen) Konserve
✓	0	116	0,6	13	14	444	354	52	54	2,6	1 Portion, 200 g
✓	0	650	0,6	35	30	4	420	35	13	2,0	Feldsalat
✓	0	325	0,3	18	15	2	210	18	7	1,0	1 Portion, 50 g
✓	0	23	ø	9	37	27	395	38	12	0,7	Fenchel (Gemüsefenchel)
✓	0	35	ø	14	56	41	593	57	18	1,1	1 Portion, 150 g
1	0	365	0,7	59	110	5	550	214	40	2,9	Gartenkresse
✓	0	11	✓	2	3	✓	17	6	1	0,1	1 EL, 3 g
1	0	862	1,7	105	60	42	490	212	31	1,9	Grünkohl (Braunkohl)
1	0	1724	3,4	210	120	84	980	424	62	3,8	1 Portion, 200 g
✓	0	62	0,1	8	15	3	164	16	8	0,2	Gurke (Salatgurke)
✓	0	124	0,1	16	30	6	328	32	16	0,4	1 Stück, 200 g

Lebensmittel	Energie			Eiweiß	Kohlenhydrate			Fett/Fettsäuren (FS)		
Gemüse, Salat, Kartoffeln	Energie		Energie-dichte	Eiweiß	Kohlen-hydrate	KH-Port.	Ballast-stoffe	Fett	gesättigte FS	einfach unges. FS
jeweils essb. Anteil | **Zeile 1: pro 100 g** | Zeile 2: pro Portion	kcal	kJ	kcal/g	g	g		g	g	g	g

GEMÜSE, SALAT UND KRÄUTER

	kcal	kJ	kcal/g	g	g	KH-Port.	g	g	g	g
Knoblauch	142	593	1,4	6	28	2,5	2	✓	✓	✓
1 Zehe, 3 g	4	18	1,4	✓	1	0	✓	✓	✓	✓
Knollensellerie	19	81	0,2	2	2	0	4	✓	✓	✓
¼ Knolle, 70 g	14	57	0,2	1	2	0	3	✓	✓	✓
Kohlrabi	25	103	0,2	2	4	0,5	2	✓	✓	✓
1 Portion, 200 g	49	206	0,2	4	7	0,5	3	✓	✓	✓
Kopfsalat	12	49	0,1	1	1	0	2	✓	✓	✓
1 Portion, 50 g	6	24	0,1	1	1	0	1	✓	✓	✓
Kürbis	25	105	0,3	1	5	0,5	2	✓	✓	✓
1 Portion, 200 g	50	209	0,3	2	9	1,0	4	✓	✓	✓
Löwenzahnblattsalat	28	117	0,3	3	2	0	3	1	✓	✓
1 Portion, 30 g	8	35	0,3	1	1	0	1	✓	✓	✓
Mangold	14	59	0,1	2	1	0	ø	✓	✓	✓
1 Portion, 200 g	28	117	0,1	4	1	0	ø	✓	✓	✓
Meerrettich, gerieben	64	266	0,6	3	12	1,0	8	✓	✓	✓
1 EL, 10 g	6	27	0,6	✓	1	0	1	✓	✓	✓
Möhre (Karotte)	26	108	0,3	1	5	0,5	4	✓	✓	✓
1 Möhre, 80 g	21	86	0,3	1	4	0,5	3	✓	✓	✓
Paprika (Gemüsepaprika), gelb	30	126	0,3	1	5	0,5	4	✓	✓	✓
1 Schote, 150 g	45	189	0,3	2	8	0,5	5	✓	✓	✓
Paprika (Gemüsepaprika), grün	20	85	0,2	1	3	0,5	4	✓	✓	✓
1 Schote, 150 g	30	127	0,2	2	4	0,5	5	✓	✓	✓
Paprika (Gemüsepaprika), rot	37	154	0,4	1	6	0,5	4	1	✓	✓
1 Schote, 150 g	55	231	0,4	2	10	1,0	5	1	✓	✓
Pastinake	59	247	0,6	1	12	1,0	2	✓	✓	✓
1 Portion, 125 g	74	309	0,6	2	15	1,5	3	✓	✓	✓
Petersilie	53	220	0,5	4	7	0,5	4	✓	✓	✓
1 EL gehackt, 5 g	3	11	0,5	✓	✓	0	✓	✓	✓	✓
Porree (Lauch)	26	107	0,3	2	3	0,5	2	✓	✓	✓
1 Portion, 200 g	51	214	0,3	4	6	0,5	4	✓	✓	✓
Portulak (Postelein)	16	67	0,2	1	3	0,5	ø	✓	✓	✓
1 Portion, 50 g	8	33	0,2	1	2	0	ø	✓	✓	✓
Radicchio	14	57	0,1	1	2	0	2	✓	✓	✓
1 Portion, 50 g	7	28	0,1	1	1	0	1	✓	✓	✓
Radieschen	15	61	0,1	1	2	0	2	✓	✓	✓
1 Bund (ca. 10 Stück), 80 g	12	49	0,1	1	2	0	1	✓	✓	✓
Rettich	14	57	0,1	1	2	0	3	✓	✓	✓
1 Portion, 100 g	14	57	0,1	1	2	0	3	✓	✓	✓
Rhabarber	13	55	0,1	1	1	0	2	✓	✓	✓
1 Portion, 125 g	16	69	0,1	1	2	0	3	✓	✓	✓
Rohkost, gemischte (ohne Blattsalat/Dressing)	18	76	0,2	1	3	0,5	2	✓	✓	✓
1 Portion, 250 g	45	189	0,2	2	7	0,5	5	1	✓	✓
Romanosalat	16	67	0,2	2	2	0	1	✓	✓	✓
1 Portion, 50 g	8	33	0,2	1	1	0	1	✓	✓	✓
Rosenkohl	36	151	0,4	4	3	0,5	4	✓	✓	✓
1 Portion, 200 g	72	302	0,4	9	7	0,5	9	✓	✓	✓
Rote Bete (Rote Rübe)	42	175	0,4	2	8	1,0	3	✓	✓	✓
1 Portion, 125 g	52	219	0,4	2	11	1,0	3	✓	✓	✓

Lebensmittel
Gemüse, Salat, Kartoffeln

jeweils essb. Anteil | **Zeile 1: pro 100 g** | Zeile 2: pro Portion

mehrfach unges. FS	Choles-terin	Vitamine A (RÄ)	E (TÄ)	C	Folsäure	Natrium	Kalium	Kalzium	Magne-sium	Eisen	Lebensmittel
g	mg	µg	mg	mg	µg	mg	mg	mg	mg	mg	
											GEMÜSE, SALAT UND KRÄUTER
✓	0	✓	✓	14	20	19	530	38	35	1,4	Knoblauch
✓	0	✓	✓	✓	1	1	16	1	1	✓	1 Zehe, 3 g
✓	0	3	0,5	8	12	77	321	68	9	0,5	Knollensellerie
✓	0	2	0,4	6	8	54	225	48	6	0,4	¼ Knolle, 70 g
✓	0	33	0,4	64	25	32	380	68	43	0,9	Kohlrabi
✓	0	66	0,8	128	50	64	760	136	86	1,8	1 Portion, 200 g
✓	0	240	0,6	13	37	10	224	37	11	1,0	Kopfsalat
✓	0	120	0,3	7	19	5	112	19	6	0,5	1 Portion, 50 g
✓	0	128	1,1	12	36	3	304	22	8	0,8	Kürbis
✓	0	256	2,2	24	72	6	608	44	16	1,6	1 Portion, 200 g
✓	0	1300	2,5	68	40	76	501	168	37	3,4	Löwenzahnblattsalat
✓	0	390	0,8	20	12	23	150	50	11	1,0	1 Portion, 30 g
✓	0	588	1,5	39	30	90	376	103	81	2,7	Mangold
✓	0	1176	3,0	78	60	180	752	206	162	5,4	1 Portion, 200 g
✓	0	3	0,1	114	26	9	554	105	33	1,4	Meerrettich, gerieben
✓	0	✓	✓	11	3	1	55	11	3	0,1	1 EL, 10 g
✓	0	1574	0,5	7	12	60	290	41	18	2,1	Möhre (Karotte)
✓	0	1259	0,4	6	10	48	232	33	14	1,7	1 Möhre, 80 g
✓	0	31	2,5	130	18	4	220	8	16	0,4	Paprika (Gemüsepaprika), gelb
✓	0	47	3,8	195	27	6	330	12	24	0,6	1 Schote, 150 g
✓	0	180	2,5	139	18	3	177	11	12	0,8	Paprika (Gemüsepaprika), grün
✓	0	270	3,8	209	27	5	266	17	18	1,2	1 Schote, 150 g
✓	0	354	2,9	140	50	5	260	10	14	0,6	Paprika (Gemüsepaprika), rot
✓	0	531	4,4	210	75	5	390	15	21	0,9	1 Schote, 150 g
✓	0	3	0,9	18	59	8	523	47	26	0,7	Pastinake
✓	0	4	1,1	23	74	10	654	59	33	0,9	1 Portion, 125 g
✓	0	871	3,7	159	149	37	811	179	44	3,6	Petersilie
✓	0	44	0,2	8	7	2	41	9	2	0,2	1 EL gehackt, 5 g
✓	0	167	0,5	24	56	5	235	87	18	1,0	Porree (Lauch)
✓	0	334	1,0	48	112	10	470	174	36	2,0	1 Portion, 200 g
✓	0	66	ø	21	12	45	494	65	68	2,0	Portulak (Postelein)
✓	0	33	ø	11	6	23	247	33	34	1,0	1 Portion, 50 g
✓	0	133	0,5	28	34	10	240	40	11	1,5	Radicchio
✓	0	67	0,3	14	17	5	120	20	6	0,8	1 Portion, 50 g
✓	0	4	✓	29	24	17	255	34	8	1,5	Radieschen
✓	0	3	✓	23	19	14	204	27	6	1,2	1 Bund (ca. 10 Stück), 80 g
✓	0	2	✓	27	24	18	322	33	15	0,8	Rettich
✓	0	2	✓	27	24	18	322	33	15	0,8	1 Portion, 100 g
✓	0	12	0,3	10	3	2	270	52	13	0,5	Rhabarber
✓	0	15	0,4	13	4	3	338	65	16	0,6	1 Portion, 125 g
✓	0	382	0,8	42	23	19	221	23	12	1,1	Rohkost, gemischte (ohne Blattsalat/Dressing)
✓	0	954	1,9	104	57	47	553	58	30	2,7	1 Portion, 250 g
✓	0	260	0,6	24	55	8	290	36	6	1,1	Romanosalat
✓	0	130	0,3	12	28	4	145	18	3	0,6	1 Portion, 50 g
✓	0	75	0,6	112	78	10	387	31	22	1,1	Rosenkohl
✓	0	150	1,2	224	156	20	774	62	44	2,2	1 Portion, 200 g
✓	0	2	✓	10	93	58	336	29	25	0,9	Rote Bete (Rote Rübe)
✓	0	3	✓	13	116	73	420	36	31	1,1	1 Portion, 125 g

Lebensmittel **Gemüse, Salat, Kartoffeln**	Energie			Eiweiß	Kohlenhydrate			Fett/Fettsäuren (FS)		
jeweils essb. Anteil | Zeile 1: pro 100 g | Zeile 2: pro Portion	Energie kcal	kJ	Energie-dichte kcal/g	Eiweiß g	Kohlen-hydrate g	KH-Port. g	Ballast-stoffe g	Fett g	gesättigte FS g	einfach unges. FS g
GEMÜSE, SALAT UND KRÄUTER										
Rotkohl (Rotkraut, Blaukraut)	23	95	0,2	2	4	0,5	3	✓	✓	✓
1 Portion, 200 g	45	190	0,2	3	7	0,5	5	✓	✓	✓
Rotkohl, Konserve	15	63	0,2	1	2	0	2	✓	✓	✓
1 Portion, 200 g	30	126	0,2	3	4	0,5	4	✓	✓	✓
Rucola (Rauke)	25	105	0,3	3	2	0	2	1	✓	✓
1 Portion, 50 g	13	52	0,3	1	1	0	1	✓	✓	✓
Sauerkraut	17	70	0,2	2	1	0	4	✓	✓	✓
1 Portion, 200 g	33	140	0,2	3	2	0	7	✓	✓	✓
Schnittlauch	27	114	0,3	4	2	0	6	1	✓	✓
1 EL gehackt, 5 g	1	6	0,3	✓	✓	0	✓	✓	✓	✓
Schwarzwurzel	17	70	0,2	1	2	0	4	✓	✓	✓
1 Portion, 200 g	33	140	0,2	3	3	0,5	9	1	✓	✓
Schwarzwurzel, Konserve	15	61	0,1	1	1	0	4	✓	✓	✓
1 Portion, 200 g	29	122	0,1	3	3	0	8	1	✓	✓
Spargel	18	75	0,2	2	2	0	1	✓	✓	✓
1 Portion, 250 g	45	188	0,2	5	5	0,5	3	✓	✓	✓
Spargel, Konserve	16	67	0,2	2	1	0	1	✓	✓	✓
1 Portion, 150 g	24	100	0,2	3	2	0	2	✓	✓	✓
Spinat	17	71	0,2	3	1	0	3	✓	✓	✓
1 Portion, 200 g	34	142	0,2	6	1	0	5	✓	✓	✓
Steckrübe (Kohlrübe)	28	115	0,3	1	5	0,5	2	✓	✓	✓
1 Portion, 200 g	55	230	0,3	2	10	1,0	5	✓	✓	✓
Stielmus (Rübstiel)	24	102	0,2	2	3	0,5	2	✓	✓	✓
1 Portion, 200 g	49	204	0,2	4	6	0,5	5	✓	✓	✓
Süßkartoffel (Batate)	111	466	1,1	2	24	2,0	3	1	✓	✓
1 Süßkartoffel, 50 g	56	233	1,1	1	12	1,0	2	✓	✓	✓
Tomate	17	73	0,2	1	3	0	1	✓	✓	✓
1 Tomate, 80 g	14	58	0,2	1	2	0	1	✓	✓	✓
Tomaten in Dosen	18	75	0,2	1	2	0	1	✓	✓	✓
1 Portion, 200 g	36	151	0,2	2	5	0,5	2	✓	✓	✓
Topinambur	31	130	0,3	2	4	0,5	13	✓	✓	✓
1 Portion, 150 g	47	195	0,3	4	6	0,5	19	✓	✓	✓
Weißkohl (Weißkraut)	25	105	0,3	1	4	0,5	3	✓	✓	✓
1 Portion, 200 g	50	209	0,3	2	8	1,0	6	✓	✓	✓
Wirsing	26	109	0,3	3	3	0,5	3	✓	✓	✓
1 Portion, 200 g	52	218	0,3	6	6	0,5	5	✓	✓	✓
Wurzelpetersilie	40	167	0,4	3	6	0,5	4	✓	✓	✓
1 Portion, 125 g	50	209	0,4	4	8	0,5	5	✓	✓	✓
Zucchini	20	84	0,2	2	2	0	1	✓	✓	✓
1 Zucchini, 150 g	30	126	0,2	3	3	0,5	2	✓	✓	✓
Zuckererbsen	60	249	0,6	4	10	1,0	5	✓	✓	✓
1 Portion, 200 g	119	498	0,6	8	20	2,0	10	✓	✓	✓
Zuckermais	89	374	0,9	3	16	1,5	3	1	✓	✓
1 Portion, 100 g	89	374	0,9	3	16	1,5	3	1	✓	✓
Zuckermais in Dosen	76	317	0,8	3	13	1,0	3	1	✓	✓
1 EL, 25 g	19	79	0,8	1	3	0,5	1	✓	✓	✓
Zwiebel	27	113	0,3	1	5	0,5	2	✓	✓	✓
1 Zwiebel, 40 g	11	45	0,3	✓	2	0	1	✓	✓	✓

mehrfach unges. FS	Choles- terin	A (RÄ)	E (TÄ)	C	Folsäure	Natrium	Kalium	Kalzium	Magne- sium	Eisen	Lebensmittel
g	mg	µg	mg	mg	µg	mg	mg	mg	mg	mg	Gemüse, Salat, Kartoffeln

GEMÜSE, SALAT UND KRÄUTER

mehrfach unges. FS (g)	Choles-terin (mg)	A (RÄ) µg	E (TÄ) mg	C mg	Folsäure µg	Natrium mg	Kalium mg	Kalzium mg	Magnesium mg	Eisen mg	Lebensmittel
✓	0	3	1,7	50	39	4	266	35	18	0,5	Rotkohl (Rotkraut, Blaukraut)
✓	0	6	3,4	100	78	8	532	70	36	1,0	1 Portion, 200 g
✓	0	3	1,8	10	6	166	77	32	10	0,3	Rotkohl, Konserve
✓	0	6	3,6	19	12	332	154	64	20	0,6	1 Portion, 200 g
✓	0	233	ø	ø	ø	27	369	160	ø	1,5	Rucola (Rauke)
✓	0	117	ø	ø	ø	14	185	80	ø	0,8	1 Portion, 50 g
✓	0	3	0,2	20	16	355	288	48	14	0,6	Sauerkraut
✓	0	6	0,4	40	32	710	576	96	28	2,1	1 Portion, 200 g
✓	0	50	1,6	47	80	3	434	129	44	1,9	Schnittlauch
✓	0	3	0,1	2	4	✓	22	6	2	0,1	1 EL gehackt, 5 g
✓	0	3	6,0	4	57	5	320	53	23	3,3	Schwarzwurzel
✓	0	6	12,0	8	114	10	640	106	46	6,6	1 Portion, 200 g
✓	0	3	6,1	1	12	218	180	50	17	2,3	Schwarzwurzel, Konserve
✓	0	6	12,2	2	24	436	360	100	34	4,6	1 Portion, 200 g
✓	0	87	2,0	20	108	4	203	26	17	0,7	Spargel
✓	0	218	5,0	50	270	10	508	65	43	1,7	1 Portion, 250 g
✓	0	58	ø	15	55	375	121	17	8	0,7	Spargel, Konserve
✓	0	87	ø	23	83	563	182	26	12	1,0	1 Portion, 150 g
✓	0	795	1,4	51	145	69	554	117	62	3,4	Spinat
✓	0	1 590	2,8	102	290	138	1 108	234	124	6,8	1 Portion, 200 g
✓	0	17	0,2	33	27	10	227	48	11	0,4	Steckrübe (Kohlrübe)
✓	0	34	0,4	66	54	20	454	96	22	0,8	1 Portion, 200 g
✓	0	600	1,5	130	30	100	400	100	10	1,5	Stielmus (Rübstiel)
✓	0	1 200	3,0	260	60	200	800	200	20	3,0	1 Portion, 200 g
✓	0	1426	4,6	30	12	4	413	35	25	0,9	Süßkartoffel (Batate)
✓	0	713	2,3	15	6	2	207	18	13	0,5	1 Süßkartoffel, 50 g
✓	0	97	0,8	19	22	3	235	9	11	0,3	Tomate
✓	0	78	0,6	15	18	2	188	7	9	0,3	1 Tomate, 80 g
✓	0	81	0,8	17	8	9	186	27	13	0,5	Tomaten in Dosen
✓	0	162	1,6	34	16	18	372	54	26	1,1	1 Portion, 200 g
✓	0	2	0,2	4	35	3	478	10	20	3,7	Topinambur
✓	0	3	0,3	6	53	5	717	15	30	5,6	1 Portion, 150 g
✓	0	12	1,7	52	31	12	269	45	13	0,4	Weißkohl (Weißkraut)
✓	0	24	3,4	104	62	24	538	90	26	0,7	1 Portion, 200 g
✓	0	8	2,5	49	90	9	236	64	12	0,6	Wirsing
✓	0	15	5,0	98	180	18	472	128	24	1,1	1 Portion, 200 g
✓	0	5	1,7	41	22	12	399	39	26	0,9	Wurzelpetersilie
✓	0	6	2,1	51	28	15	499	49	33	1,1	1 Portion, 125 g
✓	0	31	0,5	18	48	3	177	25	18	1,0	Zucchini
✓	0	47	0,8	27	72	5	266	38	27	1,5	1 Zucchini, 150 g
✓	0	68	0,5	25	33	4	300	20	30	2,0	Zuckererbsen
✓	0	136	1,0	50	66	8	600	40	60	4,0	1 Portion, 200 g
1	0	10	0,1	12	43	✓	300	2	27	0,4	Zuckermais
1	0	10	0,1	12	43	✓	300	2	27	0,4	1 Portion, 100 g
1	0	7	0,1	3	9	223	175	10	38	0,4	Zuckermais in Dosen
✓	0	2	✓	1	2	56	44	3	10	0,1	1 EL, 25 g
✓	0	1	0,1	7	11	3	162	22	10	0,2	Zwiebel
✓	0	✓	✓	3	4	1	65	9	4	0,1	1 Zwiebel, 40 g

Lebensmittel **Gemüse, Salat, Kartoffeln**	Energie		Energie-dichte	Eiweiß	Kohlenhydrate	KH-Port.	Ballast-stoffe	Fett	gesättigte FS	einfach unges. FS
jeweils essb. Anteil | **Zeile 1: pro 100 g** | Zeile 2: pro Portion	kcal	kJ	kcal/g	g	g		g	g	g	g
GEMÜSESÄFTE										
Gemüsesaft i. D.	22	93	0,2	2	3	0,5	✓	✓	✓	✓
1 Glas, 150 ml	33	140	0,2	3	5	0,5	✓	✓	✓	✓
Möhren-/Karottensaft	22	91	0,2	1	4	0,5	✓	✓	✓	✓
1 Glas, 150 ml	33	136	0,2	1	6	0,5	1	✓	✓	✓
Rote-Bete-Saft	35	147	0,4	1	7	0,5	✓	✓	✓	✓
1 Glas, 150 ml	53	220	0,4	2	11	1,0	✓	✓	✓	✓
Sauerkrautsaft	15	64	0,2	1	1	0	✓	✓	✓	✓
1 Glas, 150 ml	23	96	0,2	2	1	0	1	✓	✓	✓
Spinatsaft	15	64	0,2	2	1	0	✓	✓	✓	✓
1 Glas, 150 ml	23	96	0,2	3	1	0	✓	✓	✓	✓
Tomatensaft	15	61	0,1	1	2	0	✓	✓	✓	✓
1 Glas, 150 ml	22	92	0,1	1	3	0,5	✓	✓	✓	✓
GEMÜSESAUERKONSERVEN										
Gewürz-/Salz-/Dillgurken	16	68	0,2	1	2	0	1	✓	✓	✓
1 Gurke, 50 g	8	34	0,2	✓	1	0	✓	✓	✓	✓
Mixed Pickles	36	150	0,4	1	6	0,5	1	✓	✓	✓
1 Portion, 50 g	18	75	0,4	1	3	0,5	1	✓	✓	✓
Oliven, eingelegt, grün	145	607	1,5	1	4	0,5	4	15	2	11
1 Olive, 5 g	7	30	1,5	✓	✓	0	✓	1	✓	1
Oliven, eingelegt, schwarz	294	1 230	2,9	2	8	0,5	4	30	4	21
1 Olive, 5 g	15	61	2,9	✓	✓	0	✓	2	✓	1
Rote Bete (Rote Rübe) Konserve	30	127	0,3	1	6	0,5	2	✓	✓	✓
1 Portion, 50 g	15	64	0,3	1	3	0,5	1	✓	✓	✓
Silber-/Perlzwiebeln	62	259	0,6	1	13	1,0	2	✓	✓	✓
1 Portion, 50 g	31	129	0,6	1	7	0,5	1	✓	✓	✓
Tomatenpaprika	29	121	0,3	1	5	0,5	2	✓	✓	✓
1 Portion, 50 g	14	60	0,3	✓	2	0	1	✓	✓	✓
GEMÜSEGERICHTE										
Apfel-Rotkohl	63	265	0,6	1	6	0,5	2	4	2	2
1 Portion, 200 g	127	531	0,6	2	12	1,0	4	8	3	3
Blumenkohl mit Buttersoße	99	413	1,0	3	9	1,0	3	6	3	2
1 Portion, 200 g	197	825	1,0	6	19	1,5	6	11	6	3
Brokkoli mit Mandelbutter	120	500	1,2	4	2	0	4	11	4	5
1 Portion, 200 g	239	1 001	1,2	8	4	0,5	7	21	8	9
Frühlingsrolle	155	649	1,6	9	17	1,5	1	5	2	2
1 Frühlingsrolle, 150 g	233	973	1,6	14	26	2,5	2	8	2	3
Gemüse im Teigmantel	133	554	1,3	5	12	1,0	2	7	2	2
1 Portion, 200 g	265	1 109	1,3	9	25	2,5	4	14	4	5
Leipziger-Allerlei mit Butter	86	360	0,9	3	7	0,5	3	5	3	2
1 Portion, 200 g	172	720	0,9	6	14	1,5	6	10	6	3
Rahm-Blumenkohl	85	354	0,8	3	6	0,5	3	6	3	2
1 Portion, 200 g	169	709	0,8	5	11	1,0	5	11	6	4
Rahm-Brokkoli	87	362	0,9	3	5	0,5	3	6	3	2
1 Portion, 200 g	173	724	0,9	7	11	1,0	6	11	6	4
Rahm-Gemüse i. D.	86	358	0,9	3	7	0,5	3	5	2	2
1 Portion, 200 g	171	715	0,9	6	14	1,5	6	10	5	4

mehrfach unges. FS g	Choles-terin mg	Vitamine A (RÄ) µg	E (TÄ) mg	C mg	Folsäure µg	Mineralstoffe Natrium mg	Kalium mg	Kalzium mg	Magne-sium mg	Eisen mg	Lebensmittel Gemüse, Salat, Kartoffeln
											jeweils essb. Anteil | **Zeile 1: pro 100 g** | Zeile 2: pro Portion
											GEMÜSESÄFTE
✓	0	299	0,6	18	9	213	180	19	15	0,9	Gemüsesaft i. D.
✓	0	448	0,9	27	14	319	269	29	23	1,4	1 Glas, 150 ml
✓	0	437	0,5	4	5	274	271	42	19	2,0	Möhren-/Karottensaft
✓	0	656	0,8	6	8	411	407	63	29	3,0	1 Glas, 150 ml
✓	0	2	✓	4	38	272	314	30	26	0,9	Rote-Bete-Saft
✓	0	3	✓	6	57	408	471	45	39	1,4	1 Glas, 150 ml
✓	0	3	0,2	8	7	547	267	49	15	0,6	Sauerkrautsaft
✓	0	5	0,3	12	11	821	401	74	23	0,9	1 Glas, 150 ml
✓	0	ø	1,4	21	32	274	583	125	57	3,8	Spinatsaft
✓	0	ø	2,1	32	48	411	875	188	86	5,7	1 Glas, 150 ml
✓	0	77	0,8	10	16	218	221	14	13	0,5	Tomatensaft
✓	0	116	1,2	15	24	327	332	21	20	0,8	1 Glas, 150 ml
											GEMÜSESAUERKONSERVEN
✓	0	50	0,1	2	5	345	107	22	12	0,5	Gewürz-/Salz-/Dillgurken
✓	0	25	0,1	1	3	173	54	11	6	0,3	1 Gurke, 50 g
✓	0	32	0,1	10	10	257	171	21	18	0,6	Mixed Pickles
✓	0	16	0,1	5	5	129	86	11	9	0,3	1 Portion, 50 g
1	0	180	2,0	0	6	1 610	42	52	20	1,2	Oliven, eingelegt, grün
✓	0	9	0,1	0	✓	81	2	3	1	0,1	1 Olive, 5 g
3	0	40	2,0	0	11	3 288	40	61	22	1,5	Oliven, eingelegt, schwarz
✓	0	2	0,1	0	1	164	2	3	1	0,1	1 Olive, 5 g
✓	0	1	✓	3	30	234	233	23	21	0,7	Rote Bete (Rote Rübe) Konserve
✓	0	1	✓	2	15	117	117	12	11	0,4	1 Portion, 50 g
✓	0	✓	0,2	4	2	225	145	40	10	0,7	Silber-/Perlzwiebeln
✓	0	✓	0,1	2	1	113	73	20	5	0,4	1 Portion, 50 g
✓	0	194	1,9	45	16	199	183	11	14	0,4	Tomatenpaprika
✓	0	97	1,0	23	8	100	92	6	7	0,2	1 Portion, 50 g
											GEMÜSEGERICHTE
1	3	4	1,2	15	13	188	121	25	9	0,4	Apfel-Rotkohl
1	6	9	2,4	30	25	376	242	50	19	0,8	1 Portion, 200 g
✓	15	41	0,2	30	27	113	219	23	15	0,6	Blumenkohl mit Buttersoße
1	29	82	0,4	60	54	226	438	46	30	1,2	1 Portion, 200 g
1	18	167	2,7	52	48	74	317	115	37	1,3	Brokkoli mit Mandelbutter
2	37	335	5,4	104	96	148	635	230	73	2,6	1 Portion, 200 g
1	16	13	0,9	4	21	239	132	21	14	1,1	Frühlingsrolle
2	24	20	1,4	6	32	359	198	31	20	1,7	1 Frühlingsrolle, 150 g
2	30	182	0,6	6	27	153	118	68	34	1,4	Gemüse im Teigmantel
5	60	364	1,2	11	53	306	236	136	67	2,8	1 Portion, 200 g
✓	13	236	0,6	18	20	69	198	29	24	1,0	Leipziger-Allerlei mit Butter
1	26	472	1,2	35	39	138	397	57	49	2,0	1 Portion, 200 g
1	7	26	0,1	49	33	76	286	23	16	0,6	Rahm-Blumenkohl
1	14	52	0,2	98	67	152	571	46	32	1,2	1 Portion, 200 g
1	7	147	0,7	55	44	76	278	106	23	1,1	Rahm-Brokkoli
1	14	294	1,4	109	87	152	556	211	45	2,2	1 Portion, 200 g
1	4	316	0,7	23	13	82	171	45	15	0,9	Rahm-Gemüse i. D.
1	8	631	1,4	47	25	164	343	89	31	1,8	1 Portion, 200 g

Lebensmittel **Gemüse, Salat, Kartoffeln**	Energie		Energie-dichte	Eiweiß	Kohlenhydrate	KH-Port.	Ballast-stoffe	Fett	gesättigte FS	einfach unges. FS
jeweils essb. Anteil | **Zeile 1: pro 100 g** | Zeile 2: pro Portion	kcal	kJ	kcal/g	g	g		g	g	g	g
GEMÜSEGERICHTE										
Rahm-Kohlrabi	90	375	0,9	3	7	0,5	2	6	3	2
1 Portion, 200 g	179	750	0,9	5	15	1,5	3	11	6	4
Rahm-Porree	79	329	0,8	3	6	0,5	2	5	2	2
1 Portion, 200 g	157	658	0,8	5	13	1,0	5	9	4	3
Rahm-Rosenkohl	103	430	1,0	4	7	0,5	4	7	3	2
1 Portion, 200 g	205	859	1,0	8	13	1,0	7	13	6	4
Rahm-Spinat, Rahm-Blattspinat	63	262	0,6	3	1	0	3	5	3	2
1 Portion, 200 g	125	524	0,6	5	2	0	5	10	5	3
Rahm-Wirsing	79	328	0,8	3	5	0,5	2	5	2	2
1 Portion, 200 g	157	657	0,8	6	10	1,0	5	10	5	4
Ratatouille	74	311	0,7	1	3	0,5	2	6	1	3
1 Portion, 250 g	186	778	0,7	3	7	0,5	6	16	2	7
Spargel-Schinken-Röllchen	101	422	1,0	6	3	0,5	1	7	3	3
2 Röllchen, 240 g	242	1013	1,0	14	7	0,5	2	18	8	7
PILZE										
Austernpilze	11	46	0,1	3	0	0	6	✓	✓	✓
1 Portion, 150 g	17	69	0,1	5	0	0	9	✓	✓	✓
Birkenpilze	18	75	0,2	5	0	0	6	1	✓	✓
1 Portion, 150 g	27	113	0,2	7	0	0	10	1	✓	✓
Butterpilze	11	46	0,1	3	✓	0	4	✓	✓	✓
1 Portion, 150 g	17	69	0,1	4	✓	0	7	1	✓	✓
Champignons	16	67	0,2	1	1	0	2	✓	✓	✓
1 Portion, 150 g	24	100	0,2	6	1	0	3	✓	✓	✓
1 Champignon, 10 g	2	7	0,2	✓	✓	0	✓	✓	✓	✓
Champignons, Konserve	14	59	0,1	3	✓	0	2	1	✓	✓
1 Portion, 150 g	21	88	0,1	5	✓	0	2	1	✓	✓
Hallimasche	15	63	0,2	3	✓	0	6	1	✓	✓
1 Portion, 150 g	23	94	0,2	5	✓	0	8	1	✓	✓
Morcheln (Speise-)	10	42	0,1	2	0	0	7	✓	✓	✓
1 Portion, 150 g	15	63	0,1	4	0	0	11	✓	✓	✓
Pfifferlinge	11	46	0,1	2	✓	0	3	✓	✓	✓
1 Portion, 150 g	17	69	0,1	4	✓	0	5	1	✓	✓
Pfifferlinge, getrocknet	93	389	0,9	25	2	0	46	2	ø	ø
1 Portion, 25 g	23	97	0,9	6	✓	0	12	1	ø	ø
Pfifferlinge, Konserve	13	54	0,1	2	✓	0	4	1	✓	✓
1 Portion, 150 g	20	82	0,1	3	✓	0	6	1	✓	✓
Steinpilze	21	88	0,2	5	1	0	6	✓	✓	✓
1 Portion, 150 g	32	132	0,2	8	1	0	9	1	✓	✓
Steinpilze, getrocknet	149	623	1,5	27	4	0,5	55	3	1	✓
1 Portion, 25 g	37	156	1,5	7	1	0	14	1	✓	✓
KARTOFFELGERICHTE UND -PRODUKTE										
Bratkartoffeln, in Öl gebraten	133	556	1,3	2	15	1,5	2	7	1	3
1 Portion, 200 g	266	1111	1,3	4	30	2,5	5	14	2	6
Gnocchi	128	536	1,3	5	21	2,0	2	2	1	1
1 Portion, 200 g	256	1071	1,3	10	42	4,0	4	4	1	2
Herzoginkartoffeln (Pommes Duchesse)	162	679	1,6	3	13	1,0	2	11	6	4
1 Portion, 150 g	243	1018	1,6	5	19	1,5	3	16	8	5

mehrfach unges. FS	Choles- terin	Vitamine A (RÄ)	E (TÄ)	C	Folsäure	Mineralstoffe Natrium	Kalium	Kalzium	Magne- sium	Eisen	Lebensmittel Gemüse, Salat, Kartoffeln
g	mg	µg	mg	mg	µg	mg	mg	mg	mg	mg	jeweils essb. Anteil | Zeile 1: pro 100 g | Zeile 2: pro Portion
											GEMÜSEGERICHTE
1	7	51	0,4	45	16	91	349	66	40	0,9	Rahm-Kohlrabi
1	14	103	0,8	91	33	182	697	132	79	1,8	1 Portion, 200 g
1	3	156	0,6	19	39	65	239	89	19	1,1	Rahm-Porree
1	6	312	1,2	38	78	130	477	177	38	2,2	1 Portion, 200 g
1	7	76	0,5	69	43	70	310	30	18	0,9	Rahm-Rosenkohl
2	15	152	1,0	138	86	140	620	61	37	1,8	1 Portion, 200 g
1	7	739	1,5	21	36	112	327	127	36	3,1	Rahm-Spinat, Rahm-Blattspinat
1	14	1479	3,0	42	71	224	654	254	72	6,2	1 Portion, 200 g
1	5	21	2,2	20	41	332	126	47	8	0,7	Rahm-Wirsing
1	10	42	4,4	39	81	664	253	94	16	1,4	1 Portion, 200 g
3	0	89	2,8	28	20	63	182	18	13	0,7	Ratatouille
7	0	223	7,0	71	50	158	455	46	33	1,8	1 Portion, 250 g
1	22	64	2,3	7	33	252	111	25	13	0,7	Spargel-Schinken-Röllchen
2	52	154	5,5	16	79	605	267	59	31	1,7	2 Röllchen, 240 g
											PILZE
✓	0	ø	ø	1	ø	6	254	12	13	1,2	Austernpilze
✓	0	ø	ø	1	ø	9	381	18	20	1,8	1 Portion, 150 g
✓	0	0	0,1	7	25	2	360	9	10	1,6	Birkenpilze
✓	0	0	0,2	11	38	3	540	14	15	2,4	1 Portion, 150 g
✓	0	0	0,1	8	25	3	190	25	6	1,3	Butterpilze
✓	0	0	0,2	12	38	5	285	38	9	2,0	1 Portion, 150 g
✓	0	2	0,1	5	25	8	422	11	13	1,2	Champignons
✓	0	3	0,2	7	38	12	633	17	20	1,8	1 Portion, 150 g
✓	0	✓	✓	✓	3	1	42	1	1	0,1	1 Champignon, 10 g
✓	0	2	0,1	2	3	320	110	19	15	0,8	Champignons, Konserve
✓	0	3	0,2	3	5	480	165	29	23	1,2	1 Portion, 150 g
✓	0	ø	ø	5	ø	ø	427	4	13	0,9	Hallimasche
✓	0	ø	ø	8	ø	ø	641	6	20	1,3	1 Portion, 150 g
✓	0	0	0,2	5	25	2	390	11	16	1,2	Morcheln (Speise-)
✓	0	0	0,3	8	38	3	585	17	24	1,8	1 Portion, 150 g
✓	0	217	0,1	6	25	3	332	4	14	ø	Pfifferlinge
✓	0	326	0,2	9	38	5	498	6	21	ø	1 Portion, 150 g
ø	0	ø	ø	2	ø	32	5370	85	135	ø	Pfifferlinge, getrocknet
ø	0	ø	ø	1	ø	8	1343	21	34	ø	1 Portion, 25 g
✓	0	217	0,1	3	6	165	155	5	6	ø	Pfifferlinge, Konserve
✓	0	326	0,2	5	9	248	233	8	9	ø	1 Portion, 150 g
✓	0	1	0,2	3	25	6	327	4	12	1,0	Steinpilze
✓	0	2	0,2	4	38	9	491	6	18	1,5	1 Portion, 150 g
2	0	8	1,2	8	98	14	2000	34	83	8,4	Steinpilze, getrocknet
✓	0	2	0,3	2	25	4	500	9	21	2,1	1 Portion, 25 g
											KARTOFFELGERICHTE UND -PRODUKTE
3	0	15	2,3	10	19	63	382	6	20	0,4	Bratkartoffeln, in Öl gebraten
5	0	29	4,6	21	37	126	764	13	39	0,8	1 Portion, 200 g
✓	71	51	0,4	8	21	75	253	16	17	0,8	Gnocchi
1	143	102	0,8	16	42	150	507	32	34	1,6	1 Portion, 200 g
1	151	150	0,8	11	30	128	361	21	19	1,1	Herzoginkartoffeln (Pommes Duchesse)
1	226	225	1,2	16	45	192	542	31	28	1,7	1 Portion, 150 g

Lebensmittel **Gemüse, Salat, Kartoffeln** jeweils essb. Anteil | **Zeile 1: pro 100 g** | Zeile 2: pro Portion	Energie kcal	kJ	Energiedichte kcal/g	Eiweiß g	Kohlenhydrate g	KH-Port.	Ballaststoffe g	Fett g	gesättigte FS g	einfach unges. FS g
KARTOFFELGERICHTE UND -PRODUKTE										
Kartoffel, gekocht	69	287	0,7	2	14	1,5	2	✓	✓	✓
1 mittelgroße Kartoffel, 80 g	55	230	0,7	2	11	1,0	2	✓	✓	✓
Kartoffelgratin	151	632	1,5	2	11	1,0	2	11	6	3
1 Portion, 200 g	302	1 264	1,5	5	23	2,0	3	21	12	7
Kartoffelpüree, Trockenprodukt	329	1 375	3,3	9	71	6,5	6	1	✓	✓
für 1 Portion, 30 g Pulver	99	412	3,3	3	21	2,0	2	✓	✓	✓
Kartoffelpüree, zub. mit Milch u. Butter	91	380	0,9	3	12	1,0	2	3	2	1
1 Portion, 200 g	182	761	0,9	5	24	2,0	3	7	4	2
Kartoffelklöße/-knödel, Trockenprodukt	325	1 360	3,3	6	74	6,5	6	✓	✓	✓
für 2 Klöße, 50 g Pulver	163	680	3,3	3	37	3,5	3	✓	✓	✓
Kartoffelklöße/-knödel, zubereitet	108	451	1,1	3	22	2,0	3	1	✓	✓
1 Kloß, 100 g	108	451	1,1	3	22	2,0	3	1	✓	✓
Kartoffelkroketten, frittiert	214	895	2,1	4	22	2,0	1	13	2	3
1 Portion (7–8 Kroketten), 150 g	321	1 343	2,1	6	32	3,0	2	20	3	5
Kartoffelpuffer (Reibekuchen), in Öl gebraten	255	1 065	2,5	4	15	1,5	2	20	3	7
1 Puffer, 120 g	306	1 278	2,5	4	19	1,5	2	24	3	8
Kartoffelwedges (Kartoffelecken), frittiert	283	1 184	2,8	4	34	3,0	3	15	3	9
1 Portion, 150 g	425	1 776	2,8	6	50	4,5	5	22	4	13
Pommes frites, frittiert	316	1 323	3,2	3	38	3,5	3	17	5	9
1 Portion, 150 g	474	1 984	3,2	5	58	5,0	5	25	7	13
Pommes frites aus dem Backofen	157	657	1,6	3	26	2,5	3	5	1	3
1 Portion, 150 g	236	985	1,6	4	38	3,5	4	8	2	4
Rösti, frittiert	257	1 075	2,6	2	25	2,5	3	17	3	7
1 Rösti, 50 g	129	538	2,6	1	13	1,0	2	9	2	4
Schupfnudeln, gekocht	150	628	1,5	6	27	2,5	2	2	1	1
1 Portion, 200 g	300	1 255	1,5	11	54	5,0	5	4	1	1
Zwetschgenknödel	186	776	1,9	3	28	2,5	3	7	4	2
1 Knödel, 65 g	121	504	1,9	2	18	1,5	2	4	2	1
KARTOFFELPRODUKTE, MARKENPRODUKTE										
Country Potatoes Classic, TK, McCain	158	663	1,6	3	25	2,0	ø	6	ø	ø
1 Portion, 150 g	237	995	1,6	4	37	3,5	ø	8	ø	ø
Kroketten, TK, McCain	207	866	2,1	3	29	2,5	3	9	3	3
1 Portion, 150 g	311	1 299	2,1	5	43	4,0	5	14	4	5
Rösti, TK, McCain	185	774	1,9	2	25	2,5	3	9	3	3
1 Portion, 150 g	278	1 161	1,9	3	38	3,5	5	13	4	5
1·2·3 Frites Original, TK, McCain	141	592	1,4	3	23	2,0	ø	5	1	2
1 Portion, 150 g	212	888	1,4	4	34	3,0	ø	7	2	3
HÜLSENFRÜCHTE										
Bohnen, weiß, Trockenprodukt	237	992	2,4	21	35	3,0	23	2	✓	✓
1 Portion, 60 g	142	595	2,4	13	21	2,0	14	1	✓	✓
Bohnen, weiß, Konserve	66	274	0,7	5	10	1,0	4	✓	✓	✓
1 Portion, 125 g	82	343	0,7	7	12	1,0	5	1	✓	✓
Erbsen, Trockenprodukt	271	1 134	2,7	23	41	3,5	17	1	✓	✓
1 Portion, 60 g	163	680	2,7	14	25	2,0	10	1	✓	✓
Kichererbsen, Trockenprodukt	305	1 276	3,1	19	44	4,0	16	6	1	✓
1 Portion, 60 g	183	766	3,1	11	27	2,5	9	4	1	✓

mehrfach unges. FS	Choles-terin	A (RÄ)	E (TÄ)	C	Folsäure	Natrium	Kalium	Kalzium	Magne-sium	Eisen	Lebensmittel
Vitamine						**Mineralstoffe**					**Gemüse, Salat, Kartoffeln**
g	mg	µg	mg	mg	µg	mg	mg	mg	mg	mg	jeweils essb. Anteil | **Zeile 1: pro 100 g** | Zeile 2: pro Portion
											KARTOFFELGERICHTE UND -PRODUKTE
✓	0	1	0,1	12	15	62	333	6	18	0,4	Kartoffel, gekocht
✓	0	1	0,1	10	12	50	266	5	14	0,3	1 mittelgroße Kartoffel, 80 g
1	50	122	0,4	11	21	69	321	26	17	0,5	Kartoffelgratin
1	100	244	0,8	21	42	138	642	51	34	1,0	1 Portion, 200 g
✓	0	0	0,3	20	24	160	1150	30	69	2,4	Kartoffelpüree, Trockenprodukt
✓	0	0	0,1	6	7	48	345	9	21	0,7	für 1 Portion, 30 g Pulver
✓	29	38	0,2	11	20	74	342	32	18	0,4	Kartoffelpüree, zub. mit Milch u. Butter
✓	57	76	0,4	22	40	148	685	64	36	0,8	1 Portion, 200 g
✓	0	0	0	20	24	1260	749	40	45	2,4	Kartoffelklöße/-knödel, Trockenprodukt
✓	0	0	0	10	12	630	375	20	23	1,2	für 2 Klöße, 50 g Pulver
✓	15	11	0,2	12	17	210	340	13	21	0,7	Kartoffelklöße/-knödel, zubereitet
✓	15	11	0,2	12	17	210	340	13	21	0,7	1 Kloß, 100 g
8	0	0	ø	2	2	420	360	44	19	0,9	Kartoffelkroketten, frittiert
11	0	0	ø	3	3	630	540	66	29	1,4	1 Portion (7–8 Kroketten), 150 g
9	49	70	7,6	6	23	173	321	15	18	0,7	Kartoffelpuffer (Reibekuchen), in Öl gebraten
11	59	84	9,1	8	28	207	385	18	22	0,8	1 Puffer, 120 g
2	0	ø	1,8	ø	ø	757	522	26	30	1,1	Kartoffelwedges (Kartoffelecken), frittiert
3	0	ø	2,8	ø	ø	1136	783	39	45	1,6	1 Portion, 150 g
3	0	ø	1,5	3	12	320	561	13	29	1,1	Pommes frites, frittiert
4	0	ø	2,3	5	18	480	842	20	44	1,7	1 Portion, 150 g
✓	0	ø	0,3	14	13	222	461	8	23	0,5	Pommes frites aus dem Backofen
✓	0	ø	0,5	21	20	333	692	12	35	0,8	1 Portion, 150 g
4	0	0	1,8	3	38	546	391	18	21	0,8	Rösti, frittiert
2	0	0	0,9	2	19	273	196	9	11	0,4	1 Rösti, 50 g
✓	55	39	0,4	9	24	132	290	15	19	0,9	Schupfnudeln, gekocht
1	110	79	0,8	18	47	264	581	30	37	1,8	1 Portion, 200 g
✓	32	74	0,5	5	12	87	215	14	13	0,6	Zwetschgenknödel
✓	21	48	0,3	3	7	57	139	9	9	0,4	1 Knödel, 65 g
											KARTOFFELPRODUKTE, MARKENPRODUKTE
ø	ø	ø	ø	ø	ø	ø	ø	ø	ø	ø	Country Potatoes Classic, TK, McCain
ø	ø	ø	ø	ø	ø	ø	ø	ø	ø	ø	1 Portion, 150 g
3	ø	ø	ø	ø	ø	350	ø	ø	ø	ø	Kroketten, TK, McCain
5	ø	ø	ø	ø	ø	525	ø	ø	ø	ø	1 Portion, 150 g
3	ø	ø	ø	ø	ø	350	ø	ø	ø	ø	Rösti, TK, McCain
5	ø	ø	ø	ø	ø	525	ø	ø	ø	ø	1 Portion, 150 g
1	✓	ø	ø	ø	ø	ø	ø	ø	ø	ø	1·2·3 Frites Original, TK, McCain
2	✓	ø	ø	ø	ø	ø	ø	ø	ø	ø	1 Portion, 150 g
											HÜLSENFRÜCHTE
1	0	67	0,2	3	205	4	1337	113	140	6,5	Bohnen, weiß, Trockenprodukt
1	0	40	0,1	2	123	2	802	68	84	3,9	1 Portion, 60 g
✓	0	15	0,1	✓	52	195	332	33	36	1,5	Bohnen, weiß, Konserve
✓	0	19	0,1	✓	65	244	415	41	45	1,9	1 Portion, 125 g
1	0	13	0,8	2	151	24	992	50	118	5,2	Erbsen, Trockenprodukt
✓	0	8	0,5	1	91	14	595	30	71	3,1	1 Portion, 60 g
4	0	30	5,8	5	340	23	800	124	126	6,1	Kichererbsen, Trockenprodukt
2	0	18	3,5	3	204	14	480	74	76	3,7	1 Portion, 60 g

Lebensmittel	Energie		Energie-dichte	Eiweiß	Kohlenhydrate	KH-Port.	Ballast-stoffe	Fett	gesättigte FS	einfach unges. FS
Gemüse, Salat, Kartoffeln	Energie			Eiweiß	Kohlen-hydrate			Fett		
jeweils essb. Anteil | **Zeile 1: pro 100 g** | Zeile 2: pro Portion	kcal	kJ	kcal/g	g	g		g	g	g	g

HÜLSENFRÜCHTE

Lebensmittel	kcal	kJ	kcal/g	Eiweiß g	KH g	KH-Port.	Ballast g	Fett g	ges. FS g	einf. FS g
Kidneybohnen, Konserve	84	351	0,8	5	15	1,5	5	1	✓	✓
1 Portion, 125 g	105	439	0,8	7	18	1,5	7	1	✓	✓
Kidneybohnen, Trockenprodukt	333	1393	3,3	24	60	5,5	25	1	✓	✓
1 Portion, 60 g	200	836	3,3	14	36	3,5	15	✓	✓	✓
Limabohnen (Butterbohnen), Trockenprodukt	275	1151	2,8	21	45	4,0	14	1	✓	✓
1 Portion, 60 g	165	690	2,8	12	27	2,5	9	1	✓	✓
Linsen, Trockenprodukt	270	1130	2,7	23	41	3,5	17	2	ø	ø
1 Portion, 60 g	162	678	2,7	14	24	2,0	10	1	ø	ø
Mungobohnensprossen	24	99	0,2	3	2	0	6	✓	✓	✓
1 Portion, 50 g	12	50	0,2	2	1	0	3	✓	✓	✓
Mungobohnen, Trockenprodukt	269	1125	2,7	23	42	4,0	17	1	✓	✓
1 Portion, 60 g	161	675	2,7	14	25	2,5	10	1	✓	✓
Sojabohnen, Trockenprodukt	329	1377	3,3	38	6	0,5	22	18	2	4
1 Portion, 60 g	197	826	3,3	23	4	0,5	13	11	1	2
Sojamehl (vollfett)	347	1452	3,5	41	3	0,5	19	21	3	3
1 EL, 15 g	52	218	3,5	6	✓	0	3	3	✓	1
Sojaschrot	246	1027	2,5	36	✓	0	32	11	2	2
1 EL, 15 g	37	154	2,5	5	✓	0	5	2	✓	✓
Sojasprossen (Sojakeime)	52	217	0,5	5	5	0,5	2	1	✓	✓
1 Portion, 50 g	26	109	0,5	3	2	0	1	1	✓	✓

Lebensmittel
Gemüse, Salat, Kartoffeln

jeweils essb. Anteil | **Zeile 1: pro 100 g** | Zeile 2: pro Portion

mehrfach unges. FS	Choles-terin	Vitamine A (RÄ)	E (TÄ)	C	Folsäure	Mineralstoffe Natrium	Kalium	Kalzium	Magne-sium	Eisen	Lebensmittel
g	mg	µg	mg	mg	µg	mg	mg	mg	mg	mg	
											HÜLSENFRÜCHTE
✓	0	0	✓	1	36	296	237	34	27	1,2	Kidneybohnen, Konserve
✓	0	0	✓	2	45	370	296	43	34	1,5	1 Portion, 125 g
✓	0	0	0,2	5	394	24	1406	143	140	8,2	Kidneybohnen, Trockenprodukt
✓	0	0	0,1	3	236	14	844	86	84	4,9	1 Portion, 60 g
1	0	ø	ø	1	360	13	1750	89	216	6,8	Limabohnen (Butterbohnen), Trockenprodukt
✓	0	ø	ø	1	216	8	1050	53	130	4,1	1 Portion, 60 g
ø	0	17	ø	7	168	7	837	65	129	8,0	Linsen, Trockenprodukt
ø	0	10	ø	4	101	4	502	39	77	4,8	1 Portion, 60 g
✓	0	7	0,1	11	61	5	134	13	18	0,9	Mungobohnensprossen
✓	0	4	0,1	6	31	3	67	7	9	0,5	1 Portion, 50 g
1	0	6	1,9	3	140	9	171	90	166	6,8	Mungobohnen, Trockenprodukt
✓	0	4	1,1	2	84	5	103	54	100	4,1	1 Portion, 60 g
11	0	63	1,5	✓	250	5	1800	200	220	6,6	Sojabohnen, Trockenprodukt
6	0	38	0,9	✓	150	3	1080	120	132	4,0	1 Portion, 60 g
12	0	14	1,5	0	190	4	1870	195	247	12,0	Sojamehl (vollfett)
2	0	2	0,2	0	29	1	281	29	37	1,8	1 EL, 15 g
7	0	3	1,5	0	340	4	1700	200	250	10,0	Sojaschrot
1	0	✓	0,2	0	51	1	255	30	38	1,5	1 EL, 15 g
1	0	4	0,1	20	160	30	235	32	19	0,9	Sojasprossen (Sojakeime)
✓	0	2	0,1	10	80	15	118	16	10	0,5	1 Portion, 50 g

Lebensmittel
Obst, Obsterzeugnisse und Nüsse

jeweils essb. Anteil | **Zeile 1: pro 100 g** | Zeile 2: pro Portion

Lebensmittel	Energie kcal	Energie kJ	Energiedichte kcal/g	Eiweiß g	Kohlenhydrate g	KH-Port.	Ballaststoffe g	Fett g	gesättigte FS g	einfach unges. FS g
OBST UND TIEFKÜHLOBST										
Acerola (Westindische Kirschen)	20	85	0,2	✓	4	0,5	2	✓	✓	✓
1 Portion, 50 g	10	42	0,2	✓	2	0	1	✓	✓	✓
Ananas	59	246	0,6	1	13	1,0	1	✓	✓	✓
1 Portion, 150 g	88	369	0,6	1	20	2,0	2	✓	✓	✓
Apfel	54	226	0,5	✓	11	1,0	2	1	✓	✓
1 Apfel, 150 g	81	339	0,5	1	17	1,5	3	1	✓	✓
Apfelsine (Orange)	47	197	0,5	1	9	1,0	2	✓	✓	✓
1 Apfelsine, 145 g	68	286	0,5	1	13	1,0	3	✓	✓	✓
Aprikosen (Marillen)	42	177	0,4	1	9	1,0	2	✓	✓	✓
1 Aprikose, 45 g	19	80	0,4	✓	4	0,5	1	✓	✓	✓
Avocado	217	909	2,2	2	✓	0	6	24	4	17
½ Avocado, 115 g	250	1046	2,2	2	✓	0	7	27	4	19
Banane	95	398	1,0	1	21	2,0	2	✓	✓	✓
1 Banane, 110 g	105	438	1,0	1	24	2,0	2	✓	✓	✓
Beerenmischung, TK-Produkt	42	174	0,4	1	7	0,5	6	1	✓	✓
1 EL, 40 g	17	69	0,4	✓	3	0	2	✓	✓	✓
Birne	55	230	0,6	✓	12	1,0	3	✓	✓	✓
1 Birne, 140 g	77	322	0,6	1	17	1,5	5	✓	✓	✓
Brombeeren	44	184	0,4	1	6	0,5	3	1	✓	✓
1 Portion, 125 g	55	230	0,4	2	8	0,5	4	1	✓	✓
Clementine	46	192	0,5	1	9	1,0	2	✓	✓	✓
1 Clementine, 45 g	21	86	0,5	✓	4	0,5	1	✓	✓	✓
Cranberrys (Moosbeeren)	46	192	0,5	✓	12	1,0	5	✓	✓	✓
1 Portion, 110 g	51	212	0,5	✓	13	1,0	5	✓	✓	✓
Datteln	114	477	1,1	1	27	2,5	3	✓	✓	✓
1 Dattel, 7 g	8	33	1,1	✓	2	0	✓	✓	✓	✓
Erdbeeren	32	134	0,3	1	6	0,5	2	✓	✓	✓
1 Portion, 150 g	48	201	0,3	1	8	1,0	2	1	✓	✓
Erdbeeren, TK-Produkt	32	134	0,3	1	6	0,5	2	✓	✓	✓
1 EL, 40 g	13	54	0,3	✓	2	0	1	✓	✓	✓
Feigen	63	264	0,6	1	13	1,0	2	1	✓	✓
1 Feige, 60 g	38	158	0,6	1	8	0,5	1	✓	✓	✓
Granatapfel	78	326	0,8	1	17	1,5	2	1	✓	✓
1 Granatapfel, 125 g	97	407	0,8	1	21	2,0	3	1	✓	✓
Grapefruit (Pampelmuse)	50	209	0,5	1	9	1,0	1	✓	✓	✓
½ Grapefruit, 130 g	65	272	0,5	1	12	1,0	1	✓	✓	✓
Guave (Guajave)	38	158	0,4	1	7	0,5	5	1	✓	✓
1 Guave, 40 g	15	63	0,4	✓	3	0	2	✓	✓	✓
Heidelbeeren (Blaubeeren)	36	151	0,4	1	6	0,5	5	1	✓	✓
1 Portion, 125 g	45	188	0,4	1	8	0,5	6	1	✓	✓
Himbeeren	34	142	0,3	1	5	0,5	5	✓	✓	✓
1 Portion, 125 g	43	178	0,3	2	6	0,5	6	✓	✓	✓
Himbeeren, TK-Produkt	34	142	0,3	1	5	0,5	5	✓	✓	✓
1 EL, 40 g	14	57	0,3	1	2	0	2	✓	✓	✓
Honigmelone (Zuckermelone)	54	226	0,5	1	12	1,0	1	✓	✓	✓
1 Portion, 150 g	81	339	0,5	1	19	1,5	2	✓	✓	✓
Jackfrucht	72	302	0,7	1	15	1,5	4	✓	✓	✓
1 Portion, 100 g	72	302	0,7	1	15	1,5	4	✓	✓	✓

mehrfach unges. FS	Choles- terin	Vitamine A (RÄ)	E (TÄ)	C	Folsäure	Mineralstoffe Natrium	Kalium	Kalzium	Magne- sium	Eisen	Lebensmittel Obst, Obsterzeugnisse und Nüsse
g	mg	µg	mg	mg	µg	mg	mg	mg	mg	mg	jeweils essb. Anteil | Zeile 1: pro 100 g | Zeile 2: pro Portion
											Obst und Tiefkühlobst
✓	0	28	0,3	1 700	6	3	83	12	12	0,2	**Acerola (Westindische Kirschen)**
✓	0	14	0,2	850	3	2	42	6	6	0,1	1 Portion, 50 g
✓	0	10	0,1	19	4	2	173	16	17	0,4	**Ananas**
✓	0	15	0,2	29	6	3	260	24	26	0,6	1 Portion, 150 g
✓	0	8	0,5	12	7	3	144	7	6	0,5	**Apfel**
✓	0	12	0,8	18	11	5	216	11	9	0,8	1 Apfel, 150 g
✓	0	15	0,3	50	29	1	177	42	14	0,4	**Apfelsine (Orange)**
✓	0	22	0,4	73	42	1	257	61	20	0,6	1 Apfelsine, 145 g
✓	0	298	0,5	9	4	2	280	17	10	0,7	**Aprikosen (Marillen)**
✓	0	134	0,2	4	2	1	126	8	5	0,3	1 Aprikose, 45 g
2	0	12	1,3	13	30	3	503	10	29	0,6	**Avocado**
3	0	14	1,5	15	35	3	578	12	33	0,7	½ Avocado, 115 g
✓	0	38	0,3	12	20	1	393	9	36	0,4	**Banane**
✓	0	42	0,3	13	22	1	432	10	40	0,4	1 Banane, 110 g
✓	0	15	1,0	50	14	2	202	36	19	1,0	**Beerenmischung, TK-Produkt**
✓	0	6	0,4	20	5	1	81	14	7	0,4	1 EL, 40 g
✓	0	3	0,4	5	14	2	125	9	7	0,2	**Birne**
✓	0	4	0,6	7	20	3	175	13	10	0,2	1 Birne, 140 g
1	0	45	0,7	17	34	3	190	45	30	0,9	**Brombeeren**
1	0	56	0,9	21	43	4	238	56	38	1,1	1 Portion, 125 g
✓	0	50	0,3	30	15	2	180	35	11	0,3	**Clementine**
✓	0	23	0,1	14	7	1	81	16	5	0,1	1 Clementine, 45 g
✓	0	3	1,2	13	1	2	85	8	6	0,3	**Cranberrys (Moosbeeren)**
✓	0	3	1,3	14	1	2	94	9	7	0,3	1 Portion, 110 g
✓	0	2	0,1	58	21	6	350	21	21	0,8	**Datteln**
✓	0	✓	✓	4	1	✓	25	1	1	0,1	1 Dattel, 7 g
✓	0	8	0,1	65	43	3	145	25	15	0,6	**Erdbeeren**
✓	0	12	0,2	98	65	5	218	38	23	1,0	1 Portion, 150 g
✓	0	8	0,1	54	41	3	145	25	15	0,6	**Erdbeeren, TK-Produkt**
✓	0	3	✓	22	16	1	58	10	6	0,3	1 EL, 40 g
✓	0	8	0,5	3	7	2	240	54	20	0,6	**Feigen**
✓	0	5	0,3	2	4	1	144	32	12	0,4	1 Feige, 60 g
✓	0	7	0,2	7	7	7	290	8	3	0,5	**Granatapfel**
✓	0	9	0,3	9	9	9	363	10	4	0,6	1 Granatapfel, 125 g
✓	0	3	0,3	44	11	2	180	18	10	0,3	**Grapefruit (Pampelmuse)**
✓	0	4	0,4	57	14	3	234	23	13	0,4	½ Grapefruit, 130 g
✓	0	119	0,4	273	30	4	290	17	13	0,8	**Guave (Guajave)**
✓	0	48	0,2	109	12	2	116	7	5	0,3	1 Guave, 40 g
✓	0	6	2,1	22	10	1	78	10	2	0,7	**Heidelbeeren (Blaubeeren)**
1	0	8	2,6	28	13	1	98	13	3	0,9	1 Portion, 125 g
✓	0	4	0,9	25	30	1	200	40	30	1,0	**Himbeeren**
✓	0	5	1,1	31	38	1	250	50	38	1,3	1 Portion, 125 g
✓	0	3	0,9	21	15	1	200	40	30	1,0	**Himbeeren, TK-Produkt**
✓	0	1	0,4	8	6	✓	80	16	12	0,4	1 EL, 40 g
✓	0	784	0,1	33	30	12	309	14	11	0,2	**Honigmelone (Zuckermelone)**
✓	0	1176	0,2	50	45	18	464	21	17	0,3	1 Portion, 150 g
✓	0	9	0,5	9	7	2	407	27	37	0,6	**Jackfrucht**
✓	0	9	0,5	9	7	2	407	27	37	0,6	1 Portion, 100 g

Lebensmittel	Energie			Eiweiß	Kohlenhydrate			Fett/Fettsäuren (FS)		
Obst, Obsterzeugnisse und Nüsse	Energie		Energie-dichte	Eiweiß	Kohlen-hydrate	KH-Port.	Ballast-stoffe	Fett	gesättigte FS	einfach unges. FS
jeweils essb. Anteil | Zeile 1: pro 100 g | Zeile 2: pro Portion	kcal	kJ	kcal/g	g	g		g	g	g	g
OBST UND TIEFKÜHLOBST										
Johannisbeeren, rot	33	138	0,3	1	5	0,5	4	✓	✓	✓
1 Portion, 125 g	41	173	0,3	1	6	0,5	4	✓	✓	✓
Johannisbeeren, schwarz	39	163	0,4	1	6	0,5	7	✓	✓	✓
1 Portion, 125 g	49	204	0,4	2	8	0,5	8	✓	✓	✓
Johannisbeeren, weiß	30	126	0,3	1	7	0,5	6	✓	✓	✓
1 Portion, 125 g	38	157	0,3	1	8	1,0	8	✓	✓	✓
Kaki (Kakipflaume)	71	297	0,7	1	16	1,5	3	✓	✓	✓
1 Kaki, 150 g	107	446	0,7	1	24	2,0	5	✓	✓	✓
Kaktusfeige (Kaktusbirne, Kaktusapfel)	37	154	0,4	1	7	0,5	5	✓	✓	✓
1 Kaktusfeige, 80 g	29	123	0,4	1	6	0,5	4	✓	✓	✓
Kirschen (Süßkirschen)	63	265	0,6	1	13	1,0	1	✓	✓	✓
1 Portion, 150 g	95	397	0,6	1	20	2,0	2	✓	✓	✓
Kiwi	61	255	0,6	1	11	1,0	2	1	✓	✓
1 Kiwi, 50 g	30	127	0,6	1	5	0,5	1	✓	✓	✓
Kumquat (Zwergorange)	68	286	0,7	1	15	1,5	4	✓	✓	✓
1 Kumquat, 30 g	21	86	0,7	✓	4	0,5	1	✓	✓	✓
Limette (Limone)	47	195	0,5	1	2	0	2	2	✓	✓
1 Limette, 50 g	23	97	0,5	✓	1	0	1	1	✓	✓
Litschi	76	319	0,8	1	17	1,5	2	✓	✓	✓
1 Litschi, 10 g	8	32	0,8	✓	2	0	✓	✓	✓	✓
Mandarine	50	210	0,5	1	10	1,0	2	✓	✓	✓
1 Mandarine, 50 g	25	105	0,5	✓	5	0,5	1	✓	✓	✓
Mango	60	252	0,6	1	13	1,0	2	✓	✓	✓
½ Mango, 125 g	75	315	0,6	1	16	1,5	2	1	✓	✓
Maracuja (Passionsfrucht)	80	335	0,8	2	13	1,0	2	✓	✓	✓
1 Frucht, 40 g	32	134	0,8	1	5	0,5	1	✓	✓	✓
Mirabellen	64	269	0,6	1	14	1,5	1	✓	✓	✓
1 Portion (ca. 15 Stück), 150 g	96	404	0,6	1	21	2,0	2	✓	✓	✓
Nektarine	57	238	0,6	1	12	1,0	2	✓	✓	✓
1 Nektarine, 125 g	71	298	0,6	1	16	1,5	3	✓	✓	✓
Papaya (Baummelone)	32	134	0,3	1	7	0,5	2	✓	✓	✓
½ Papaya, 150 g	48	201	0,3	1	11	1,0	3	✓	✓	✓
Pfirsich	41	170	0,4	1	9	1,0	2	✓	✓	✓
1 Pfirsich, 125 g	51	212	0,4	1	11	1,0	3	✓	✓	✓
Pflaumen (Zwetschgen)	47	197	0,5	1	10	1,0	2	✓	✓	✓
1 Pflaume, 35 g	16	69	0,5	✓	4	0,5	1	✓	✓	✓
Physalis (Kapstachelbeere)	76	319	0,8	2	13	1,0	1	1	✓	✓
1 Physalis, 5 g	4	16	0,8	✓	1	0	✓	✓	✓	✓
Quitte	39	162	0,4	✓	7	0,5	6	1	✓	✓
1 Quitte, 80 g	31	130	0,4	✓	6	0,5	5	✓	✓	✓
Reineclaude	63	264	0,6	1	14	1,0	2	✓	✓	✓
1 Reineclaude, 35 g	22	92	0,6	✓	5	0,5	1	✓	✓	✓
Sauerkirschen	58	241	0,6	1	10	1,0	1	1	✓	✓
1 Portion, 100 g	58	241	0,6	1	10	1,0	1	1	✓	✓
Stachelbeeren	44	184	0,4	1	9	1,0	3	✓	✓	✓
1 Portion, 125 g	55	230	0,4	1	11	1,0	4	✓	✓	✓
Tamarillo (Baumtomate)	59	245	0,6	2	11	1,0	2	1	✓	✓
1 Tamarillo, 70 g	41	172	0,6	1	7	0,5	1	1	✓	✓

Lebensmittel
Obst, Obsterzeugnisse und Nüsse

jeweils essb. Anteil | **Zeile 1: pro 100 g** | Zeile 2: pro Portion

OBST UND TIEFKÜHLOBST

mehrfach unges. FS g	Choles-terin mg	Vitamine A (RÄ) µg	E (TÄ) mg	C mg	Folsäure µg	Mineralstoffe Natrium mg	Kalium mg	Kalzium mg	Magne-sium mg	Eisen mg	Lebensmittel
✓	0	4	0,7	36	11	2	240	30	13	0,9	Johannisbeeren, rot
✓	0	5	0,9	45	14	3	300	38	16	1,1	1 Portion, 125 g
✓	0	14	1,9	177	9	2	341	53	17	1,3	Johannisbeeren, schwarz
✓	0	18	2,4	221	11	3	426	66	21	1,6	1 Portion, 125 g
✓	0	0	0,1	35	6	2	267	30	9	1,0	Johannisbeeren, weiß
✓	0	0	0,1	44	8	3	334	38	11	1,2	1 Portion, 125 g
✓	0	267	0,8	16	8	4	170	8	8	0,4	Kaki (Kakipflaume)
✓	0	401	1,2	24	12	6	255	12	12	0,6	1 Kaki, 150 g
✓	0	9	0,5	23	7	4	90	28	85	0,3	Kaktusfeige (Kaktusbirne, Kaktusapfel)
✓	0	7	0,4	18	6	3	72	22	68	0,2	1 Kaktusfeige, 80 g
✓	0	14	0,1	15	52	3	210	17	11	0,4	Kirschen (Süßkirschen)
✓	0	21	0,2	23	78	5	315	26	17	0,6	1 Portion, 150 g
✓	0	8	0,5	71	20	4	295	38	24	0,8	Kiwi
✓	0	4	0,3	36	10	2	148	19	12	0,4	1 Kiwi, 50 g
✓	0	35	0,3	38	7	111	198	16	13	0,6	Kumquat (Zwergorange)
✓	0	11	0,1	11	2	33	59	5	4	0,2	1 Kumquat, 30 g
1	0	2	0,4	44	8	2	82	13	15	0,2	Limette (Limone)
1	0	1	0,2	22	4	1	41	7	8	0,1	1 Limette, 50 g
✓	0	0	0,5	39	25	3	180	9	10	0,3	Litschi
✓	0	0	0,1	4	3	✓	18	1	1	✓	1 Litschi, 10 g
✓	0	57	0,3	30	7	1	210	33	11	0,3	Mandarine
✓	0	29	0,2	15	4	1	105	17	6	0,2	1 Mandarine, 50 g
✓	0	201	1,0	39	36	5	190	12	18	0,4	Mango
✓	0	251	1,3	48	45	6	238	15	23	0,5	½ Mango, 125 g
✓	0	40	0,4	24	20	28	340	17	ø	1,3	Maracuja (Passionsfrucht)
✓	0	16	0,2	10	8	11	136	7	ø	0,5	1 Frucht, 40 g
✓	0	35	0,5	7	3	✓	230	12	15	0,5	Mirabellen
✓	0	53	0,8	11	5	✓	345	18	23	0,8	1 Portion (ca. 15 Stück), 150 g
✓	0	73	0,5	8	5	9	212	4	10	0,5	Nektarine
✓	0	91	0,6	10	6	11	265	5	13	0,6	1 Nektarine, 125 g
✓	0	161	0,7	82	2	3	211	21	41	0,4	Papaya (Baummelone)
✓	0	242	1,1	123	3	5	317	32	62	0,6	½ Papaya, 150 g
✓	0	16	1,0	10	3	1	176	7	9	0,5	Pfirsich
✓	0	20	1,3	13	4	1	220	9	11	0,6	1 Pfirsich, 125 g
✓	0	65	0,9	5	2	2	220	14	10	0,4	Pflaumen (Zwetschgen)
✓	0	23	0,3	2	1	1	77	5	4	0,1	1 Pflaume, 35 g
✓	0	150	0,5	28	8	5	170	12	8	1,3	Physalis (Kapstachelbeere)
✓	0	8	✓	1	0	✓	9	1	✓	0,1	1 Physalis, 5 g
✓	0	6	0,4	13	8	2	200	10	8	0,6	Quitte
✓	0	5	0,3	10	6	2	160	8	6	0,5	1 Quitte, 80 g
✓	0	30	0,7	6	3	1	245	13	10	1,1	Reineclaude
✓	0	11	0,2	2	1	✓	86	5	4	0,4	1 Reineclaude, 35 g
✓	0	50	0,1	12	75	2	115	8	8	0,6	Sauerkirschen
✓	0	50	0,1	12	75	2	115	8	8	0,6	1 Portion, 100 g
✓	0	18	0,6	35	19	2	200	30	15	0,6	Stachelbeeren
✓	0	23	0,8	44	24	3	250	38	19	0,8	1 Portion, 125 g
✓	0	217	0,5	24	24	2	320	12	21	0,7	Tamarillo (Baumtomate)
✓	0	152	0,4	17	17	1	224	8	15	0,5	1 Tamarillo, 70 g

Lebensmittel Obst, Obsterzeugnisse und Nüsse <small>jeweils essb. Anteil | **Zeile 1: pro 100 g** | Zeile 2: pro Portion</small>	Energie Energie kcal	 kJ	 Energie- dichte kcal/g	Eiweiß Eiweiß g	Kohlenhydrate Kohlen- hydrate g	 KH-Port. g	 Ballast- stoffe g	Fett/Fettsäuren (FS) Fett g	 gesättigte FS g	 einfach unges. FS g
OBST UND TIEFKÜHLOBST										
Wassermelone	38	160	0,4	1	8	1,0	✓	✓	✓	✓
1 Portion, 150 g	57	240	0,4	1	12	1,0	✓	✓	✓	✓
Weintrauben	71	297	0,7	1	16	1,5	2	✓	✓	✓
1 Portion, 150 g	107	446	0,7	1	23	2,0	2	✓	✓	✓
Zitrone	56	235	0,6	1	8	0,5	1	1	✓	✓
1 Zitrone, 80 g	45	188	0,6	1	6	0,5	1	✓	✓	✓
OBSTKONSERVEN/-KOMPOTT										
Ananas, Konserve, gezuckert	88	367	0,9	✓	21	2,0	1	✓	✓	✓
1 Portion (mit Saft), 150 g	132	550	0,9	1	31	3,0	1	✓	✓	✓
Apfelmus (Apfelkompott), gezuckert	102	428	1,0	1	23	2,0	3	1	✓	✓
1 Portion, 125 g	128	536	1,0	1	29	2,5	4	1	✓	✓
Aprikosen, Konserve, gezuckert	79	329	0,8	1	18	1,5	1	✓	✓	✓
1 Portion (mit Saft), 150 g	118	493	0,8	1	27	2,5	2	✓	✓	✓
Birne, Konserve, gezuckert	67	280	0,7	✓	16	1,5	2	✓	✓	✓
1 Portion (mit Saft), 150 g	101	420	0,7	✓	24	2,0	2	✓	✓	✓
Erdbeeren, Konserve, gezuckert	68	283	0,7	✓	16	1,5	1	✓	✓	✓
1 Portion (mit Saft), 150 g	101	424	0,7	✓	24	2,0	1	✓	✓	✓
Himbeeren, Konserve, gezuckert	71	297	0,7	1	16	1,5	3	✓	✓	✓
1 Portion (mit Saft), 150 g	107	446	0,7	1	24	2,0	4	✓	✓	✓
Mandarinen, Konserve, gezuckert	83	348	0,8	✓	19	1,5	1	✓	✓	✓
1 Portion (mit Saft), 150 g	125	522	0,8	1	29	2,5	1	✓	✓	✓
Mirabellen, Konserve, gezuckert	91	379	0,9	✓	21	2,0	1	✓	✓	✓
1 Portion (mit Saft), 150 g	136	569	0,9	1	32	3,0	1	✓	✓	✓
Obstkompott i. D., Konserve, gezuckert	81	339	0,8	✓	19	1,5	1	✓	✓	✓
1 Portion (mit Saft), 150 g	122	508	0,8	1	29	2,5	2	✓	✓	✓
Pfirsiche, Konserve, gezuckert	78	325	0,8	✓	19	1,5	1	✓	✓	✓
1 Portion (mit Saft), 150 g	117	488	0,8	1	28	2,5	2	✓	✓	✓
Pflaumen, Konserve, gezuckert	82	341	0,8	✓	19	1,5	1	✓	✓	✓
1 Portion (mit Saft), 150 g	122	511	0,8	✓	29	2,5	1	✓	✓	✓
Preiselbeeren (Wildpreiselbeeren)	174	726	1,7	✓	42	4,0	1	✓	✓	✓
1 EL, 40 g	69	290	1,7	✓	17	1,5	1	✓	✓	✓
Schattenmorellen, Konserve, gezuckert	87	364	0,9	1	20	2,0	1	✓	✓	✓
1 Portion (mit Saft), 150 g	131	546	0,9	1	30	2,5	1	✓	✓	✓
Süßkirschen, Konserve, gezuckert	90	377	0,9	1	21	2,0	1	✓	✓	✓
1 Portion (mit Saft), 150 g	135	565	0,9	1	31	3,0	1	✓	✓	✓
TROCKENOBST										
Apfel, getrocknet (Apfelschnitze)	278	1 165	2,8	2	61	5,5	11	2	1	✓
1 Portion, 40 g	111	466	2,8	1	25	2,0	4	1	✓	✓
Aprikosen, getrocknet	250	1 044	2,5	5	51	4,5	11	1	✓	✓
1 Portion, 40 g	100	418	2,5	2	20	2,0	4	✓	✓	✓
Banane, getrocknet („Bananenchips")	291	1 216	2,9	4	65	6,0	6	1	✓	✓
1 Portion, 40 g	116	486	2,9	1	26	2,5	2	✓	✓	✓
Birne, getrocknet (Birnenschnitze)	252	1 056	2,5	2	60	5,5	14	1	✓	1
1 Portion, 40 g	101	422	2,5	1	24	2,0	5	1	✓	✓
Cranberrys (Moosbeeren), getrocknet	308	1 289	3,1	✓	82	7,5	6	1	✓	✓
1 Portion, 40 g	123	515	3,1	✓	33	3,0	2	1	✓	✓

| mehrfach unges. FS | Choles- terin | Vitamine | | | | Mineralstoffe | | | | | Lebensmittel |
| | | A (RÄ) | E (TÄ) | C | Folsäure | Natrium | Kalium | Kalzium | Magne- sium | Eisen | Obst, Obsterzeugnisse und Nüsse |
g	mg	µg	mg	mg	µg	mg	mg	mg	mg	mg	jeweils essb. Anteil | Zeile 1: pro 100 g | Zeile 2: pro Portion
											OBST UND TIEFKÜHLOBST
✓	0	87	0,1	6	5	1	158	11	3	0,4	Wassermelone
✓	0	131	0,2	9	8	2	237	17	5	0,6	1 Portion, 150 g
✓	0	6	0,7	4	43	2	190	18	9	0,4	Weintrauben
✓	0	9	1,1	6	65	3	285	27	14	0,6	1 Portion, 150 g
✓	0	3	0,4	53	6	3	149	11	28	0,4	Zitrone
✓	0	2	0,3	42	5	2	119	9	22	0,3	1 Zitrone, 80 g
											OBSTKONSERVEN/-KOMPOTT
✓	0	6	0,1	6	1	1	79	11	10	0,2	Ananas, Konserve, gezuckert
✓	0	9	0,2	9	2	2	119	17	15	0,3	1 Portion (mit Saft), 150 g
✓	0	6	0,7	4	4	3	114	4	10	0,7	Apfelmus (Apfelkompott), gezuckert
✓	0	8	0,9	5	5	4	143	5	12	0,9	1 Portion, 125 g
✓	0	161	0,3	4	1	10	127	11	10	0,6	Aprikosen, Konserve, gezuckert
✓	0	242	0,5	6	2	15	191	17	15	0,9	1 Portion (mit Saft), 150 g
✓	0	2	0,2	2	6	1	57	7	4	0,2	Birne, Konserve, gezuckert
✓	0	3	0,3	3	9	2	86	11	6	0,3	1 Portion (mit Saft), 150 g
✓	0	3	✓	14	3	2	45	12	6	0,4	Erdbeeren, Konserve, gezuckert
✓	0	5	✓	21	5	3	68	18	9	0,6	1 Portion (mit Saft), 150 g
✓	0	1	0,4	5	13	7	92	18	13	1,8	Himbeeren, Konserve, gezuckert
✓	0	2	0,6	8	20	11	138	27	20	2,7	1 Portion (mit Saft), 150 g
✓	0	31	0,2	9	2	1	96	21	6	0,2	Mandarinen, Konserve, gezuckert
✓	0	47	0,3	14	3	2	144	32	9	0,3	1 Portion (mit Saft), 150 g
✓	0	19	0,3	2	1	✓	105	8	9	0,3	Mirabellen, Konserve, gezuckert
✓	0	29	0,5	3	2	✓	158	12	14	0,5	1 Portion (mit Saft), 150 g
✓	0	53	0,3	4	2	1	92	11	5	0,3	Obstkompott i. D., Konserve, gezuckert
✓	0	80	0,5	6	3	2	138	16	8	0,5	1 Portion (mit Saft), 150 g
✓	0	29	0,5	4	5	1	80	6	5	0,4	Pfirsiche, Konserve, gezuckert
✓	0	44	0,8	6	8	2	120	9	8	0,6	1 Portion (mit Saft), 150 g
✓	0	33	0,5	2	1	1	101	9	6	0,3	Pflaumen, Konserve, gezuckert
✓	0	50	0,8	2	2	2	152	14	9	0,5	1 Portion (mit Saft), 150 g
✓	0	2	0,4	2	1	1	30	8	3	0,3	Preiselbeeren (Wildpreiselbeeren)
✓	0	1	0,2	1	✓	✓	12	3	1	0,1	1 EL, 40 g
✓	0	27	0,1	4	10	1	52	6	5	0,3	Schattenmorellen, Konserve, gezuckert
✓	0	41	0,2	6	15	2	78	9	8	0,5	1 Portion (mit Saft), 150 g
✓	0	8	0,1	5	11	2	96	11	6	0,2	Süßkirschen, Konserve, gezuckert
✓	0	12	0,2	8	17	3	144	17	9	0,3	1 Portion (mit Saft), 150 g
											TROCKENOBST
1	0	32	1,8	12	21	16	541	38	32	1,2	Apfel, getrocknet (Apfelschnitze)
✓	0	13	0,7	5	8	6	216	15	13	0,5	1 Portion, 40 g
✓	0	5800	2,7	11	5	12	1654	100	59	4,4	Aprikosen, getrocknet
✓	0	2320	1,1	4	2	5	662	40	24	1,8	1 Portion, 40 g
✓	0	107	0,7	29	49	3	1201	27	110	1,7	Banane, getrocknet („Bananenchips")
✓	0	43	0,3	12	20	1	480	11	44	0,7	1 Portion, 40 g
1	0	10	1,5	15	39	10	424	43	34	1,3	Birne, getrocknet (Birnenschnitze)
✓	0	4	0,6	6	16	4	170	17	14	0,5	1 Portion, 40 g
1	0	ø	1,1	✓	ø	3	40	10	5	0,5	Cranberrys (Moosbeeren), getrocknet
✓	0	ø	0,4	✓	ø	1	16	4	2	0,2	1 Portion, 40 g

Lebensmittel	Energie			Eiweiß	Kohlenhydrate			Fett/Fettsäuren (FS)		
Obst, Obsterzeugnisse und Nüsse	Energie		Energie-dichte	Eiweiß	Kohlen-hydrate	KH-Port.	Ballast-stoffe	Fett	gesättigte FS	einfach unges. FS
jeweils essb. Anteil | Zeile 1: pro 100 g | Zeile 2: pro Portion	kcal	kJ	kcal/g	g	g		g	g	g	g

TROCKENOBST

Datteln, getrocknet	285	1194	2,9	2	66	6,0	9	1	✓	✓
1 Dattel, 10 g	29	119	2,9	✓	7	0,5	1	✓	✓	✓
Feigen, getrocknet	284	1190	2,8	6	58	5,5	12	2	✓	✓
1 Feige, 20 g	57	238	2,8	1	12	1,0	2	✓	✓	✓
Mischobst, getrocknet (Backobst)	258	1078	2,6	4	56	5,0	12	1	✓	✓
1 Portion, 40 g	103	431	2,6	1	23	2,0	5	✓	✓	✓
Pfirsich, getrocknet (Pfirsichschnitze)	247	1035	2,5	5	54	5,0	14	1	✓	✓
1 Portion, 40 g	99	414	2,5	2	22	2,0	6	✓	✓	✓
Pflaumen, getrocknet	261	1092	2,6	3	57	5,0	18	1	✓	✓
1 Frucht, 7 g	18	76	2,6	✓	4	0,5	1	✓	✓	✓
Rosinen, Sultaninen	298	1247	3,0	3	66	6,0	5	1	✓	✓
1 EL, 20 g	60	249	3,0	1	13	1,0	1	✓	✓	✓

OBSTSÄFTE UND -KONZENTRATE

Ananassaft	59	248	0,6	✓	13	1,0	0	✓	✓	✓
1 Glas, 200 ml	119	496	0,6	1	27	2,5	0	✓	✓	✓
Apfelsaft	50	207	0,5	✓	11	1,0	0	✓	✓	✓
1 Glas, 200 ml	99	414	0,5	1	21	2,0	0	1	✓	✓
Aprikosennektar	58	244	0,6	✓	14	1,0	0	✓	✓	✓
1 Glas, 200 ml	117	488	0,6	1	27	2,5	0	✓	✓	✓
Fruchtsirup i. D.	289	1208	2,9	✓	71	6,5	1	✓	✓	✓
1 EL, 20 g	58	242	2,9	✓	14	1,5	✓	✓	✓	✓
Grapefruitsaft	47	197	0,5	1	10	1,0	0	✓	✓	✓
1 Glas, 200 ml	94	393	0,5	1	20	2,0	0	✓	✓	✓
Grapefruitnektar	64	269	0,6	✓	14	1,5	0	✓	✓	✓
1 Glas, 200 ml	129	538	0,6	1	28	2,5	0	✓	✓	✓
Holunderbeersaft (Muttersaft, ungesüßt)	38	159	0,4	2	7	0,5	0	✓	✓	✓
1 Glas (unverdünnt), 100 ml	38	159	0,4	2	7	0,5	0	✓	✓	✓
Johannisbeernektar, rot	67	282	0,7	✓	16	1,5	0	✓	✓	✓
1 Glas, 200 ml	135	564	0,7	✓	31	3,0	0	✓	✓	✓
Johannisbeernektar, schwarz	70	294	0,7	✓	16	1,5	0	✓	✓	✓
1 Glas, 200 ml	141	588	0,7	1	32	3,0	0	✓	✓	✓
Mandarinensaft	47	198	0,5	1	10	1,0	0	✓	✓	✓
1 Glas, 200 ml	95	396	0,5	1	19	1,5	0	✓	✓	✓
Maracujanektar	80	334	0,8	2	14	1,0	0	✓	✓	✓
1 Glas, 200 ml	160	668	0,8	4	27	2,5	0	1	✓	✓
Orangensaft (Apfelsinensaft)	42	176	0,4	1	9	1,0	✓	✓	✓	✓
1 Glas, 200 ml	84	351	0,4	1	17	1,5	1	✓	✓	✓
Orangennektar (Apfelsinennektar)	63	264	0,6	1	14	1,5	✓	✓	✓	✓
1 Glas, 200 ml	126	528	0,6	1	29	2,5	✓	✓	✓	✓
Sauerkirschnektar	61	255	0,6	✓	14	1,5	0	✓	✓	✓
1 Glas, 200 ml	122	510	0,6	1	28	2,5	0	✓	✓	✓
Sanddornbeerensaft (Muttersaft, ungesüßt)	40	167	0,4	1	1	0	ø	2	ø	ø
1 Glas (verdünnt u. gesüßt), 100 ml	31	131	0,3	1	4	0,5	ø	1	ø	ø
Traubensaft	70	293	0,7	✓	17	1,5	0	✓	✓	✓
1 Glas, 200 ml	140	586	0,7	✓	33	3,0	0	✓	✓	✓
Zitronensaft	26	109	0,3	✓	2	0	✓	✓	✓	✓
1 EL, 15 ml	4	16	0,3	✓	✓	0	✓	✓	✓	✓

mehrfach unges. FS g	Choles-terin mg	Vitamine A (RÄ) µg	E (TÄ) mg	C mg	Folsäure µg	Mineralstoffe Natrium mg	Kalium mg	Kalzium mg	Magne-sium mg	Eisen mg	Lebensmittel Obst, Obsterzeugnisse und Nüsse jeweils essb. Anteil | Zeile 1: pro 100 g | Zeile 2: pro Portion
											TROCKENOBST
✓	0	25	0,2	3	21	35	659	66	51	1,9	Datteln, getrocknet
✓	0	3	✓	✓	2	4	66	7	5	0,2	1 Dattel, 10 g
1	0	32	2,0	10	27	40	1 082	244	90	2,7	Feigen, getrocknet
✓	0	6	0,4	2	5	8	216	49	18	0,5	1 Feige, 20 g
1	0	468	3,1	33	20	11	982	60	47	2,6	Mischobst, getrocknet (Backobst)
✓	0	187	1,2	13	8	4	393	24	19	1,0	1 Portion, 40 g
✓	0	83	5,3	17	12	6	1 073	43	55	6,9	Pfirsich, getrocknet (Pfirsichschnitze)
✓	0	33	2,1	7	5	2	429	17	22	2,8	1 Portion, 40 g
1	0	23	4,3	4	4	11	1 218	78	55	2,4	Pflaumen, getrocknet
✓	0	2	0,3	✓	✓	1	85	5	4	0,2	1 Frucht, 7 g
✓	0	5	0,6	1	4	21	782	80	41	2,3	Rosinen, Sultaninen
✓	0	1	0,1	✓	1	4	156	16	8	0,5	1 EL, 20 g
											OBSTSÄFTE UND -KONZENTRATE
✓	0	10	0,1	12	2	2	149	16	18	0,3	Ananassaft
✓	0	20	0,2	23	4	4	298	32	36	0,6	1 Glas, 200 ml
✓	0	8	0,5	7	4	3	126	7	6	0,3	Apfelsaft
✓	0	16	1,0	15	8	6	252	14	12	0,6	1 Glas, 200 ml
✓	0	118	0,2	2	1	1	97	10	5	0,3	Aprikosennektar
✓	0	236	0,4	4	2	2	194	20	10	0,6	1 Glas, 200 ml
✓	0	3	0,2	4	2	1	49	3	2	0,4	Fruchtsirup i. D.
✓	0	1	✓	1	✓	✓	10	1	✓	0,1	1 EL, 20 g
✓	0	1	0,3	36	9	1	149	9	8	0,6	Grapefruitsaft
✓	0	2	0,6	72	18	2	298	18	16	1,1	1 Glas, 200 ml
✓	0	2	0,1	12	4	1	77	11	5	0,2	Grapefruitnektar
✓	0	4	0,2	24	8	2	154	22	10	0,4	1 Glas, 200 ml
✓	0	ø	ø	26	6	1	288	5	ø	ø	Holunderbeersaft (Muttersaft, ungesüßt)
✓	0	ø	ø	26	6	1	288	5	ø	ø	1 Glas (unverdünnt), 100 ml
✓	0	4	0,2	6	1	1	110	10	4	0,3	Johannisbeernektar, rot
✓	0	8	0,4	12	2	2	220	20	8	0,6	1 Glas, 200 ml
✓	0	4	0,4	30	1	5	98	15	4	0,3	Johannisbeernektar, schwarz
✓	0	8	0,8	60	2	10	196	30	8	0,6	1 Glas, 200 ml
✓	0	21	0,3	32	4	1	183	19	11	0,2	Mandarinensaft
✓	0	42	0,6	64	8	2	366	38	22	0,4	1 Glas, 200 ml
✓	0	40	0,4	15	12	25	295	18	ø	1,3	Maracujanektar
✓	0	80	0,8	29	24	50	590	36	ø	2,6	1 Glas, 200 ml
✓	0	1	0,2	43	20	1	142	15	12	0,3	Orangensaft (Apfelsinensaft)
✓	0	2	0,3	86	40	2	284	30	24	0,5	1 Glas, 200 ml
✓	0	8	0,1	14	7	1	78	24	8	0,2	Orangennektar (Apfelsinennektar)
✓	0	16	0,2	28	14	2	156	48	16	0,4	1 Glas, 200 ml
✓	0	17	✓	2	2	1	35	6	3	0,2	Sauerkirschnektar
✓	0	34	✓	5	4	2	70	12	6	0,4	1 Glas, 200 ml
ø	0	ø	ø	266	ø	6	209	9	ø	ø	Sanddornbeerensaft (Muttersaft, ungesüßt)
ø	0	ø	ø	129	ø	3	102	6,8	ø	ø	1 Glas (verdünnt u. gesüßt), 100 ml
✓	0	2	0,7	2	2	2	163	18	9	0,4	Traubensaft
✓	0	4	1,4	4	4	4	326	36	18	0,9	1 Glas, 200 ml
✓	0	2	0,4	53	1	1	138	11	10	0,1	Zitronensaft
✓	0	✓	0,1	8	✓	✓	21	2	2	✓	1 EL, 15 ml

Lebensmittel	Energie			Eiweiß	Kohlenhydrate			Fett/Fettsäuren (FS)		
Obst, Obsterzeugnisse und Nüsse	Energie		Energie-dichte	Eiweiß	Kohlen-hydrate	KH-Port.	Ballast-stoffe	Fett	gesättigte FS	einfach unges. FS
jeweils essb. Anteil | Zeile 1: pro 100 g | Zeile 2: pro Portion	kcal	kJ	kcal/g	g	g		g	g	g	g
OBSTSÄFTE UND FRUCHTGETRÄNKE, MARKENPRODUKTE										
A-C-E Saft, beckers bester	20	84	0,2	✓	4	0,5	✓	✓	✓	ø
1 Glas, 200 ml	40	167	0,2	✓	8	0,5	1	✓	✓	ø
Chiquita Smoothies i. D.	56	234	0,6	1	13	1,0	ø	✓	ø	ø
1 Flasche, 250 ml	140	586	0,6	2	31	3,0	ø	✓	ø	ø
Fruit2day zum Trinken i. D., Schwartau	56	234	0,6	✓	13	1,0	1	✓	0	ø
1 Flasche, 200 ml	112	469	0,6	1	27	2,5	2	✓	0	ø
Multivitamin-Saft, hohes C	46	192	0,5	✓	10	1,0	✓	✓	✓	ø
1 Glas, 200 ml	92	385	0,5	✓	21	2,0	✓	✓	✓	ø
Pur Pur Frucht-Smoothies i. D., Schwartau	55	228	0,5	1	13	1,0	1	✓	0	ø
1 Flasche, 250 ml	137	571	0,5	1	32	3,0	4	✓	0	ø
NÜSSE, SAATEN UND SAMEN										
Cashews, Cashewkerne	553	2314	5,5	18	30	2,5	3	44	8	24
1 Portion, 40 g	221	926	5,5	7	12	1,0	1	18	3	10
Cashews, geröstet u. gesalzen	574	2402	5,7	15	33	3,0	3	46	9	27
1 Portion, 40 g	230	961	5,7	6	13	1,0	1	19	4	11
Erdnüsse	564	2360	5,6	25	8	1,0	11	48	8	22
1 Portion, 40 g	226	944	5,6	10	3	0,5	4	19	3	9
Erdnüsse, dragiert	530	2219	5,3	20	27	2,5	9	39	7	19
1 Portion, 40 g	212	888	5,3	8	11	1,0	3	15	3	8
Erdnüsse, geröstet u. gesalzen	585	2448	5,9	26	9	1,0	11	49	9	23
1 Portion, 40 g	234	979	5,9	10	4	0,5	4	20	4	9
Haselnusskerne	636	2662	6,4	12	11	1,0	8	62	5	48
1 Portion, 40 g	254	1065	6,4	5	4	0,5	3	25	2	19
Esskastanien (Maronen), geröstet	173	724	1,7	3	36	3,5	8	2	✓	1
1 Portion, 40 g	69	290	1,7	1	14	1,5	3	1	✓	✓
Kokosnuss	358	1498	3,6	4	5	0,5	9	37	32	2
1 Stück, 40 g	143	599	3,6	2	2	0	4	15	13	1
Kokosmilch (20 % Fett)	197	824	2,0	2	3	0,5	ø	21	19	1
1 EL, 15 g	30	124	2,0	✓	✓	0	ø	3	3	✓
Kokosnuss-Fruchtwasser	10	42	0,1	✓	1	0	✓	✓	✓	✓
1 Glas, 100 ml	10	42	0,1	✓	1	0	✓	✓	✓	✓
Kokosraspeln	611	2555	6,1	6	6	0,5	14	63	55	4
1 EL, 15 g	92	383	6,1	1	1	0	2	9	8	1
Kürbiskerne	560	2344	5,6	24	14	1,5	9	46	9	11
1 EL, 15 g	84	352	5,6	4	2	0	1	7	1	2
Leinsaat (Leinsamen)	372	1558	3,7	24	0	0	39	31	3	6
1 EL, 15 g	56	234	3,7	4	0	0	6	5	✓	1
Macadamianüsse	703	2941	7,0	9	4	0,5	11	73	11	58
1 Portion, 40 g	281	1177	7,0	4	2	0	5	29	4	23
Mandeln	570	2383	5,7	19	4	0,5	15	54	5	37
1 Portion (23–25 Stück), 40 g	228	953	5,7	7	1	0	6	22	2	15
Gebrannte Mandeln	537	2246	5,4	15	23	2,0	12	43	4	29
1 Portion, 40 g	215	898	5,4	6	9	1,0	5	17	1	12
Mohnsamen	472	1976	4,7	20	4	0,5	21	42	5	5
1 EL, 10 g	47	198	4,7	2	✓	0	2	4	✓	✓
Paranüsse	660	2763	6,6	14	4	0,5	8	67	17	22
1 Portion (ca. 10 Stück), 40 g	264	1105	6,6	5	1	0	3	27	7	9

mehrfach unges. FS	Choles- terin	Vitamine A (RÄ)	E (TÄ)	C	Folsäure	Mineralstoffe Natrium	Kalium	Kalzium	Magne- sium	Eisen	Lebensmittel Obst, Obsterzeugnisse und Nüsse
g	mg	µg	mg	mg	µg	mg	mg	mg	mg	mg	jeweils essb. Anteil | **Zeile 1: pro 100 g** | Zeile 2: pro Portion

OBSTSÄFTE UND FRUCHTGETRÄNKE, MARKENPRODUKTE

mehrfach unges. FS	Choles- terin	A (RÄ)	E (TÄ)	C	Folsäure	Natrium	Kalium	Kalzium	Magne- sium	Eisen	Lebensmittel
ø	ø	240	3,0	18	70	‹10	ø	ø	ø	ø	A-C-E Saft, beckers bester
ø	ø	480	6,0	36	140	‹20	ø	ø	ø	ø	1 Glas, 200 ml
ø	ø	ø	ø	26	ø	ø	ø	ø	ø	ø	Chiquita Smoothies i. D.
ø	ø	ø	ø	66	ø	ø	ø	ø	ø	ø	1 Flasche, 250 ml
ø	ø	ø	ø	ø	ø	3	ø	ø	ø	ø	Fruit2day zum Trinken i. D., Schwartau
ø	ø	ø	ø	ø	ø	6	ø	ø	ø	ø	1 Flasche, 200 ml
ø	ø	300	5,0	35	100	2	ø	ø	ø	ø	Multivitamin-Saft, hohes C
ø	ø	600	10,0	70	200	4	ø	ø	ø	ø	1 Glas, 200 ml
ø	ø	ø	ø	ø	ø	3	ø	ø	ø	ø	Pur Pur Frucht-Smoothies i. D., Schwartau
ø	ø	ø	ø	ø	ø	8	ø	ø	ø	ø	1 Flasche, 250 ml

NÜSSE, SAATEN UND SAMEN

mehrfach unges. FS	Choles- terin	A (RÄ)	E (TÄ)	C	Folsäure	Natrium	Kalium	Kalzium	Magne- sium	Eisen	Lebensmittel
8	0	0	2,0	0	25	12	660	37	292	6,7	Cashews, Cashewkerne
3	0	0	0,8	0	10	5	264	15	117	2,7	1 Portion, 40 g
8	0	0	0,9	0	69	640	565	45	260	6,0	Cashews, geröstet u. gesalzen
3	0	0	0,4	0	28	256	226	18	104	2,4	1 Portion, 40 g
14	0	0	11,0	0	169	11	661	41	160	1,8	Erdnüsse
6	0	0	4,4	0	68	4	264	16	64	0,7	1 Portion, 40 g
11	0	0	8,8	0	20	9	528	32	128	1,5	Erdnüsse, dragiert
4	0	0	3,5	0	8	4	211	13	51	0,6	1 Portion, 40 g
15	0	0	8,6	0	52	400	800	37	180	2,0	Erdnüsse, geröstet u. gesalzen
6	0	0	3,4	0	21	160	320	15	72	0,8	1 Portion, 40 g
7	0	5	26,3	3	71	2	635	225	155	3,8	Haselnusskerne
3	0	2	10,5	1	28	1	254	90	62	1,5	1 Portion, 40 g
1	0	4	1,2	27	62	2	707	35	45	1,3	Esskastanien (Maronen), geröstet
↙	0	2	0,5	11	25	1	283	14	18	0,5	1 Portion, 40 g
1	0	0	0,7	2	30	35	380	20	39	2,3	Kokosnuss
↙	0	0	0,3	1	12	14	152	8	16	0,9	1 Stück, 40 g
↙	0	0	ø	1	14	13	220	18	46	3,3	Kokosmilch (20 % Fett)
↙	0	0	ø	↙	2	2	33	3	7	0,5	1 EL, 15 g
↙	0	0	0	2	10	47	282	27	30	0,1	Kokosnuss-Fruchtwasser
↙	0	0	0	2	10	47	282	27	30	0,1	1 Glas, 100 ml
1	0	0	1,3	1	50	33	600	25	90	3,5	Kokosraspeln
↙	0	0	0,2	↙	8	5	90	4	14	0,5	1 EL, 15 g
24	0	38	4,0	↙	50	18	814	41	402	12,5	Kürbiskerne
4	0	6	0,6	↙	8	3	122	6	60	1,9	1 EL, 15 g
21	0	80	3,0	0	20	60	725	198	350	8,2	Leinsaat (Leinsamen)
3	0	12	0,5	0	3	9	109	30	53	1,2	1 EL, 15 g
2	0	0	1,5	0	11	5	265	51	108	0,2	Macadamianüsse
1	0	0	0,6	0	4	2	106	20	43	0,1	1 Portion, 40 g
10	0	20	26,1	1	45	5	835	250	170	4,1	Mandeln
4	0	8	10,4	↙	18	2	334	100	68	1,6	1 Portion (23–25 Stück), 40 g
8	0	16	20,9	1	77	4	668	200	176	3,4	Gebrannte Mandeln
3	0	6	8,4	↙	31	2	267	80	70	1,4	1 Portion, 40 g
31	0	5	4,0	0	100	21	705	1460	333	9,5	Mohnsamen
3	0	1	0,4	0	10	2	71	146	33	1,0	1 EL, 10 g
25	0	0	7,6	1	40	2	645	132	160	3,4	Paranüsse
10	0	0	3,0	↙	16	1	258	53	64	1,4	1 Portion (ca. 10 Stück), 40 g

Lebensmittel Obst, Obsterzeugnisse und Nüsse <small>jeweils essb. Anteil | **Zeile 1: pro 100 g** | Zeile 2: pro Portion</small>	Energie			Eiweiß	Kohlenhydrate			Fett/Fettsäuren (FS)			
	Energie kcal	 kJ	Energie- dichte kcal/g	Eiweiß g	Kohlen- hydrate g	KH-Port.	Ballast- stoffe g	Fett g	gesättigte FS g	einfach unges. FS g	

NÜSSE, SAATEN UND SAMEN

Pekannüsse	703	2 941	7,0	11	4	0,5	9	72	6	45	
1 Portion, 40 g	281	1 177	7,0	4	2	0	4	29	2	18	
Pinienkerne	576	2 408	5,8	24	7	0,5	7	51	6	20	
1 Portion, 40 g	230	963	5,8	10	3	0,5	3	20	2	8	
Pistazien, geröstet u. gesalzen	615	2 573	6,2	18	16	1,5	6	54	7	37	
1 Portion, 25 g	154	643	6,2	4	4	0,5	2	14	2	9	
Sesamsaat	565	2 364	5,7	21	10	1,0	10	50	8	20	
1 EL, 15 g	85	355	5,7	3	2	0	2	8	1	3	
Sonnenblumenkerne	575	2 405	5,7	23	12	1,0	6	49	6	11	
1 EL, 15 g	86	361	5,7	3	2	0	1	7	1	2	
Studentenfutter mit Rosinen	484	2 023	4,8	10	35	3,0	7	33	4	18	
1 Portion, 40 g	193	809	4,8	4	14	1,5	3	13	2	7	
Walnüsse	654	2 738	6,5	14	11	1,0	6	63	7	10	
1 Portion (ca. 20 Hälften), 40 g	262	1 095	6,5	6	4	0,5	2	25	3	4	

mehrfach unges. FS	Choles-terin	Vitamine				Mineralstoffe					Lebensmittel
		A (RÄ)	E (TÄ)	C	Folsäure	Natrium	Kalium	Kalzium	Magne-sium	Eisen	Obst, Obsterzeugnisse und Nüsse
g	mg	µg	mg	mg	µg	mg	mg	mg	mg	mg	jeweils essb. Anteil | **Zeile 1: pro 100 g** | Zeile 2: pro Portion
											NÜSSE, SAATEN UND SAMEN
17	0	13	3,1	2	39	3	604	73	142	2,4	**Pekannüsse**
7	0	5	1,2	1	16	1	242	29	57	1,0	1 Portion, 40 g
23	0	3	13,6	2	57	4	600	26	235	9,2	**Pinienkerne**
9	0	1	5,4	1	23	2	240	10	94	3,7	1 Portion, 40 g
8	0	23	4,1	7	58	768	985	93	130	3,0	**Pistazien, geröstet u. gesalzen**
2	0	6	1,0	2	15	192	246	23	33	0,8	1 Portion, 25 g
19	0	7	2,5	0	97	45	458	783	347	10,0	**Sesamsaat**
3	0	1	0,4	0	15	7	69	117	52	1,5	1 EL, 15 g
30	0	3	33,0	0	100	2	725	100	395	6,3	**Sonnenblumenkerne**
5	0	✓	5,0	0	15	✓	109	15	59	0,9	1 EL, 15 g
10	0	8	9,1	1	48	12	698	101	122	2,1	**Studentenfutter mit Rosinen**
4	0	3	3,6	1	19	5	279	41	49	0,8	1 Portion, 40 g
43	0	8	6,0	3	77	2	544	87	130	2,5	**Walnüsse**
17	0	3	2,4	1	31	1	218	35	52	1,0	1 Portion (ca. 20 Hälften), 40 g

Obst, Nüsse

Lebensmittel Süße und herzhafte Produkte jeweils essb. Anteil | Zeile 1: pro 100 g | Zeile 2: pro Portion	Energie kcal	Energie kJ	Energie- dichte kcal/g	Eiweiß g	Kohlen- hydrate g	KH-Port. g	Ballast- stoffe g	Fett g	gesättigte FS g	einfach unges. FS g
ZUCKER UND SIRUP										
Ahornsirup	261	1092	2,6	0	67	6,0	0	✓	✓	✓
1 TL, 10 g	26	109	2,6	0	7	0,5	0	✓	✓	✓
Fruchtzucker	406	1697	4,1	0	100	9,0	0	0	0	0
1 TL, 5 g	20	85	4,1	0	5	0,5	0	0	0	0
Milchzucker	406	1697	4,1	0	100	9,0	0	0	0	0
1 TL, 5 g	20	85	4,1	0	5	0,5	0	0	0	0
Traubenzucker	406	1697	4,1	0	100	9,0	0	0	0	0
1 TL, 5 g	20	85	4,1	0	5	0,5	0	0	0	0
Zucker (Haushaltszucker, Zuckerraffinade)	406	1697	4,1	0	100	9,0	0	0	0	0
1 TL, 5 g	20	85	4,1	0	5	0,5	0	0	0	0
KAKAOPULVER										
Kakaopulver, schwach entölt	343	1433	3,4	20	11	1,0	33	25	14	8
1 TL, 5 g	17	72	3,4	1	1	0	2	1	1	✓
Kakaopulver, stark entölt	253	1058	2,5	23	13	1,0	38	12	7	4
1 TL, 5 g	13	53	2,5	1	1	0	2	1	✓	✓
Kakaogetränkepulver, löslich	392	1638	3,9	6	77	7,0	6	6	4	2
1 TL, 5 g	20	82	3,9	✓	4	0,5	✓	✓	✓	✓
Schokoladenpulver	385	1612	3,9	6	71	6,5	11	8	5	3
1 TL, 5 g	19	81	3,9	✓	4	0,5	1	✓	✓	✓
SÜSSE BROTAUFSTRICHE										
Apfelgelee	259	1084	2,6	✓	64	6,0	1	0	0	0
1 TL, 10 g	26	108	2,6	✓	6	0,5	✓	0	0	0
Apfelsinenkonfitüre (Orangenkonfitüre)	259	1084	2,6	✓	64	6,0	1	0	0	0
1 TL, 10 g	26	108	2,6	✓	6	0,5	✓	0	0	0
Aprikosenkonfitüre	248	1038	2,5	✓	61	5,5	1	0	0	0
1 TL, 10 g	25	104	2,5	✓	6	0,5	✓	0	0	0
Erdbeerkonfitüre	256	1071	2,6	✓	63	5,5	1	0	0	0
1 TL, 10 g	26	107	2,6	✓	6	0,5	✓	0	0	0
Erdnusspaste (Erdnussmus)	588	2460	5,9	25	20	2,0	6	50	10	24
1 TL, 10 g	59	246	5,9	3	2	0	1	5	1	2
Gelee i. D.	280	1172	2,8	✓	69	6,0	✓	0	0	0
1 TL, 10 g	28	117	2,8	✓	7	0,5	✓	0	0	0
Heidelbeerkonfitüre	257	1075	2,6	✓	64	6,0	2	0	0	0
1 TL, 10 g	26	108	2,6	✓	6	0,5	✓	0	0	0
Himbeerkonfitüre	251	1050	2,5	1	61	5,5	1	0	0	0
1 TL, 10 g	25	105	2,5	✓	6	0,5	✓	0	0	0
Honig	307	1283	3,1	✓	75	7,0	0	0	0	0
1 TL, 10 g	31	128	3,1	✓	8	0,5	0	0	0	0
Johannisbeergelee	247	1033	2,5	✓	61	5,5	✓	0	0	0
1 TL, 10 g	25	103	2,5	✓	6	0,5	✓	0	0	0
Konfitüre i. D.	274	1146	2,7	✓	67	6,0	1	0	0	0
1 TL, 10 g	27	115	2,7	✓	7	0,5	✓	0	0	0
Marmelade i. D.	280	1170	2,8	✓	68	6,0	1	0	0	0
1 TL, 10 g	28	117	2,8	✓	7	0,5	✓	0	0	0
Nuss-Nougat-Creme	522	2183	5,2	4	60	5,5	4	30	18	9
1 TL, 10 g	52	218	5,2	✓	6	0,5	✓	3	2	1

mehrfach unges. FS g	Choles-terin mg	Vitamine				Mineralstoffe					Lebensmittel
		A (RÄ) µg	E (TÄ) mg	C mg	Folsäure µg	Natrium mg	Kalium mg	Kalzium mg	Magne-sium mg	Eisen mg	**Süße und herzhafte Produkte** jeweils essb. Anteil | Zeile 1: pro 100 g | Zeile 2: pro Portion
											ZUCKER UND SIRUP
✓	0	0	0	0	0	9	204	67	14	1,2	Ahornsirup
✓	0	0	0	0	0	1	20	7	1	0,1	1 TL, 10 g
0	0	0	0	0	0	0	2	1	0	0,3	Fruchtzucker
0	0	0	0	0	0	0	✓	✓	0	✓	1 TL, 5 g
0	0	0	0	0	0	0	2	1	0	0,3	Milchzucker
0	0	0	0	0	0	0	✓	✓	0	✓	1 TL, 5 g
0	0	0	0	0	0	0	2	1	0	0,3	Traubenzucker
0	0	0	0	0	0	0	✓	✓	0	✓	1 TL, 5 g
0	0	0	0	0	0	0	2	1	0	0,3	Zucker (Haushaltszucker, Zuckerraffinade)
0	0	0	0	0	0	0	✓	✓	0	✓	1 TL, 5 g
											KAKAOPULVER
1	0	7	0,7	0	38	17	1920	114	414	12,5	Kakaopulver, schwach entölt
✓	0	✓	✓	0	2	1	96	6	21	0,6	1 TL, 5 g
✓	0	2	0,4	0	44	19	2238	133	483	14,6	Kakaopulver, stark entölt
✓	0	✓	✓	0	2	1	112	7	24	0,7	1 TL, 5 g
✓	0	0	0,2	0	10	250	410	33	150	2,4	Kakaogetränkepulver, löslich
✓	0	0	✓	0	1	13	21	2	8	0,1	1 TL, 5 g
✓	0	2	0,2	0	12	5	616	37	132	4,2	Schokoladenpulver
✓	0	✓	✓	0	1	✓	31	2	7	0,2	1 TL, 5 g
											SÜSSE BROTAUFSTRICHE
0	0	3	0	ø	1	15	49	10	ø	ø	Apfelgelee
0	0	✓	0	ø	✓	2	5	1	ø	ø	1 TL, 10 g
0	0	3	✓	4	1	11	53	32	5	0,3	Apfelsinenkonfitüre (Orangenkonfitüre)
0	0	✓	✓	✓	✓	1	5	3	1	✓	1 TL, 10 g
0	0	55	0,1	1	0	5	75	8	4	0,4	Aprikosenkonfitüre
0	0	6	✓	✓	0	1	8	1	✓	✓	1 TL, 10 g
0	0	2	✓	6	1	5	59	10	6	0,5	Erdbeerkonfitüre
0	0	✓	✓	1	✓	1	6	1	1	0,1	1 TL, 10 g
14	0	0	11,0	0	74	17	649	43	154	1,9	Erdnusspaste (Erdnussmus)
1	0	0	1,1	0	7	2	65	4	15	0,2	1 TL, 10 g
0	0	3	0,2	3	✓	1	48	3	2	0,4	Gelee i. D.
0	0	✓	✓	✓	✓	✓	5	✓	✓	✓	1 TL, 10 g
0	0	1	0,4	1	0	✓	28	5	1	0,5	Heidelbeerkonfitüre
0	0	✓	✓	✓	0	✓	3	1	✓	0,1	1 TL, 10 g
0	0	1	0,2	3	1	7	56	15	11	0,6	Himbeerkonfitüre
0	0	✓	✓	✓	✓	1	6	2	1	0,1	1 TL, 10 g
0	0	0	0	2	0	7	47	5	6	1,3	Honig
0	0	0	0	✓	0	1	5	1	1	0,1	1 TL, 10 g
0	0	ø	ø	ø	ø	4	80	6	ø	ø	Johannisbeergelee
0	0	ø	ø	ø	ø	✓	8	1	ø	ø	1 TL, 10 g
0	0	40	0,1	✓	✓	1	97	7	4	0,4	Konfitüre i. D.
0	0	4	✓	✓	✓	✓	10	1	✓	✓	1 TL, 10 g
0	0	3	0,2	4	1	1	55	3	2	0,4	Marmelade i. D.
0	0	✓	✓	✓	✓	✓	6	✓	✓	✓	1 TL, 10 g
1	0	31	4,5	1	15	13	288	71	60	3,5	Nuss-Nougat-Creme
✓	0	3	0,5	✓	2	1	29	7	6	0,4	1 TL, 10 g

Lebensmittel
Süße und herzhafte Produkte

jeweils essb. Anteil | **Zeile 1: pro 100 g** | Zeile 2: pro Portion

Lebensmittel	Energie			Eiweiß	Kohlenhydrate			Fett/Fettsäuren (FS)		
	Energie		Energie-dichte	Eiweiß	Kohlen-hydrate	KH-Port.	Ballast-stoffe	Fett	gesättigte FS	einfach unges. FS
	kcal	kJ	kcal/g	g	g		g	g	g	g
SÜSSE BROTAUFSTRICHE										
Pflaumenmus	202	845	2,0	1	48	4,5	3	0	0	0
1 TL, 10 g	20	85	2,0	✓	5	0,5	✓	0	0	0
Rübensirup (Rübenkraut)	273	1142	2,7	1	67	6,0	3	0	0	0
1 TL, 10 g	27	114	2,7	✓	7	0,5	✓	0	0	0
Sauerkirschkonfitüre	250	1046	2,5	✓	61	5,5	1	0	0	0
1 TL, 10 g	25	105	2,5	✓	6	0,5	✓	0	0	0
SÜSSIGKEITEN										
Bitterschokolade i. D.	497	2078	5,0	7	44	4,0	12	33	19	11
1 Riegel, 20 g	99	416	5,0	1	9	1,0	2	7	4	2
Bonbons i. D.	391	1635	3,9	1	95	8,5	0	✓	✓	✓
1 Stück, 5 g	20	82	3,9	✓	5	0,5	0	✓	✓	✓
Fruchtgummi, Weingummi	328	1372	3,3	6	76	7,0	0	0	0	0
1 Portion, 50 g	164	686	3,3	3	38	3,5	0	0	0	0
gefüllte Schokolade i. D.	514	2150	5,1	8	50	4,5	7	32	14	14
1 Riegel, 20 g	103	430	5,1	2	10	1,0	1	6	3	3
Geleefrüchte	329	1378	3,3	2	79	7,0	ø	✓	✓	✓
1 Stück, 5 g	16	69	3,3	✓	4	0,5	ø	✓	✓	✓
kandierte Früchte	263	1102	2,6	✓	64	6,0	✓	✓	✓	✓
1 Stück, 5 g	13	55	2,6	✓	3	0,5	✓	✓	✓	✓
Lakritze i. D.	376	1571	3,8	4	86	8,0	2	1	✓	✓
1 Portion, 50 g	188	786	3,8	2	43	4,0	1	✓	✓	✓
Marshmallows („Mäusespeck")	318	1331	3,2	2	81	7,5	0	✓	✓	✓
1 Portion (7–8 Stück), 50 g	159	665	3,2	1	41	3,5	0	✓	✓	✓
Marzipan	459	1920	4,6	6	69	6,0	5	18	2	12
1 Stück, 10 g	46	192	4,6	1	7	0,5	✓	2	✓	1
Nougat	474	1985	4,7	5	65	6,0	5	21	3	16
1 Stück, 10 g	47	198	4,7	1	7	0,5	1	2	✓	2
Nuss-Schokolade i. D.	520	2177	5,2	9	49	4,5	6	32	18	11
1 Riegel, 20 g	104	435	5,2	2	10	1,0	1	6	4	2
Pralinen i. D.	502	2102	5,0	11	43	4,0	2	33	6	20
1 Praline, 12 g	60	252	5,0	1	5	0,5	✓	4	1	2
Pralinen mit Alkohol	387	1620	3,9	1	69	6,0	2	6	4	2
1 Praline, 12 g	46	194	3,9	✓	8	0,5	✓	1	✓	✓
Schokoladenstreusel	442	1851	4,4	6	59	5,5	11	20	12	7
1 EL, 20 g	88	370	4,4	1	12	1,0	2	4	2	1
Toffeebonbons	355	1487	3,6	✓	79	7,0	0	4	2	1
1 Stück, 5 g	18	74	3,6	✓	4	0,5	0	✓	✓	✓
Trüffel (Schokotrüffel)	520	2175	5,2	4	54	5,0	2	32	19	11
1 Stück, 12 g	62	261	5,2	1	6	0,5	✓	4	2	1
Vollmilch-Schokolade	537	2245	5,4	9	54	5,0	3	32	19	10
1 Riegel, 20 g	107	449	5,4	2	11	1,0	1	6	4	2
Weiße Schokolade	542	2268	5,4	5	63	5,5	0	30	18	10
1 Riegel, 20 g	108	454	5,4	1	13	1,0	0	6	4	2
SÜSSIGKEITEN, MARKENPRODUKTE										
After Eight	418	1755	4,2	2	75	6,8	3	12	7	ø
1 Stück, 8 g	33	140	4,2	✓	6	0,5	✓	1	1	ø

mehrfach unges. FS	Choles-terin	Vitamine A (RÄ)	E (TÄ)	C	Folsäure	Mineralstoffe Natrium	Kalium	Kalzium	Magne-sium	Eisen	Lebensmittel — Süße und herzhafte Produkte
g	mg	µg	mg	mg	µg	mg	mg	mg	mg	mg	jeweils essb. Anteil | Zeile 1: pro 100 g | Zeile 2: pro Portion
											SÜSSE BROTAUFSTRICHE
0	0	7	0,2	1	1	13	137	30	3	0,2	Pflaumenmus
0	0	1	✓	✓	✓	1	14	3	✓	✓	1 TL, 10 g
0	0	0	✓	0	✓	90	1450	500	140	9,0	Rübensirup (Rübenkraut)
0	0	0	✓	0	✓	9	145	50	14	0,9	1 TL, 10 g
0	0	10	✓	1	0	11	90	9	3	0,4	Sauerkirschkonfitüre
0	0	1	✓	✓	0	1	9	1	✓	✓	1 TL, 10 g
											SÜSSIGKEITEN
1	0	0	0,5	0	14	6	692	41	149	4,6	Bitterschokolade i. D.
✓	0	0	0,1	0	3	1	138	8	30	0,9	1 Riegel, 20 g
✓	0	0	0	0	0	25	9	4	3	0,1	Bonbons i. D.
✓	0	0	0	0	0	1	✓	✓	✓	✓	1 Stück, 5 g
0	0	0	0	0	0	60	360	360	110	4,2	Fruchtgummi, Weingummi
0	0	0	0	0	0	30	180	180	55	2,1	1 Portion, 50 g
2	5	16	4,7	1	23	40	508	146	99	2,6	gefüllte Schokolade i. D.
✓	1	3	0,9	✓	5	8	102	29	20	0,5	1 Riegel, 20 g
✓	0	0	0	0	0	85	123	99	12	0,7	Geleefrüchte
✓	0	0	0	0	0	4	6	5	1	✓	1 Stück, 5 g
✓	0	4	0	7	1	68	121	13	8	0,6	kandierte Früchte
✓	0	✓	0	✓	✓	3	6	1	✓	✓	1 Stück, 5 g
✓	0	0	0,1	1	4	3	171	16	18	0,3	Lakritze i. D.
✓	0	0	0,1	1	2	2	86	8	9	0,2	1 Portion, 50 g
✓	0	0	0	0	0	80	5	3	2	0,2	Marshmallows („Mäusespeck")
✓	0	0	0	0	0	40	3	2	1	0,1	1 Portion (7–8 Stück), 50 g
3	0	✓	8,5	✓	31	2	273	82	72	1,5	Marzipan
✓	0	✓	0,9	✓	3	✓	27	8	7	0,2	1 Stück, 10 g
2	0	2	8,4	✓	25	2	341	80	79	2,3	Nougat
✓	0	✓	0,8	✓	3	✓	34	8	8	0,2	1 Stück, 10 g
1	9	27	1,3	2	17	75	560	202	93	2,4	Nuss-Schokolade i. D.
✓	2	5	0,3	✓	3	15	112	40	19	0,5	1 Riegel, 20 g
5	0	✓	12,8	✓	49	4	538	130	135	3,0	Pralinen i. D.
1	0	✓	1,5	✓	6	✓	65	16	16	0,4	1 Praline, 12 g
✓	0	✓	0,1	0	3	2	132	8	28	1,0	Pralinen mit Alkohol
✓	0	✓	✓	0	✓	✓	16	1	3	0,1	1 Praline, 12 g
1	0	2	0,3	0	12	5	616	37	132	4,2	Schokoladenstreusel
✓	0	✓	0,1	0	2	1	123	7	26	0,8	1 EL, 20 g
✓	11	43	0,1	0	✓	121	117	21	5	0,8	Toffeebonbons
✓	1	2	✓	0	✓	6	6	1	✓	✓	1 Stück, 5 g
1	ø	2	0,4	0	8	4	420	25	90	2,9	Trüffel (Schokotrüffel)
✓	ø	✓	✓	0	1	✓	50	3	11	0,3	1 Stück, 12 g
1	9	59	0,3	0	10	58	471	214	86	2,3	Vollmilch-Schokolade
✓	2	12	0,1	0	2	12	94	43	17	0,5	1 Riegel, 20 g
1	20	63	0,4	2	8	74	241	185	20	0,3	Weiße Schokolade
✓	4	13	0,1	✓	2	15	48	37	4	0,1	1 Riegel, 20 g
											SÜSSIGKEITEN, MARKENPRODUKTE
ø	ø	ø	ø	ø	ø	20	ø	ø	ø	ø	After Eight
ø	ø	ø	ø	ø	ø	<10	ø	ø	ø	ø	1 Stück, 8 g

Lebensmittel

Süße und herzhafte Produkte

jeweils essb. Anteil | **Zeile 1: pro 100 g** | Zeile 2: pro Portion

Lebensmittel	Energie kcal	Energie kJ	Energiedichte kcal/g	Eiweiß g	Kohlenhydrate g	KH-Port.	Ballaststoffe g	Fett g	gesättigte FS g	einfach unges. FS g
SÜSSIGKEITEN, MARKENPRODUKTE										
Balisto Korn-Mix	500	2 101	5,0	7	60	5,5	3	26	14	ø
1 Doppelriegel, 41 g	205	861	5,0	3	25	2,5	1	10	6	ø
Bounty	467	1 956	4,7	4	59	5,5	2	24	20	ø
1 Doppelriegel, 57 g	266	1 115	4,7	2	34	3,0	1	14	11	ø
Caramac	563	2 348	5,6	6	54	5,0	✓	36	32	ø
1 Riegel, 30 g	169	702	5,6	2	16	1,5	✓	11	10	ø
Choco Crossies	501	2 093	5,0	7	57	5,0	5	27	14	ø
1 Portion, 20 g	100	419	5,0	1	11	1,0	1	5	3	ø
duplo	538	2 245	5,4	7	54	5,0	ø	33	ø	ø
1 Riegel, 18 g	98	409	5,4	1	10	1,0	ø	6	ø	ø
Ferrero Küsschen	608	2 525	6,1	9	40	3,5	ø	46	ø	ø
1 Stück, 9 g	54	225	6,1	1	4	0,5	ø	4	ø	ø
hanuta	524	2 189	5,2	9	53	5,0	ø	31	ø	ø
1 Stück, 22 g	115	482	5,2	2	12	1,0	ø	7	ø	ø
Haribo Color-Rado	334	1 413	3,3	4	74	6,5	ø	2	ø	ø
1 Portion, 50 g	167	707	3,3	2	37	3,5	ø	1	ø	ø
Haribo Goldbären	343	1 456	3,4	6	78	7,0	ø	0	ø	ø
1 Portion (ca. 25 Stück), 50 g	172	728	3,4	3	39	3,5	ø	0	ø	ø
Haribo Lakritz Schnecken	287	1 213	2,9	3	67	6,0	ø	0	ø	ø
1 Portion, 50 g	144	607	2,9	1	34	3,0	ø	0	ø	ø
Karamell Riesen, Storck	412	1 737	4,1	2	78	7,0	ø	10	ø	ø
1 Stange (= 6 Bonbons), 30 g	124	521	4,1	1	23	2,0	ø	3	ø	ø
Katjes Katzen Pfötchen	342	1 452	3,4	1	84	7,5	ø	✓	ø	ø
1 Portion, 50 g	171	726	3,4	1	42	4,0	ø	✓	ø	ø
Katjes Salzige Heringe	325	1 382	3,3	4	77	7,0	ø	✓	ø	ø
1 Portion, 50 g	163	691	3,3	2	39	3,5	ø	✓	ø	ø
Katjes Tropen-Früchte	337	1 432	3,4	5	79	7,0	ø	✓	ø	ø
1 Portion, 50 g	169	716	3,4	3	40	3,5	ø	✓	ø	ø
Kinder country	553	2 309	5,5	10	53	5,0	ø	34	ø	ø
1 Riegel, 24 g	130	543	5,5	2	12	1,0	ø	8	ø	ø
Kinder pingui	442	1 842	4,4	7	37	3,5	ø	29	ø	ø
1 Stück, 30 g	133	553	4,4	2	11	1,0	ø	9	ø	ø
Kinder Riegel	554	2 312	5,5	10	52	4,5	ø	34	ø	ø
1 Riegel, 21 g	116	486	5,5	2	11	1,0	ø	7	ø	ø
Kinder Schoko Bons	563	2 349	5,6	9	50	4,5	ø	36	ø	ø
1 Stück, 6 g	33	136	5,6	1	3	0,5	ø	2	ø	ø
Kinder Schokolade	554	2 312	5,5	10	52	4,5	ø	34	ø	ø
1 Riegel, 13 g	69	289	5,5	1	7	0,5	ø	4	ø	ø
KitKat Riegel	507	2 122	5,1	7	61	5,5	2	26	15	ø
4-Finger Riegel, 45 g	228	956	5,1	3	28	2,5	1	12	7	ø
Knoppers	528	2 204	5,3	8	52	4,5	ø	32	ø	ø
1 Knoppers, 25 g	132	551	5,3	2	13	1,0	ø	8	ø	ø
Lindt Edelbitter Diätschokolade	486	2 007	4,9	7	22	2,0	ø	42	ø	ø
1 Riegel, 17 g	81	333	4,9	1	4	0,5	ø	7	ø	ø
Lindt Excellence, 70 % Kakao	534	2 235	5,3	9	34	3,0	ø	41	ø	ø
1 Riegel, 20 g	107	447	5,3	2	7	0,5	ø	8	ø	ø
Lindt Excellence, 85 % Kakao	530	2 210	5,3	11	19	1,5	ø	46	ø	ø
1 Riegel, 20 g	106	442	5,3	2	4	0,5	ø	9	ø	ø

mehrfach unges. FS	Choles-terin	Vitamine A (RÄ)	E (TÄ)	C	Folsäure	Mineralstoffe Natrium	Kalium	Kalzium	Magne-sium	Eisen	Lebensmittel Süße und herzhafte Produkte
g	mg	µg	mg	mg	µg	mg	mg	mg	mg	mg	jeweils essb. Anteil | Zeile 1: pro 100 g | Zeile 2: pro Portion

SÜSSIGKEITEN, MARKENPRODUKTE

mehrfach unges. FS	Choles-terin	A (RÄ)	E (TÄ)	C	Folsäure	Natrium	Kalium	Kalzium	Magne-sium	Eisen	Lebensmittel
ø	ø	ø	ø	ø	ø	300	ø	ø	ø	ø	Balisto Korn-Mix
ø	ø	ø	ø	ø	ø	125	ø	ø	ø	ø	1 Doppelriegel, 41 g
ø	ø	ø	ø	ø	ø	110	ø	ø	ø	ø	Bounty
ø	ø	ø	ø	ø	ø	65	ø	ø	ø	ø	1 Doppelriegel, 57 g
ø	ø	ø	ø	ø	ø	100	ø	ø	ø	ø	Caramac
ø	ø	ø	ø	ø	ø	30	ø	ø	ø	ø	1 Riegel, 30 g
ø	ø	ø	ø	ø	ø	300	ø	ø	ø	ø	Choco Crossies
ø	ø	ø	ø	ø	ø	60	ø	ø	ø	ø	1 Portion, 20 g
ø	ø	ø	2,7	ø	ø	ø	ø	122	61	ø	duplo
ø	ø	ø	0,5	ø	ø	ø	ø	22	11	ø	1 Riegel, 18 g
ø	ø	ø	5,0	ø	ø	ø	ø	ø	97	ø	Ferrero Küsschen
ø	ø	ø	0,4	ø	ø	ø	ø	ø	9	ø	1 Stück, 9 g
ø	ø	ø	3,9	ø	ø	ø	ø	ø	100	ø	hanuta
ø	ø	ø	0,9	ø	ø	ø	ø	ø	22	ø	1 Stück, 22 g
ø	ø	ø	ø	ø	ø	ø	ø	ø	ø	ø	Haribo Color-Rado
ø	ø	ø	ø	ø	ø	ø	ø	ø	ø	ø	1 Portion, 50 g
ø	ø	ø	ø	ø	ø	ø	ø	ø	ø	ø	Haribo Goldbären
ø	ø	ø	ø	ø	ø	ø	ø	ø	ø	ø	1 Portion (ca. 25 Stück), 50 g
ø	ø	ø	ø	ø	ø	ø	ø	ø	ø	ø	Haribo Lakritz Schnecken
ø	ø	ø	ø	ø	ø	ø	ø	ø	ø	ø	1 Portion, 50 g
ø	ø	ø	ø	ø	ø	ø	ø	ø	ø	ø	Karamell Riesen, Storck
ø	ø	ø	ø	ø	ø	ø	ø	ø	ø	ø	1 Stange (= 6 Bonbons), 30 g
ø	ø	ø	ø	ø	ø	ø	ø	ø	ø	ø	Katjes Katzen Pfötchen
ø	ø	ø	ø	ø	ø	ø	ø	ø	ø	ø	1 Portion, 50 g
ø	ø	ø	ø	ø	ø	ø	ø	ø	ø	ø	Katjes Salzige Heringe
ø	ø	ø	ø	ø	ø	ø	ø	ø	ø	ø	1 Portion, 50 g
ø	ø	ø	ø	ø	ø	ø	ø	ø	ø	ø	Katjes Tropen-Früchte
ø	ø	ø	ø	ø	ø	ø	ø	ø	ø	ø	1 Portion, 50 g
ø	ø	ø	1,5	ø	ø	ø	ø	290	45	ø	Kinder country
ø	ø	ø	0,4	ø	ø	ø	ø	68	11	ø	1 Riegel, 24 g
ø	ø	ø	1,5	ø	ø	ø	ø	149	45	ø	Kinder pingui
ø	ø	ø	0,5	ø	ø	ø	ø	45	14	ø	1 Stück, 30 g
ø	ø	ø	1,5	ø	ø	ø	ø	323	45	ø	Kinder Riegel
ø	ø	ø	0,3	ø	ø	ø	ø	68	9	ø	1 Riegel, 21 g
ø	ø	ø	2,3	ø	ø	ø	ø	275	52	ø	Kinder Schoko Bons
ø	ø	ø	0,1	ø	ø	ø	ø	16	3	ø	1 Stück, 6 g
ø	ø	ø	1,5	ø	ø	ø	ø	323	45	ø	Kinder Schokolade
ø	ø	ø	0,2	ø	ø	ø	ø	40	6	ø	1 Riegel, 13 g
ø	ø	ø	ø	ø	ø	100	ø	ø	ø	ø	KitKat Riegel
ø	ø	ø	ø	ø	ø	50	ø	ø	ø	ø	4-Finger Riegel, 45 g
ø	ø	ø	ø	ø	ø	ø	ø	ø	ø	ø	Knoppers
ø	ø	ø	ø	ø	ø	ø	ø	ø	ø	ø	1 Knoppers, 25 g
ø	ø	ø	ø	ø	ø	ø	ø	ø	ø	ø	Lindt Edelbitter Diätschokolade
ø	ø	ø	ø	ø	ø	ø	ø	ø	ø	ø	1 Riegel, 17 g
ø	ø	ø	ø	ø	ø	ø	ø	ø	ø	ø	Lindt Excellence, 70 % Kakao
ø	ø	ø	ø	ø	ø	ø	ø	ø	ø	ø	1 Riegel, 20 g
ø	ø	ø	ø	ø	ø	ø	ø	ø	ø	ø	Lindt Excellence, 85 % Kakao
ø	ø	ø	ø	ø	ø	ø	ø	ø	ø	ø	1 Riegel, 20 g

Lebensmittel
Süße und herzhafte Produkte

jeweils essb. Anteil | **Zeile 1: pro 100 g** | Zeile 2: pro Portion

	Energie			Eiweiß	Kohlenhydrate			Fett/Fettsäuren (FS)		
	Energie		Energie-dichte	Eiweiß	Kohlen-hydrate	KH-Port.	Ballast-stoffe	Fett	gesättigte FS	einfach unges. FS
	kcal	kJ	kcal/g	g	g		g	g	g	g

SÜSSIGKEITEN, MARKENPRODUKTE

Lebensmittel	kcal	kJ	kcal/g	Eiweiß g	KH g	KH-Port.	Ballast g	Fett g	ges. FS g	einf. unges. FS g
Lindt Lindor Milch	610	2530	6,1	5	45	4,0	ø	47	ø	ø
1 Riegel, 17 g	102	423	6,1	1	8	0,5	ø	8	ø	ø
Lindt Fioretto i. D.	525	2197	5,3	7	52	5,0	ø	31	ø	ø
1 Praline, 23 g	121	505	5,3	2	12	1,0	ø	7	ø	ø
M & M's Peanut	516	2160	5,2	10	59	5,5	3	27	11	ø
1 kl. Tüte, 45 g	232	972	5,2	4	27	2,5	1	12	5	ø
Maoam Würfel	387	1636	3,9	1	82	7,5	ø	6	ø	ø
1 Würfel, 22 g	85	360	3,9	✓	18	1,5	ø	1	ø	ø
Mars	455	1912	4,6	4	70	6,5	1	18	10	ø
1 Riegel, 54 g	246	1032	4,6	2	38	3,5	1	10	6	ø
merci Vielfalt i. D.	552	2300	5,5	7	48	4,5	ø	37	ø	ø
1 Riegel, 13 g	69	288	5,5	1	6	0,5	ø	5	ø	ø
Milch-Schnitte, Ferrero	414	1724	4,1	8	34	3,0	ø	27	ø	ø
1 Stück, 28 g	116	483	4,1	2	9	1,0	ø	8	ø	ø
Milka Diät-Alpenmilchschokolade	500	2090	5,0	7	43	4,0	18	31	18	ø
1 Riegel, 17 g	84	349	5,0	1	7	0,5	3	5	3	ø
Milka Diät-Haselnussschokolade	515	2155	5,2	8	40	3,5	16	34	17	ø
1 Riegel, 17 g	86	360	5,2	1	7	0,5	3	6	3	ø
I love Milka Pralinés i. D.	558	2335	5,6	7	53	5,0	ø	38	ø	ø
1 Praline, 6 g	33	140	5,6	✓	3	0,5	ø	2	ø	ø
Milka Schoko	555	2320	5,6	7	54	5,0	2	35	20	ø
1 Riegel, 33 g	185	773	5,6	2	18	1,5	1	11	6	ø
Milka Tender	430	1790	4,3	6	57	5,0	1	20	11	ø
1 Stück, 37 g	160	660	4,3	2	21	2,0	✓	7	4	ø
Milky Way	455	1913	4,6	4	72	6,5	1	17	10	ø
1 Riegel, 26 g	118	497	4,6	1	19	1,5	✓	4	3	ø
Mini Dickmann's	419	1759	4,2	4	64	6,0	ø	17	ø	ø
1 Stück, 8 g	34	141	4,2	✓	5	0,5	ø	1	ø	ø
Mon chéri	427	1787	4,3	3	51	4,5	ø	19	ø	ø
1 Stück, 11 g	45	188	4,3	✓	5	0,5	ø	2	ø	ø
nimm2	368	1564	3,7	✓	92	8,5	ø	✓	ø	ø
1 Bonbon, 6 g	22	94	3,7	✓	6	0,5	ø	✓	ø	ø
Nuts	487	2039	4,9	5	62	5,5	2	24	6	ø
1 Riegel, 50 g	244	1020	4,9	3	31	3,0	1	12	3	ø
Raffaello	615	2552	6,2	9	37	3,5	ø	48	ø	ø
1 Stück, 10 g	62	255	6,2	1	4	0,5	ø	5	ø	ø
Ritter Sport Joghurt Schokolade	571	2380	5,7	9	48	4,5	2	38	23	13
1 Rippe, 25 g	143	595	5,7	2	12	1,0	✓	10	6	3
Ritter Sport Knusperflakes Schokolade	519	2172	5,2	6	61	5,5	2	28	18	9
1 Rippe, 25 g	130	543	5,2	2	15	1,5	1	7	5	2
Rocher, Ferrero	580	2412	5,8	9	43	4,0	ø	41	ø	ø
1 Stück, 13 g	73	302	5,8	1	5	0,5	ø	5	ø	ø
Schoko Toffees, Storck	470	1971	4,7	3	68	6,0	ø	21	ø	ø
1 Stück, 8 g	39	164	4,7	✓	6	0,5	ø	2	ø	ø
Smarties	456	1919	4,6	4	71	6,5	3	17	10	ø
1 Packung, 38 g	173	729	4,6	2	27	2,5	1	7	4	ø
Snickers	506	2117	5,1	9	56	5,0	1	27	11	ø
1 Riegel, 60 g	304	1270	5,1	6	33	3,0	1	16	6	ø

| mehrfach unges. FS | Choles-terin | Vitamine | | | | Mineralstoffe | | | | | Lebensmittel |
| | | A (RÄ) | E (TÄ) | C | Folsäure | Natrium | Kalium | Kalzium | Magne-sium | Eisen | Süße und herzhafte Produkte |
g	mg	µg	mg	mg	µg	mg	mg	mg	mg	mg	jeweils essb. Anteil | **Zeile 1: pro 100 g** | Zeile 2: pro Portion
											SÜSSIGKEITEN, MARKENPRODUKTE
ø	ø	ø	ø	ø	ø	ø	ø	ø	ø	ø	**Lindt Lindor Milch**
ø	ø	ø	ø	ø	ø	ø	ø	ø	ø	ø	1 Riegel, 17 g
ø	ø	ø	ø	ø	ø	ø	ø	ø	ø	ø	**Lindt Fioretto i. D.**
ø	ø	ø	ø	ø	ø	ø	ø	ø	ø	ø	1 Praline, 23 g
ø	ø	ø	ø	ø	ø	50	ø	ø	ø	ø	**M & M's Peanut**
ø	ø	ø	ø	ø	ø	23	ø	ø	ø	ø	1 kl. Tüte, 45 g
ø	ø	ø	ø	ø	ø	ø	ø	ø	ø	ø	**Maoam Würfel**
ø	ø	ø	ø	ø	ø	ø	ø	ø	ø	ø	1 Würfel, 22 g
ø	ø	ø	ø	ø	ø	160	ø	ø	ø	ø	**Mars**
ø	ø	ø	ø	ø	ø	86	ø	ø	ø	ø	1 Riegel, 54 g
ø	ø	ø	ø	ø	ø	ø	ø	ø	ø	ø	**merci Vielfalt i. D.**
ø	ø	ø	ø	ø	ø	ø	ø	ø	ø	ø	1 Riegel, 13 g
ø	ø	ø	ø	ø	ø	ø	ø	ø	ø	ø	**Milch-Schnitte, Ferrero**
ø	ø	ø	ø	ø	ø	ø	ø	ø	ø	ø	1 Stück, 28 g
ø	ø	ø	ø	ø	ø	140	ø	ø	ø	ø	**Milka Diät-Alpenmilchschokolade**
ø	ø	ø	ø	ø	ø	23	ø	ø	ø	ø	1 Riegel, 17 g
ø	ø	ø	ø	ø	ø	130	ø	ø	ø	ø	**Milka Diät-Haselnussschokolade**
ø	ø	ø	ø	ø	ø	22	ø	ø	ø	ø	1 Riegel, 17 g
ø	ø	ø	ø	ø	ø	ø	ø	ø	ø	ø	**I love Milka Pralinés i. D.**
ø	ø	ø	ø	ø	ø	ø	ø	ø	ø	ø	1 Praline, 6 g
ø	ø	ø	ø	ø	ø	200	ø	ø	ø	ø	**Milka Schoko**
ø	ø	ø	ø	ø	ø	67	ø	ø	ø	ø	1 Riegel, 33 g
ø	ø	ø	ø	ø	ø	300	ø	ø	ø	ø	**Milka Tender**
ø	ø	ø	ø	ø	ø	100	ø	ø	ø	ø	1 Stück, 37 g
ø	ø	ø	ø	ø	ø	220	ø	ø	ø	ø	**Milky Way**
ø	ø	ø	ø	ø	ø	60	ø	ø	ø	ø	1 Riegel, 26 g
ø	ø	ø	ø	ø	ø	ø	ø	ø	ø	ø	**Mini Dickmann's**
ø	ø	ø	ø	ø	ø	ø	ø	ø	ø	ø	1 Stück, 8 g
ø	ø	ø	ø	ø	ø	ø	ø	ø	58	ø	**Mon chéri**
ø	ø	ø	ø	ø	ø	ø	ø	ø	6	ø	1 Stück, 11 g
ø	ø	ø	ø	ø	ø	ø	ø	ø	ø	ø	**nimm2**
ø	ø	ø	ø	ø	ø	ø	ø	ø	ø	ø	1 Bonbon, 6 g
ø	ø	ø	ø	ø	ø	<10	ø	ø	ø	ø	**Nuts**
ø	ø	ø	ø	ø	ø	<5	ø	ø	ø	ø	1 Riegel, 50 g
ø	ø	ø	5,9	ø	ø	ø	ø	195	60	ø	**Raffaello**
ø	ø	ø	0,6	ø	ø	ø	ø	20	6	ø	1 Stück, 10 g
2	13	90	0,7	3	ø	139	ø	392	ø	3,1	**Ritter Sport Joghurt Schokolade**
1	3	20	0,2	1	ø	35	ø	98	ø	0,8	1 Rippe, 25 g
1	9	40	0,4	2	ø	184	ø	149	ø	2,7	**Ritter Sport Knusperflakes Schokolade**
✓	2	10	✓	1	ø	46	ø	37	ø	0,7	1 Rippe, 25 g
ø	ø	ø	8,0	ø	ø	ø	ø	197	90	ø	**Rocher, Ferrero**
ø	ø	ø	1,0	ø	ø	ø	ø	25	11	ø	1 Stück, 13 g
ø	ø	ø	ø	ø	ø	ø	ø	ø	ø	ø	**Schoko Toffees, Storck**
ø	ø	ø	ø	ø	ø	ø	ø	ø	ø	ø	1 Stück, 8 g
ø	ø	ø	ø	ø	ø	60	ø	ø	ø	ø	**Smarties**
ø	ø	ø	ø	ø	ø	20	ø	ø	ø	ø	1 Packung, 38 g
ø	ø	ø	ø	ø	ø	220	ø	ø	ø	ø	**Snickers**
ø	ø	ø	ø	ø	ø	132	ø	ø	ø	ø	1 Riegel, 60 g

Lebensmittel / **Süße und herzhafte Produkte** jeweils essb. Anteil | Zeile 1: pro 100 g | Zeile 2: pro Portion	Energie kcal	Energie kJ	Energiedichte kcal/g	Eiweiß g	Kohlenhydrate g	KH-Port.	Ballaststoffe g	Fett g	gesättigte FS g	einfach unges. FS g
Süssigkeiten, Markenprodukte										
Super Dickmann's	352	1483	3,5	3	64	6,0	ø	9	ø	ø
1 Stück, 28 g	99	415	3,5	1	18	1,5	ø	3	ø	ø
Toffifee	535	2235	5,4	6	58	5,5	ø	31	ø	ø
1 Toffifee, 8 g	44	186	5,4	✓	5	0,5	ø	3	ø	ø
Twix	492	2062	4,9	5	64	6,0	2	24	14	ø
1 Doppelriegel, 58 g	285	1196	4,9	3	37	3,5	1	14	8	ø
Werther's Original	424	1790	4,2	✓	86	8,0	ø	9	ø	ø
1 Bonbon, 5 g	21	90	4,2	✓	4	0,5	ø	✓	ø	ø
Yogurette	565	2358	5,7	5	56	5,0	ø	36	ø	ø
1 Riegel, 13 g	71	295	5,7	1	7	0,5	ø	4	ø	ø
Süssspeisen										
Bayrische Creme	205	859	2,1	4	11	1,0	0	16	9	5
1 Portion, 125 g	257	1074	2,1	4	14	1,5	0	21	12	6
Birne Helene	217	906	2,2	2	19	1,5	3	15	8	5
1 Portion, 180 g	390	1631	2,2	4	33	3,0	6	27	15	10
Cremedessert i. D. (m. Sahne u. Ei)	238	996	2,4	4	20	2,0	1	15	8	5
1 Portion, 125 g	297	1244	2,4	5	25	2,5	1	19	10	6
Cremedessert Nuss (m. Sahne u. Ei)	314	1315	3,1	7	22	2,0	1	22	11	8
1 Portion, 125 g	393	1643	3,1	9	27	2,5	2	28	13	10
Cremedessert Obst (m. Sahne u. Ei)	191	798	1,9	3	22	2,0	1	10	6	3
1 Portion, 125 g	239	998	1,9	3	27	2,5	1	13	7	4
Crêpe mit Apfelmus	140	584	1,4	5	19	1,5	1	5	2	2
1 Crêpe, 170 g	237	993	1,4	9	31	2,5	2	8	4	3
Crêpe mit Nuss-Nougat-Creme	227	951	2,3	6	27	2,5	1	11	6	3
1 Crêpe, 150 g	341	1427	2,3	9	40	3,5	2	16	8	5
Crêpe mit Zucker	196	821	2,0	6	30	2,5	1	6	3	2
1 Crêpe, 125 g	245	1026	2,0	7	37	3,5	1	7	3	2
Dampfnudeln	277	1159	2,8	7	44	4,0	2	8	4	2
1 Portion, 100 g	277	1159	2,8	7	44	4,0	2	8	4	2
Dampfnudeln mit Obstkompott	203	849	2,0	4	35	3,0	2	5	3	2
1 Portion, 160 g	325	1358	2,0	7	55	5,0	3	8	4	2
Dampfnudeln mit Vanillesoße	209	875	2,1	6	32	3,0	1	7	4	2
1 Portion, 160 g	333	1394	2,1	9	50	4,5	2	10	6	3
Fruchtkaltschale i. D.	64	266	0,6	✓	15	1,5	1	✓	✓	✓
1 Portion, 200 g	127	532	0,6	1	30	2,5	1	✓	✓	✓
Germknödel (mit Pflaumenmus gefüllt)	255	1067	2,6	5	27	2,5	4	14	7	3
1 Portion, 200 g	510	2134	2,6	10	55	5,0	7	28	13	5
Germknödel mit Vanillesoße	218	912	2,2	5	24	2,0	3	12	6	2
1 Portion, 260 g	566	2369	2,2	12	61	5,5	7	31	14	6
Götterspeise	58	242	0,6	1	13	1,0	0	0	0	0
1 Portion, 125 g	72	303	0,6	2	16	1,5	0	0	0	0
Grießbrei mit Fruchtsirup	141	591	1,4	3	24	2,0	1	3	2	1
1 Portion (Dessert), 200 g	283	1182	1,4	7	48	4,5	1	7	4	2
1 Portion (Hauptgericht), 450 g	635	2659	1,4	15	108	10,0	3	15	9	5
Grießbrei mit Obstkompott	122	511	1,2	3	20	2,0	1	3	2	1
1 Portion (Dessert), 200 g	244	1022	1,2	6	40	3,5	2	6	4	2
1 Portion (Hauptgericht), 450 g	549	2299	1,2	14	90	8,0	3	14	8	4

mehrfach unges. FS	Cholesterin	A (RÄ)	E (TÄ)	C	Folsäure	Natrium	Kalium	Kalzium	Magnesium	Eisen	Lebensmittel
		Vitamine				**Mineralstoffe**					**Süße und herzhafte Produkte**
g	mg	µg	mg	mg	µg	mg	mg	mg	mg	mg	jeweils essb. Anteil | **Zeile 1: pro 100 g** | Zeile 2: pro Portion
											SÜSSIGKEITEN, MARKENPRODUKTE
ø	ø	ø	ø	ø	ø	ø	ø	ø	ø	ø	Super Dickmann's
ø	ø	ø	ø	ø	ø	ø	ø	ø	ø	ø	1 Stück, 28 g
ø	ø	ø	ø	ø	ø	ø	ø	ø	ø	ø	Toffifee
ø	ø	ø	ø	ø	ø	ø	ø	ø	ø	ø	1 Toffifee, 8 g
ø	ø	ø	ø	ø	ø	170	ø	ø	ø	ø	Twix
ø	ø	ø	ø	ø	ø	99	ø	ø	ø	ø	1 Doppelriegel, 58 g
ø	ø	ø	ø	ø	ø	ø	ø	ø	ø	ø	Werther's Original
ø	ø	ø	ø	ø	ø	ø	ø	ø	ø	ø	1 Bonbon, 5 g
ø	ø	ø	2,9	ø	ø	ø	ø	154	ø	ø	Yogurette
ø	ø	ø	0,4	ø	ø	ø	ø	19	ø	ø	1 Riegel, 13 g
											SÜSSSPEISEN
1	126	226	0,8	1	15	38	116	95	10	0,6	Bayrische Creme
1	158	283	1,0	1	19	47	145	119	13	0,7	1 Portion, 125 g
1	28	109	1,4	1	9	10	168	40	29	0,8	Birne Helene
2	51	196	2,5	2	17	17	302	71	53	1,5	1 Portion, 180 g
1	99	183	1,1	4	24	38	130	45	15	0,6	Cremedessert i. D. (m. Sahne u. Ei)
2	124	229	1,4	4	29	48	162	56	19	0,8	1 Portion, 125 g
2	127	232	2,1	1	38	46	156	55	25	0,8	Cremedessert Nuss (m. Sahne u. Ei)
3	159	290	2,7	1	48	58	195	69	32	1,0	1 Portion, 125 g
1	77	148	0,7	10	19	28	144	38	12	0,5	Cremedessert Obst (m. Sahne u. Ei)
1	96	185	0,8	12	23	35	179	48	15	0,7	1 Portion, 125 g
1	75	72	0,6	2	15	161	125	60	12	0,7	Crêpe mit Apfelmus
1	128	123	1,0	4	26	274	213	102	20	1,2	1 Crêpe, 170 g
1	84	80	1,3	1	19	183	159	77	21	1,0	Crêpe mit Nuss-Nougat-Creme
1	126	119	2,0	1	28	274	238	116	32	1,5	1 Crêpe, 150 g
1	89	84	0,5	1	17	191	116	69	12	0,8	Crêpe mit Zucker
1	112	105	0,6	1	21	239	146	86	15	1,0	1 Crêpe, 125 g
1	46	73	0,4	✓	119	23	154	50	19	1,3	Dampfnudeln
1	46	73	0,4	✓	119	23	154	50	19	1,3	1 Portion, 100 g
✓	29	48	0,3	1	75	15	109	33	13	0,9	Dampfnudeln mit Obstkompott
1	46	76	0,5	1	120	24	174	53	21	1,4	1 Portion, 160 g
✓	44	63	0,3	✓	77	33	148	72	16	0,9	Dampfnudeln mit Vanillesoße
1	70	101	0,5	1	123	52	237	115	26	1,5	1 Portion, 160 g
✓	0	5	0,2	6	5	2	92	11	6	0,2	Fruchtkaltschale i. D.
✓	0	9	0,5	11	10	3	184	21	13	0,5	1 Portion, 200 g
4	31	54	0,8	✓	24	10	149	197	47	1,6	Germknödel (mit Pflaumenmus gefüllt)
8	62	108	1,6	✓	48	20	298	394	94	3,3	1 Portion, 200 g
3	33	53	0,7	✓	20	19	147	177	39	1,3	Germknödel mit Vanillesoße
8	86	136	1,8	1	52	50	381	459	101	3,4	1 Portion, 260 g
0	0	0	0	0	0	2	1	5	1	0,1	Götterspeise
0	0	0	0	0	0	2	1	6	1	0,1	1 Portion, 125 g
✓	11	27	0,1	1	4	37	127	91	12	0,2	Grießbrei mit Fruchtsirup
✓	22	54	0,3	2	9	75	254	182	23	0,4	1 Portion (Dessert), 200 g
✓	50	121	0,5	5	20	168	571	409	53	0,9	1 Portion (Hauptgericht), 450 g
✓	11	27	0,2	1	4	36	124	87	12	0,2	Grießbrei mit Obstkompott
✓	21	54	0,3	2	8	71	248	175	24	0,4	1 Portion (Dessert), 200 g
✓	48	121	0,9	4	18	160	558	393	54	0,9	1 Portion (Hauptgericht), 450 g

Lebensmittel **Süße und herzhafte Produkte** jeweils essb. Anteil | Zeile 1: pro 100 g | Zeile 2: pro Portion	Energie kcal	Energie kJ	Energie-dichte kcal/g	Eiweiß Eiweiß g	Kohlenhydrate Kohlen-hydrate g	KH-Port. g	Ballast-stoffe g	Fett/Fettsäuren (FS) Fett g	gesättigte FS g	einfach unges. FS g
SÜSSSPEISEN										
Herrencreme	197	826	2,0	3	16	1,5	1	12	7	4
1 Portion, 125 g	247	1 032	2,0	4	20	2,0	2	15	9	5
Milchreis mit Obstkompott	147	613	1,5	3	23	2,0	✓	4	2	1
1 Portion (Dessert), 200 g	293	1 226	1,5	7	46	4,0	1	9	5	3
1 Portion (Hauptgericht), 450 g	659	2 758	1,5	15	104	9,5	2	20	10	5
Milchreis mit Zimtzucker	169	706	1,7	4	27	2,5	✓	5	3	1
1 Portion (Dessert), 200 g	338	1 413	1,7	7	55	5,0	1	10	5	3
1 Portion (Hauptgericht), 450 g	760	3 178	1,7	16	123	11,0	1	22	11	6
Mousse au chocolat	305	1 277	3,1	7	14	1,0	3	25	14	8
1 Portion, 90 g	275	1 150	3,1	6	12	1,0	3	23	13	7
Obstsalat	104	436	1,0	1	24	2,0	2	✓	✓	✓
1 Portion, 150 g	156	653	1,0	1	36	3,5	3	✓	✓	✓
Pfirsich Melba	184	769	1,8	2	16	1,5	3	12	6	5
1 Portion, 200 g	367	1 537	1,8	4	32	3,0	5	25	12	10
Quarkauflauf mit Äpfeln	138	579	1,4	7	11	1,0	1	8	4	2
1 Portion, 200 g	277	1 157	1,4	13	21	2,0	1	15	8	5
Quarkspeise mit frischen Früchten	113	471	1,1	5	17	1,5	1	2	1	1
1 Portion, 200 g	225	942	1,1	10	35	3,0	2	5	3	1
Rote Grütze	126	526	1,3	1	29	2,5	2	✓	✓	✓
1 Portion, 125 g	157	658	1,3	1	36	3,0	3	✓	✓	✓
Schokoladenpudding	127	530	1,3	3	21	2,0	✓	3	2	1
1 Portion, 125 g	158	662	1,3	4	26	2,5	✓	4	2	1
Tiramisu	313	1 309	3,1	6	22	2,0	1	22	13	7
1 Portion, 125 g	391	1 636	3,1	8	28	2,5	1	27	16	9
Vanillepudding	126	529	1,3	3	21	2,0	0	3	2	1
1 Portion, 125 g	158	662	1,3	4	26	2,5	0	4	2	1
Vanillesoße	94	392	0,9	4	11	1,0	0	4	2	1
1 Portion, 60 ml	56	235	0,9	2	6	0,5	0	2	1	1
Wein-Cremedessert (m. Sahne u. Ei)	209	874	2,1	3	16	1,5	0	12	7	4
1 Portion, 125 g	261	1 092	2,1	4	20	2,0	0	15	9	5
SÜSSSPEISEN, MARKENPRODUKTE										
Dessertsoßen Frucht i. D., Zentis	172	724	1,7	✓	41	3,5	2	✓	✓	ø
1 EL, 15 g	26	109	1,7	✓	6	0,5	✓	✓	✓	ø
Dessertsoße Schokolade, Zentis	265	1 118	2,7	3	59	5,5	2	2	1	ø
1 EL, 15 g	40	168	2,7	✓	9	1,0	✓	✓	✓	ø
Dessertsoße Vanille, Zentis	138	578	1,4	3	18	1,5	0	6	4	ø
1 EL, 15 g	21	87	1,4	✓	3	0,5	0	1	1	ø
Gala Feiner Schokoladenpudding, Dr. Oetker	100	422	1,0	3	18	1,5	1	2	1	ø
1 Portion, 150 g	150	633	1,0	5	26	2,5	1	3	2	ø
Garant Grießpudding, Dr. Oetker	92	390	0,9	3	16	1,5	✓	1	1	ø
1 Portion, 145 g	133	566	0,9	5	24	2,0	✓	2	1	ø
Joghurt Creme Himbeer-Geschmack, Dr. Oetker	124	520	1,2	5	17	1,5	0	4	3	ø
1 Portion, 105 g	130	546	1,2	5	17	1,5	0	4	3	ø
Mousse Zitrone, Dr. Oetker	148	626	1,5	4	26	2,5	✓	3	2	ø
1 Portion, 85 g	126	532	1,5	4	22	2,0	✓	2	2	ø
Panna Cotta, Dr. Oetker	190	794	1,9	4	18	1,5	✓	11	7	ø
1 Portion, 150 g	285	1 191	1,9	5	27	2,5	✓	17	10	ø

Lebensmittel

Süße und herzhafte Produkte

jeweils essb. Anteil | **Zeile 1: pro 100 g** | Zeile 2: pro Portion

mehrfach unges. FS (g)	Choles-terin (mg)	Vitamine A (RÄ) µg	E (TÄ) mg	C mg	Folsäure µg	Mineralstoffe Natrium mg	Kalium mg	Kalzium mg	Magne-sium mg	Eisen mg	Lebensmittel
											SÜSSSPEISEN
✓	26	93	0,3	1	6	47	175	85	24	0,6	**Herrencreme**
1	32	116	0,4	1	8	58	218	106	30	0,8	1 Portion, 125 g
1	11	36	0,3	1	7	34	130	80	19	0,2	**Milchreis mit Obstkompott**
1	22	72	0,6	2	13	69	260	159	38	0,4	1 Portion (Dessert), 200 g
3	50	162	1,4	5	30	154	585	359	86	0,9	1 Portion (Hauptgericht), 450 g
1	12	38	0,3	1	7	38	125	86	20	0,2	**Milchreis mit Zimtzucker**
1	25	77	0,6	1	14	76	249	172	39	0,3	1 Portion (Dessert), 200 g
3	56	172	1,4	3	32	171	560	387	88	0,9	1 Portion (Hauptgericht), 450 g
1	159	236	1,1	✓	28	58	279	62	49	2,0	**Mousse au chocolat**
1	143	212	1,0	✓	25	52	251	56	44	1,8	1 Portion, 90 g
✓	0	15	0,3	19	15	2	194	16	15	0,4	**Obstsalat**
✓	0	23	0,5	28	23	3	290	24	23	0,6	1 Portion, 150 g
1	28	131	2,1	5	11	10	135	49	23	0,6	**Pfirsich Melba**
2	56	262	4,2	11	23	21	271	98	45	1,2	1 Portion, 200 g
1	62	94	0,6	3	21	28	109	65	9	0,4	**Quarkauflauf mit Äpfeln**
1	124	188	1,1	6	43	55	217	131	18	0,8	1 Portion, 200 g
✓	8	34	0,2	8	19	24	148	71	12	0,2	**Quarkspeise mit frischen Früchten**
✓	16	68	0,4	16	37	48	297	143	25	0,5	1 Portion, 200 g
✓	0	10	0,4	6	4	2	83	15	9	0,4	**Rote Grütze**
✓	0	13	0,5	7	6	2	104	19	12	0,5	1 Portion, 125 g
✓	22	32	0,1	1	4	69	131	100	10	0,2	**Schokoladenpudding**
✓	28	40	0,1	1	5	86	163	125	13	0,3	1 Portion, 125 g
1	157	274	1,1	0	22	95	119	45	14	1,0	**Tiramisu**
2	197	342	1,4	0	27	118	149	56	18	1,3	1 Portion, 125 g
✓	22	32	0,1	1	4	69	131	100	10	0,2	**Vanillepudding**
✓	28	40	0,1	1	5	86	163	125	13	0,3	1 Portion, 125 g
✓	41	47	0,2	1	7	49	139	109	11	0,2	**Vanillesoße**
✓	24	28	0,1	✓	4	30	83	65	7	0,1	1 Portion, 60 ml
1	93	170	0,6	✓	14	40	89	42	8	0,6	**Wein-Cremedessert (m. Sahne u. Ei)**
1	116	212	0,8	✓	17	50	112	52	10	0,7	1 Portion, 125 g
											SÜSSSPEISEN, MARKENPRODUKTE
ø	ø	ø	ø	ø	ø	0	ø	ø	ø	ø	**Dessertsoßen Frucht i. D., Zentis**
ø	ø	ø	ø	ø	ø	0	ø	ø	ø	ø	1 EL, 15 g
ø	ø	ø	ø	ø	ø	100	ø	ø	ø	ø	**Dessertsoße Schokolade, Zentis**
ø	ø	ø	ø	ø	ø	15	ø	ø	ø	ø	1 EL, 15 g
ø	ø	ø	ø	ø	ø	80	ø	ø	ø	ø	**Dessertsoße Vanille, Zentis**
ø	ø	ø	ø	ø	ø	12	ø	ø	ø	ø	1 EL, 15 g
ø	ø	ø	ø	ø	ø	60	ø	ø	ø	ø	**Gala Feiner Schokoladenpudding, Dr. Oetker**
ø	ø	ø	ø	ø	ø	90	ø	ø	ø	ø	1 Portion, 150 g
ø	ø	ø	ø	ø	ø	70	ø	ø	ø	ø	**Garant Grießpudding, Dr. Oetker**
ø	ø	ø	ø	ø	ø	100	ø	ø	ø	ø	1 Portion, 145 g
ø	ø	ø	ø	ø	ø	50	ø	ø	ø	ø	**Joghurt Creme Himbeer-Geschmack, Dr. Oetker**
ø	ø	ø	ø	ø	ø	53	ø	ø	ø	ø	1 Portion, 105 g
ø	ø	ø	ø	ø	ø	50	ø	ø	ø	ø	**Mousse Zitrone, Dr. Oetker**
ø	ø	ø	ø	ø	ø	40	ø	ø	ø	ø	1 Portion, 85 g
ø	ø	ø	ø	ø	ø	40	ø	ø	ø	ø	**Panna Cotta, Dr. Oetker**
ø	ø	ø	ø	ø	ø	60	ø	ø	ø	ø	1 Portion, 150 g

Süßes und Herzhaftes

Lebensmittel **Süße und herzhafte Produkte** jeweils essb. Anteil | **Zeile 1: pro 100 g** | Zeile 2: pro Portion	Energie			Eiweiß	Kohlenhydrate			Fett/Fettsäuren (FS)		
	Energie kcal	kJ	Energie-dichte kcal/g	Eiweiß g	Kohlen-hydrate g	KH-Port.	Ballast-stoffe g	Fett g	gesättigte FS g	einfach unges. FS g
SÜSSSPEISEN, MARKENPRODUKTE										
Paradiescreme Vanille-Geschmack, Dr. Oetker	114	480	1,1	3	18	1,5	✓	3	3	ø
1 Portion, 90 g	103	432	1,1	3	16	1,5	✓	3	2	ø
Quarkfein Erdbeer-Geschmack, Dr. Oetker	97	412	1,0	8	14	1,5	0	1	✓	ø
1 Portion, 125 g	121	515	1,0	10	18	1,5	0	1	✓	ø
Rotwein-Creme, Dr. Oetker	212	886	2,1	2	22	2,0	0	9	5	ø
1 Portion, 105 g	223	930	2,1	2	23	2,0	0	10	6	ø
EIS										
Eiskaffee mit Sahne	91	381	0,9	1	8	0,5	0	6	4	2
1 Glas, 200 g	182	761	0,9	3	16	1,5	0	13	8	4
Eisschokolade mit Sahne	137	573	1,4	3	13	1,0	✓	8	5	2
1 Glas, 200 g	274	1146	1,4	7	25	2,5	1	17	10	5
Fruchteis i. D.	192	803	1,9	3	28	2,5	1	8	5	ø
1 Kugel, 65 g	125	522	1,9	2	18	1,5	1	5	3	ø
Fruchtsorbet	132	551	1,3	1	28	2,5	✓	1	1	✓
1 Kugel, 65 g	86	358	1,3	1	18	1,5	✓	1	1	1
Schokoladeneis	216	904	2,2	4	28	2,5	1	11	7	3
1 Kugel, 65 g	140	587	2,2	2	18	1,5	1	7	4	2
Softeis	130	542	1,3	2	25	2,5	0	2	1	1
1 Portion, 90 g	117	488	1,3	2	22	2,0	0	2	1	1
Vanilleeis	201	841	2,0	4	24	2,0	1	11	7	3
1 Kugel, 65 g	131	547	2,0	2	15	1,5	✓	7	4	2
EIS, MARKENPRODUKTE										
Capri, Langnese	90	383	0,9	✓	22	2,0	✓	✓	✓	ø
1 Capri, 58 g	52	222	0,9	✓	13	1,0	✓	✓	✓	ø
Cornetto Bottermelk Zitrone, Langnese	234	982	2,3	3	30	2,5	1	11	9	ø
1 Cornetto, 86 g	201	845	2,3	3	26	2,5	1	10	8	ø
Cornetto Haselnuss, Langnese	309	1292	3,1	4	32	3,0	2	18	15	ø
1 Cornetto, 82 g	253	1059	3,1	3	26	2,5	1	15	12	ø
Crème brûlée, Mövenpick	188	788	1,9	3	29	2,5	ø	6	ø	ø
1 Kugel, 65 g	122	512	1,9	2	19	1,5	ø	4	ø	ø
Cremissimo Bourbon Vanille, Langnese	219	916	2,2	3	28	2,5	ø	11	ø	ø
1 Kugel, 65 g	142	595	2,2	2	18	1,5	ø	7	ø	ø
Cremissimo Stracciatella, Langnese	234	982	2,3	4	30	2,5	ø	11	ø	ø
1 Kugel, 65 g	152	638	2,3	2	20	2,0	ø	7	ø	ø
Cremissimo Leichter Genuss Aprikose-Mango	180	770	1,8	2	33	3,0	ø	5	ø	ø
1 Kugel, 65 g	117	501	1,8	1	21	2,0	ø	3	ø	ø
Cremissimo Leichter Genuss Vanille, Langnese	165	695	1,7	3	27	2,5	ø	5	ø	ø
1 Kugel, 65 g	107	452	1,7	2	18	1,5	ø	3	ø	ø
Magnum Classic, Langnese	303	1266	3,0	4	29	2,5	1	19	13	ø
1 Magnum, 86 g	261	1089	3,0	3	25	2,5	1	16	11	ø
Maple Walnuts, Mövenpick	235	986	2,4	4	30	2,5	ø	11	ø	ø
1 Kugel, 65 g	153	641	2,4	3	20	2,0	ø	7	ø	ø
Nogger, Langnese	310	1300	3,1	3	27	2,5	2	21	20	ø
1 Nogger, 67 g	208	871	3,1	2	18	1,5	1	14	13	ø

mehrfach unges. FS g	Cholesterin mg	A (RÄ) µg	E (TÄ) mg	C mg	Folsäure µg	Natrium mg	Kalium mg	Kalzium mg	Magnesium mg	Eisen mg	Lebensmittel — Süße und herzhafte Produkte

Vitamine / **Mineralstoffe** — jeweils essb. Anteil | **Zeile 1: pro 100 g** | Zeile 2: pro Portion

SÜSSSPEISEN, MARKENPRODUKTE

mehrfach unges. FS	Cholesterin	A (RÄ)	E (TÄ)	C	Folsäure	Natrium	Kalium	Kalzium	Magnesium	Eisen	Lebensmittel
ø	ø	ø	ø	ø	ø	90	ø	ø	ø	ø	**Paradiescreme Vanille-Geschmack, Dr. Oetker**
ø	ø	ø	ø	ø	ø	80	ø	ø	ø	ø	1 Portion, 90 g
ø	ø	ø	ø	ø	ø	50	ø	ø	ø	ø	**Quarkfein Erdbeer-Geschmack, Dr. Oetker**
ø	ø	ø	ø	ø	ø	63	ø	ø	ø	ø	1 Portion, 125 g
ø	ø	ø	ø	ø	ø	20	ø	ø	ø	ø	**Rotwein-Creme, Dr. Oetker**
ø	ø	ø	ø	ø	ø	20	ø	ø	ø	ø	1 Portion, 105 g

EIS

mehrfach unges. FS	Cholesterin	A (RÄ)	E (TÄ)	C	Folsäure	Natrium	Kalium	Kalzium	Magnesium	Eisen	Lebensmittel
✓	22	165	0,2	✓	3	28	110	48	9	0,2	**Eiskaffee mit Sahne**
✓	44	329	0,4	1	6	56	221	97	18	0,4	1 Glas, 200 g
✓	30	183	0,2	1	6	63	168	116	16	0,1	**Eisschokolade mit Sahne**
1	59	365	0,4	3	11	126	336	232	33	0,3	1 Glas, 200 g
ø	29	320	ø	8	12	60	188	120	14	0,2	**Fruchteis i. D.**
ø	19	208	ø	5	8	39	122	78	9	0,1	1 Kugel, 65 g
✓	✓	✓	0,2	4	5	20	101	50	8	0,3	**Fruchtsorbet**
✓	✓	✓	0,1	3	3	13	66	33	5	0,2	1 Kugel, 65 g
✓	34	416	0,3	1	16	76	249	109	29	0,9	**Schokoladeneis**
✓	22	270	0,2	✓	10	49	162	71	19	0,6	1 Kugel, 65 g
✓	9	26	0	1	4	33	100	85	11	0,1	**Softeis**
✓	8	23	0	1	4	30	90	77	10	0,1	1 Portion, 90 g
1	44	421	0,3	1	5	80	199	128	14	0,1	**Vanilleeis**
✓	29	274	0,2	✓	3	52	129	83	9	0,1	1 Kugel, 65 g

EIS, MARKENPRODUKTE

mehrfach unges. FS	Cholesterin	A (RÄ)	E (TÄ)	C	Folsäure	Natrium	Kalium	Kalzium	Magnesium	Eisen	Lebensmittel
ø	ø	ø	ø	ø	ø	0	ø	ø	ø	ø	**Capri, Langnese**
ø	ø	ø	ø	ø	ø	0	ø	ø	ø	ø	1 Capri, 58 g
ø	ø	ø	ø	ø	ø	79	ø	ø	ø	ø	**Cornetto Bottermelk Zitrone, Langnese**
ø	ø	ø	ø	ø	ø	68	ø	ø	ø	ø	1 Cornetto, 86 g
ø	ø	ø	ø	ø	ø	90	ø	ø	ø	ø	**Cornetto Haselnuss, Langnese**
ø	ø	ø	ø	ø	ø	74	ø	ø	ø	ø	1 Cornetto, 82 g
ø	ø	ø	ø	ø	ø	ø	ø	ø	ø	ø	**Crème brûlée, Mövenpick**
ø	ø	ø	ø	ø	ø	ø	ø	ø	ø	ø	1 Kugel, 65 g
ø	ø	ø	ø	ø	ø	ø	ø	ø	ø	ø	**Cremissimo Bourbon Vanille, Langnese**
ø	ø	ø	ø	ø	ø	ø	ø	ø	ø	ø	1 Kugel, 65 g
ø	ø	ø	ø	ø	ø	ø	ø	ø	ø	ø	**Cremissimo Stracciatella, Langnese**
ø	ø	ø	ø	ø	ø	ø	ø	ø	ø	ø	1 Kugel, 65 g
ø	ø	ø	ø	ø	ø	ø	ø	ø	ø	ø	**Cremissimo Leichter Genuss Aprikose-Mango**
ø	ø	ø	ø	ø	ø	ø	ø	ø	ø	ø	1 Kugel, 65 g
ø	ø	ø	ø	ø	ø	ø	ø	ø	ø	ø	**Cremissimo Leichter Genuss Vanille, Langnese**
ø	ø	ø	ø	ø	ø	ø	ø	ø	ø	ø	1 Kugel, 65 g
ø	ø	ø	ø	ø	ø	60	ø	ø	ø	ø	**Magnum Classic, Langnese**
ø	ø	ø	ø	ø	ø	52	ø	ø	ø	ø	1 Magnum, 86 g
ø	ø	ø	ø	ø	ø	ø	ø	ø	ø	ø	**Maple Walnuts, Mövenpick**
ø	ø	ø	ø	ø	ø	ø	ø	ø	ø	ø	1 Kugel, 65 g
ø	ø	ø	ø	ø	ø	76	ø	ø	ø	ø	**Nogger, Langnese**
ø	ø	ø	ø	ø	ø	51	ø	ø	ø	ø	1 Nogger, 67 g

Lebensmittel **Süße und herzhafte Produkte** jeweils essb. Anteil | **Zeile 1: pro 100 g** | Zeile 2: pro Portion	Energie		Energie-dichte	Eiweiß Eiweiß	Kohlenhydrate Kohlen-hydrate	KH-Port.	Ballast-stoffe	Fett/Fettsäuren (FS) Fett	gesättigte FS	einfach unges. FS
	kcal	kJ	kcal/g	g	g		g	g	g	g
FEINKOSTSALATE										
Eiersalat	135	564	1,3	7	7	0,5	1	9	4	3
1 Portion, 200 g	270	1128	1,3	14	13	1,0	1	17	8	6
Geflügelsalat	91	379	0,9	11	4	0,5	1	3	1	1
1 Portion, 200 g	181	758	0,9	21	8	0,5	2	7	2	2
Kartoffelsalat (mit Essig u. Öl)	123	513	1,2	2	12	1,0	2	7	1	3
1 Portion, 200 g	246	1027	1,2	4	24	2,0	4	15	2	6
Kartoffelsalat (mit Mayonnaise)	154	646	1,5	3	11	1,0	1	11	5	4
1 Portion, 200 g	309	1291	1,5	6	22	2,0	3	22	9	8
Käsesalat	213	890	2,1	10	7	0,5	1	16	10	5
1 Portion, 200 g	426	1781	2,1	19	14	1,5	1	32	19	10
Krabbensalat	163	681	1,6	9	6	0,5	✓	12	4	4
1 Portion, 150 g	244	1021	1,6	13	9	1,0	✓	17	6	6
Nudelsalat (mit Mayonnaise)	205	858	2,1	7	12	1,0	1	14	4	5
1 Portion, 200 g	410	1715	2,1	14	24	2,0	2	29	8	9
Reissalat	132	552	1,3	5	12	1,0	1	7	1	2
1 Portion, 150 g	198	828	1,3	7	17	1,5	1	11	2	3
Waldorfsalat	250	1044	2,5	3	8	0,5	3	23	3	8
1 Portion, 150 g	374	1566	2,5	4	12	1,0	4	35	4	12
Wurstsalat	179	750	1,8	5	3	0,5	2	16	4	7
1 Portion, 200 g	358	1500	1,8	11	7	0,5	3	32	9	15
EINTÖPFE UND SUPPEN										
Chili con carne	112	467	1,1	10	4	0,5	2	6	2	3
1 Teller, 400 g	446	1866	1,1	39	16	1,5	8	25	8	11
Cremesuppen i. D.	63	262	0,6	1	6	0,5	✓	6	3	2
1 Teller, 250 g	157	655	0,6	1	6	0,5	✓	14	8	5
Erbseneintopf mit Speck	71	298	0,7	4	8	0,5	3	3	1	1
1 Teller, 400 g	285	1193	0,7	15	31	3,0	12	11	4	5
Gemüsebrühe, klare	3	13	0	✓	✓	0	0	✓	✓	✓
1 Teller, 250 g	8	31	0	1	1	0	0	✓	✓	✓
Gemüseeintopf mit Rindfleisch	64	269	0,6	6	4	0,5	2	3	1	1
1 Teller, 400 g	257	1074	0,6	23	16	1,5	7	11	4	4
Gulaschsuppe	66	274	0,7	4	2	0	1	4	2	2
1 Teller, 250 g	164	684	0,7	11	6	0,5	2	11	5	4
Kartoffelsuppe	46	193	0,5	2	7	0,5	1	1	1	1
1 Teller, 250 g	116	483	0,5	4	17	1,5	3	4	2	2
Käsesuppe mit Hackfleisch	144	603	1,4	8	1	0	1	12	6	5
1 Teller, 250 g	361	1508	1,4	20	2	0	2	30	14	12
Käsesuppe, vegetarisch	110	460	1,1	5	3	0,5	✓	9	5	3
1 Teller, 250 g	275	1150	1,1	12	8	1,0	✓	22	11	7
Linseneintopf mit Speck	85	356	0,9	4	10	1,0	2	3	1	2
1 Teller, 400 g	340	1423	0,9	16	38	3,5	9	13	4	6
Rindfleischbrühe, klare	6	25	0,1	✓	✓	0	0	✓	✓	✓
1 Teller, 250 g	15	63	0,1	1	1	0	0	1	✓	✓
Spargelcremesuppe	57	239	0,6	2	3	0	✓	5	2	2
1 Teller, 250 g	143	597	0,6	4	7	0,5	1	11	6	4
Tomatensuppe	39	162	0,4	1	2	0	✓	3	✓	1
1 Teller, 250 g	97	404	0,4	1	4	0,5	1	8	1	4

mehrfach unges. FS g	Choles-terin mg	Vitamine A (RÄ) µg	E (TÄ) mg	C mg	Folsäure µg	Mineralstoffe Natrium mg	Kalium mg	Kalzium mg	Magne-sium mg	Eisen mg	Lebensmittel — Süße und herzhafte Produkte (jeweils essb. Anteil | Zeile 1: pro 100 g | Zeile 2: pro Portion)
											FEINKOSTSALATE
1	128	148	1,1	3	18	257	121	37	12	0,8	**Eiersalat**
1	256	297	2,1	6	36	514	241	74	24	1,6	1 Portion, 200 g
1	29	31	0,8	3	9	233	224	30	19	0,6	**Geflügelsalat**
2	58	61	1,6	5	17	466	447	60	39	1,2	1 Portion, 200 g
3	0	18	2,4	11	14	305	288	11	18	0,4	**Kartoffelsalat (mit Essig u. Öl)**
6	0	36	4,9	22	28	610	576	23	35	0,9	1 Portion, 200 g
2	69	45	1,5	9	20	366	256	17	15	0,6	**Kartoffelsalat (mit Mayonnaise)**
4	137	89	3,1	18	41	731	512	34	29	1,1	1 Portion, 200 g
1	39	174	0,6	8	17	287	142	306	20	0,3	**Käsesalat**
2	77	348	1,2	16	33	574	284	612	40	0,6	1 Portion, 200 g
2	154	144	2,5	2	18	335	168	67	22	0,9	**Krabbensalat**
3	231	216	3,8	2	27	502	251	100	34	1,4	1 Portion, 150 g
5	45	70	4,6	9	7	643	95	82	21	0,6	**Nudelsalat (mit Mayonnaise)**
10	89	140	9,2	18	14	1285	190	165	42	1,2	1 Portion, 200 g
4	8	21	4,3	4	6	577	71	11	20	0,5	**Reissalat**
6	12	32	6,5	6	10	865	106	17	30	0,7	1 Portion, 150 g
11	29	54	6,1	8	18	76	200	30	21	0,9	**Waldorfsalat**
17	43	81	9,2	12	27	114	300	44	31	1,4	1 Portion, 150 g
4	19	342	2,2	12	6	387	169	22	14	1,0	**Wurstsalat**
7	37	684	4,5	25	11	774	338	44	27	1,9	1 Portion, 200 g
											EINTÖPFE UND SUPPEN
1	18	36	1,0	4	15	138	239	18	22	1,3	**Chili con carne**
5	73	143	4,1	16	62	552	954	70	88	5,2	1 Teller, 400 g
1	14	59	0,4	✓	2	66	15	14	3	0,1	**Cremesuppen i. D.**
1	35	147	0,9	✓	4	165	37	35	7	0,2	1 Teller, 250 g
✓	2	88	0,2	7	11	106	184	20	19	0,9	**Erbseneintopf mit Speck**
1	7	352	0,8	28	44	424	736	82	74	3,6	1 Teller, 400 g
✓	0	✓	✓	0	0	60	✓	✓	✓	✓	**Gemüsebrühe, klare**
✓	0	✓	✓	0	0	150	✓	✓	✓	✓	1 Teller, 250 g
✓	16	174	0,5	14	9	109	194	13	14	0,9	**Gemüseeintopf mit Rindfleisch**
1	62	695	2,0	56	36	437	777	53	57	3,6	1 Teller, 400 g
1	16	58	1,0	13	6	127	130	11	9	0,7	**Gulaschsuppe**
1	40	144	2,5	32	15	317	326	29	24	1,8	1 Teller, 250 g
✓	3	3	✓	5	7	102	129	8	9	0,2	**Kartoffelsuppe**
1	8	8	✓	12	16	255	322	20	22	0,5	1 Teller, 250 g
1	31	82	0,4	7	9	336	142	126	17	0,8	**Käsesuppe mit Hackfleisch**
2	79	206	1,0	17	24	840	355	316	42	2,0	1 Teller, 250 g
1	20	73	0,7	1	6	294	103	173	14	0,4	**Käsesuppe, vegetarisch**
2	50	182	1,8	2	15	736	257	434	36	1,0	1 Teller, 250 g
1	2	81	0,3	2	38	100	192	20	24	1,3	**Linseneintopf mit Speck**
2	9	324	1,2	9	151	399	767	80	95	5,2	1 Teller, 400 g
✓	✓	✓	✓	0	0	60	✓	✓	✓	✓	**Rindfleischbrühe, klare**
✓	✓	✓	✓	0	0	150	✓	✓	✓	✓	1 Teller, 250 g
✓	35	75	0,9	2	15	77	53	30	6	0,3	**Spargelcremesuppe**
1	89	187	2,2	6	37	193	132	75	15	0,8	1 Teller, 250 g
1	0	34	1,4	7	11	106	88	9	6	0,2	**Tomatensuppe**
3	0	86	3,4	19	29	265	220	24	15	0,6	1 Teller, 250 g

Süßes und Herzhaftes

Süße und herzhafte Produkte

Lebensmittel	Energie			Eiweiß	Kohlenhydrate			Fett/Fettsäuren (FS)		
jeweils essb. Anteil | Zeile 1: pro 100 g | Zeile 2: pro Portion	Energie kcal	kJ	Energiedichte kcal/g	Eiweiß g	Kohlenhydrate g	KH-Port.	Ballaststoffe g	Fett g	gesättigte FS g	einfach unges. FS g
EINTÖPFE UND SUPPEN										
Zwiebelsuppe	65	270	0,6	2	2	0	1	6	3	2
1 Teller, 250 g	161	675	0,6	4	4	0,5	1	15	6	6
EINTÖPFE UND SUPPEN, MARKENPRODUKTE										
Feuertopf, Erasco	61	259	0,6	4	7	0,5	ø	2	ø	ø
1 Teller, 400 g	244	1036	0,6	16	28	2,5	ø	8	ø	ø
Graupentopf, Erasco	37	157	0,4	2	7	0,5	ø	✓	ø	ø
1 Teller, 400 g	148	628	0,4	8	26	2,5	ø	1	ø	ø
Hühner-Reistopf, Erasco	64	269	0,6	3	8	0,5	ø	2	ø	ø
1 Teller, 400 g	256	1076	0,6	13	30	3,0	ø	9	ø	ø
Kartoffel-Gemüsetopf, Sonnen Bassermann	40	170	0,4	1	7	0,5	2	1	✓	ø
1 Teller, 400 g	160	680	0,4	4	27	2,5	6	4	2	ø
Mexikanischer Chilitopf, Sonnen Bassermann	66	279	0,7	5	9	1,0	ø	1	ø	ø
1 Teller, 400 g	264	1116	0,7	19	35	3,0	ø	5	ø	ø
Möhrentopf, Sonnen Bassermann	47	195	0,5	1	5	0,5	2	3	2	ø
1 Teller, 400 g	188	780	0,5	4	18	1,5	7	11	6	ø
Pichelsteiner Topf, Erasco	29	122	0,3	2	4	0,5	ø	1	ø	ø
1 Teller, 400 g	116	488	0,3	8	16	1,5	ø	2	ø	ø
Serbische Bohnensuppe, Erasco	66	279	0,7	4	8	0,5	ø	2	ø	ø
1 Teller, 400 g	264	1116	0,7	16	30	3,0	ø	9	ø	ø
Wirsingtopf, Sonnen Bassermann	38	160	0,4	2	4	0,5	ø	2	ø	ø
1 Teller, 400 g	152	640	0,4	9	14	1,5	ø	6	ø	ø
PIZZA UND HERZHAFTE BACKWAREN										
Flammkuchen mit Zwiebeln und Speck	198	830	2,0	6	25	2,0	2	9	3	3
1 Stück, 90 g	178	747	2,0	5	22	2,0	2	8	2	3
Kräuter-/Knoblauchbutter-Baguette	310	1298	3,1	7	41	3,5	3	13	8	4
1 Portion, 60 g	186	779	3,1	4	25	2,0	2	8	5	2
Pizzabaguette mit Ananas u. Schinken	211	882	2,1	11	25	2,5	2	7	4	2
1 Baguettehälfte, 135 g	285	1191	2,1	15	34	3,0	2	10	5	3
Pizzabaguette mit Pilzen	205	857	2,0	11	21	2,0	2	8	4	3
1 Baguettehälfte, 135 g	277	1157	2,0	15	28	2,5	2	11	6	4
Pizzabaguette Salami	277	1158	2,8	14	24	2,0	2	14	7	5
1 Baguettehälfte, 135 g	374	1563	2,8	18	33	3,0	2	19	9	7
Pizza Calzone	232	972	2,3	10	24	2,0	2	10	4	4
1 Pizza, 350 g	813	3402	2,3	36	83	7,5	6	36	14	13
1 Stück, 90 g	209	875	2,3	9	21	2,0	1	9	4	3
Pizza Funghi (Pilze)	230	961	2,3	11	26	2,5	2	9	3	3
1 Pizza, 350 g	804	3364	2,3	37	91	8,5	6	31	12	10
1 Stück (¼ Pizza), 90 g	207	865	2,3	10	23	2,0	2	8	3	3
Pizza Hawaii (Ananas und Schinken)	228	955	2,3	10	27	2,5	2	8	3	3
1 Pizza, 350 g	799	3341	2,3	36	93	8,5	6	29	11	10
1 Stück (¼ Pizza), 90 g	205	859	2,3	9	24	2,0	1	8	3	3
Pizza Margherita (Tomate)	248	1038	2,5	11	29	2,5	2	9	4	3
1 Pizza, 350 g	868	3633	2,5	37	101	9,0	6	33	13	11
1 Stück (¼ Pizza), 90 g	223	934	2,5	10	26	2,5	2	8	3	3
Pizza Salami	263	1101	2,6	12	26	2,5	2	12	5	4
1 Pizza, 350 g	921	3854	2,6	41	92	8,5	6	42	16	16
1 Stück (¼ Pizza), 90 g	237	991	2,6	11	24	2,0	2	11	4	4

mehrfach unges. FS	Choles-terin	A (RÄ)	E (TÄ)	C	Folsäure	Natrium	Kalium	Kalzium	Magne-sium	Eisen	Lebensmittel
		Vitamine				**Mineralstoffe**					**Süße und herzhafte Produkte**
g	mg	µg	mg	mg	µg	mg	mg	mg	mg	mg	jeweils essb. Anteil | **Zeile 1: pro 100 g** | Zeile 2: pro Portion

EINTÖPFE UND SUPPEN

mehrfach unges. FS	Choles-terin	A (RÄ)	E (TÄ)	C	Folsäure	Natrium	Kalium	Kalzium	Magne-sium	Eisen	Lebensmittel
1	7	376	0,5	3	5	239	148	11	10	0,2	Zwiebelsuppe
2	18	939	1,3	6	13	598	369	27	24	0,4	1 Teller, 250 g

EINTÖPFE UND SUPPEN, MARKENPRODUKTE

mehrfach unges. FS	Choles-terin	A (RÄ)	E (TÄ)	C	Folsäure	Natrium	Kalium	Kalzium	Magne-sium	Eisen	Lebensmittel
ø	ø	ø	ø	ø	ø	ø	ø	ø	ø	ø	Feuertopf, Erasco
ø	ø	ø	ø	ø	ø	ø	ø	ø	ø	ø	1 Teller, 400 g
ø	ø	ø	ø	ø	ø	ø	ø	ø	ø	ø	Graupentopf, Erasco
ø	ø	ø	ø	ø	ø	ø	ø	ø	ø	ø	1 Teller, 400 g
ø	ø	ø	ø	ø	ø	ø	ø	ø	ø	ø	Hühner-Reistopf, Erasco
ø	ø	ø	ø	ø	ø	ø	ø	ø	ø	ø	1 Teller, 400 g
ø	ø	ø	ø	ø	ø	350	ø	ø	ø	ø	Kartoffel-Gemüsetopf, Sonnen Bassermann
ø	ø	ø	ø	ø	ø	1 400	ø	ø	ø	ø	1 Teller, 400 g
ø	ø	ø	ø	ø	ø	ø	ø	ø	ø	ø	Mexikanischer Chilitopf, Sonnen Bassermann
ø	ø	ø	ø	ø	ø	ø	ø	ø	ø	ø	1 Teller, 400 g
ø	ø	167	ø	ø	ø	440	ø	ø	ø	ø	Möhrentopf, Sonnen Bassermann
ø	ø	668	ø	ø	ø	1 760	ø	ø	ø	ø	1 Teller, 400 g
ø	ø	ø	ø	ø	ø	ø	ø	ø	ø	ø	Pichelsteiner Topf, Erasco
ø	ø	ø	ø	ø	ø	ø	ø	ø	ø	ø	1 Teller, 400 g
ø	ø	ø	ø	ø	ø	ø	ø	ø	ø	ø	Serbische Bohnensuppe, Erasco
ø	ø	ø	ø	ø	ø	ø	ø	ø	ø	ø	1 Teller, 400 g
ø	ø	ø	ø	ø	ø	ø	ø	ø	ø	ø	Wirsingtopf, Sonnen Bassermann
ø	ø	ø	ø	ø	ø	ø	ø	ø	ø	ø	1 Teller, 400 g

PIZZA UND HERZHAFTE BACKWAREN

mehrfach unges. FS	Choles-terin	A (RÄ)	E (TÄ)	C	Folsäure	Natrium	Kalium	Kalzium	Magne-sium	Eisen	Lebensmittel
2	34	43	1,4	2	41	191	129	38	16	1,1	Flammkuchen mit Zwiebeln und Speck
2	30	39	1,3	2	37	172	116	34	15	1,0	1 Stück, 90 g
1	33	126	0,6	✓	8	418	85	17	18	1,1	Kräuter-/Knoblauchbutter-Baguette
1	20	76	0,3	✓	5	251	51	10	11	0,7	1 Portion, 60 g
1	19	104	0,7	7	21	443	202	184	27	1,0	Pizzabaguette mit Ananas u. Schinken
1	26	141	0,9	10	28	599	273	248	36	1,4	1 Baguettehälfte, 135 g
1	19	97	0,6	7	24	435	274	172	27	1,2	Pizzabaguette mit Pilzen
1	26	131	0,9	10	32	587	370	232	36	1,6	1 Baguettehälfte, 135 g
1	29	112	0,8	7	22	609	268	198	31	1,3	Pizzabaguette Salami
2	39	151	1,0	10	30	823	361	268	42	1,7	1 Baguettehälfte, 135 g
2	52	178	2,4	11	63	393	293	178	28	1,3	Pizza Calzone
7	183	622	8,4	40	221	1 374	1 024	623	99	4,6	1 Pizza, 350 g
2	47	160	2,2	10	57	353	263	160	25	1,2	1 Stück, 90 g
2	14	261	3,5	32	83	411	668	173	47	1,9	Pizza Funghi (Pilze)
7	50	914	12,1	113	291	1 437	2 338	604	163	6,8	1 Pizza, 350 g
2	13	235	3,2	29	75	370	601	155	42	1,7	1 Stück (¼ Pizza), 90 g
2	14	251	3,3	31	79	407	634	167	46	1,8	Pizza Hawaii (Ananas und Schinken)
6	50	879	11,6	109	276	1 423	2 218	583	160	6,5	1 Pizza, 350 g
2	13	226	3,0	28	71	366	570	150	41	1,6	1 Stück (¼ Pizza), 90 g
2	13	300	3,8	36	92	216	719	192	50	2,1	Pizza Margherita (Tomate)
7	46	1 049	13,3	126	321	757	2 515	673	173	7,4	1 Pizza, 350 g
2	12	270	3,4	32	83	195	647	173	45	1,9	1 Stück (¼ Pizza), 90 g
2	20	263	3,5	32	83	329	688	174	48	2,0	Pizza Salami
8	69	920	12,3	113	289	1 152	2 408	608	169	7,1	1 Pizza, 350 g
2	18	237	3,2	29	74	296	619	156	43	1,8	1 Stück (¼ Pizza), 90 g

Lebensmittel **Süße und herzhafte Produkte**	Energie			Eiweiß	Kohlenhydrate			Fett/Fettsäuren (FS)		
	Energie		Energie-dichte	Eiweiß	Kohlen-hydrate	KH-Port.	Ballast-stoffe	Fett	gesättigte FS	einfach unges. FS
jeweils essb. Anteil | **Zeile 1: pro 100 g** | Zeile 2: pro Portion	kcal	kJ	kcal/g	g	g		g	g	g	g
Pizza und herzhafte Backwaren										
Pizza Spinaci (Spinat)	226	946	2,3	10	26	2,5	2	9	3	3
1 Pizza, 350 g	792	3 313	2,3	35	92	8,5	7	30	11	10
1 Stück (¼ Pizza), 90 g	204	852	2,3	9	24	2,0	2	8	3	3
Pizza Tonno (Thunfisch)	248	1 037	2,5	12	26	2,5	2	10	4	3
1 Pizza, 350 g	868	3 630	2,5	42	92	8,5	6	36	13	12
1 Stück (¼ Pizza), 90 g	223	933	2,5	11	23	2,0	1	9	3	3
Pizza Vegetarisch	220	918	2,2	10	26	2,5	2	8	3	3
1 Pizza, 350 g	768	3 214	2,2	33	90	8,0	7	29	11	10
1 Stück (¼ Pizza), 90 g	198	827	2,2	9	23	2,0	2	7	3	2
Quiche Lorraine	327	1 369	3,3	10	18	1,5	1	25	13	8
1 Stück, 90 g	295	1 232	3,3	9	16	1,5	1	22	12	7
Toast Hawai (Ananas, Schinken, Käse)	221	923	2,2	12	17	1,5	1	12	7	4
1 Toast, 135 g	298	1 247	2,2	16	23	2,0	1	16	9	5
Toast mit Schinken und Käse	270	1 129	2,7	16	15	1,5	1	16	9	5
1 Toast, 95 g	256	1 073	2,7	15	15	1,5	1	15	9	5
Zwiebelkuchen	190	795	1,9	8	14	1,5	2	11	4	5
1 Stück, 90 g	171	716	1,9	7	13	1,0	1	10	4	4
Fast Food										
Cheeseburger i. D.	275	1 149	2,7	14	26	2,5	2	13	6	5
1 Cheeseburger, 125 g	343	1 436	2,7	17	32	3,0	2	17	7	6
1 Dopppelter Cheesburger, 175 g	480	2 010	2,7	24	45	4,0	3	23	10	8
Currywurst, Pommes frites, Ketchup u. Mayo.	283	1 184	2,8	6	18	1,5	2	21	7	10
1 Portion, 400 g	1132	4 735	2,8	25	72	6,5	7	83	29	38
Currywurst mit Soße	236	985	2,4	10	4	0,5	1	20	7	9
1 Portion, 180 g	424	1 773	2,4	18	7	0,5	1	36	13	17
Döner-Tasche	157	659	1,6	11	17	1,5	1	5	2	2
1 Döner, 500 g	787	3 294	1,6	53	83	7,5	7	26	9	9
Falaffel-Tasche	152	638	1,5	5	23	2,0	3	4	1	1
1 Stück, 500 g	762	3 189	1,5	26	117	10,5	16	20	7	6
Hamburger i. D.	264	1 102	2,6	13	29	2,5	2	11	4	4
1 Hamburger, 110 g	290	1 213	2,6	15	32	3,0	2	12	4	5
Hot Dog	245	1 025	2,4	9	17	1,5	1	16	6	7
1 Hot Dog, 200 g	490	2 049	2,4	17	34	3,0	2	32	12	14
Lamacun (türkische Pizza)	127	531	1,3	4	15	1,5	2	6	3	2
1 Lamacun, 415 g	526	2 202	1,3	16	61	5,5	7	24	11	7
Wrap mit Hähnchenfleisch	125	524	1,3	7	12	1,0	2	6	1	2
1 Wrap, 200 g	251	1 049	1,3	14	23	2,0	3	11	2	5
Fast Food, Markenprodukte										
Big King, Burger King	280	1 167	2,8	14	15	1,5	ø	18	ø	ø
1 Big King, 210 g	579	2 422	2,8	30	30	2,5	ø	38	ø	ø
Big Mac, McDonald's	225	942	2,3	12	18	1,5	1	11	5	ø
1 Big Mac, 220 g	497	2 082	2,3	27	40	3,5	3	25	10	ø
Chickenburger mit Chili Sauce, McDonald's	244	1 021	2,4	10	31	3,0	2	9	1	ø
1 Chickenburger, 150 g	361	1 511	2,4	15	46	4,0	3	13	2	ø
Chicken McNuggets, McDonald's	237	992	2,4	16	15	1,5	1	13	3	ø
6 Chicken McNuggets, 105 g	254	1 061	2,4	17	16	1,5	1	13	3	ø

		Vitamine				Mineralstoffe					Lebensmittel
mehrfach unges. FS	Choles- terin	A (RÄ)	E (TÄ)	C	Folsäure	Natrium	Kalium	Kalzium	Magne- sium	Eisen	**Süße und herzhafte Produkte**
g	mg	µg	mg	mg	µg	mg	mg	mg	mg	mg	jeweils essb. Anteil | Zeile 1: pro 100 g | Zeile 2: pro Portion
											PIZZA UND HERZHAFTE BACKWAREN
2	12	356	3,6	36	88	203	689	187	49	2,3	Pizza Spinaci (Spinat)
7	41	1 247	12,8	124	307	709	2 412	654	173	7,9	1 Pizza, 350 g
2	11	321	3,2	32	79	182	620	168	44	2,1	1 Stück (¼ Pizza), 90 g
2	19	279	3,5	32	84	288	684	174	48	1,9	Pizza Tonno (Thunfisch)
8	68	976	12,4	113	292	1 007	2 393	609	168	6,7	1 Pizza, 350 g
2	17	251	3,2	29	75	259	615	157	43	1,7	1 Stück (¼ Pizza), 90 g
2	11	258	3,4	34	83	349	647	171	47	1,9	Pizza Vegetarisch
6	40	904	11,8	119	290	1 221	2 265	598	164	6,6	1 Pizza, 350 g
2	10	233	3,1	31	75	314	582	154	42	1,7	1 Stück (¼ Pizza), 90 g
2	165	252	1,1	✓	19	234	92	120	15	1,0	Quiche Lorraine
1	148	227	1,0	✓	17	210	83	108	14	0,9	1 Stück, 90 g
1	34	104	0,5	1	12	457	110	202	20	0,7	Toast Hawai (Ananas, Schinken, Käse)
1	46	140	0,7	2	16	617	149	273	27	0,9	1 Toast, 135 g
1	47	138	0,6	2	15	625	113	270	22	0,8	Toast mit Schinken und Käse
1	44	131	0,6	3	15	593	107	256	21	0,7	1 Toast, 95 g
2	44	59	1,3	2	24	149	109	101	15	0,8	Zwiebelkuchen
2	39	53	1,2	2	22	134	98	91	13	0,7	1 Stück, 90 g
											FAST FOOD
1	40	232	0,2	✓	59	614	189	130	22	2,4	Cheeseburger i. D.
1	50	290	0,2	1	74	768	236	163	28	3,0	1 Cheeseburger, 125 g
2	70	406	0,3	1	103	1 075	331	228	39	4,2	1 Dopppelter Cheesburger, 175 g
3	34	19	1,4	4	8	548	374	19	24	1,0	Currywurst, Pommes frites, Ketchup u. Mayo.
11	134	77	5,4	18	34	2 190	1 496	77	96	4,0	1 Portion, 400 g
2	40	16	0,4	4	4	722	256	18	21	0,9	Currywurst mit Soße
4	73	29	0,8	6	7	1 300	461	33	38	1,6	1 Portion, 180 g
1	25	41	1,1	5	21	335	171	31	18	1,2	Döner-Tasche
6	123	206	5,6	23	107	1 676	857	157	91	6,1	1 Döner, 500 g
1	2	50	1,0	8	42	284	171	38	25	1,2	Falaffel-Tasche
5	11	250	5,2	40	209	1 420	853	188	126	6,0	1 Stück, 500 g
1	31	55	✓	✓	64	481	193	86	22	2,6	Hamburger i. D.
1	34	61	✓	✓	70	529	212	95	24	2,8	1 Hamburger, 110 g
2	28	26	0,8	10	6	656	189	24	21	1,0	Hot Dog
4	56	53	1,6	19	13	1 311	379	48	43	1,9	1 Hot Dog, 200 g
1	25	104	1,2	11	40	225	157	41	14	0,7	Lamacun (türkische Pizza)
4	106	431	5,0	47	166	934	652	169	59	2,9	1 Lamacun, 415 g
2	42	121	1,7	13	18	266	189	42	20	0,7	Wrap mit Hähnchenfleisch
3	85	241	3,4	26	35	532	377	84	40	1,4	1 Wrap, 200 g
											FAST FOOD, MARKENPRODUKTE
ø	ø	ø	ø	ø	ø	ø	ø	ø	ø	ø	Big King, Burger King
ø	ø	ø	ø	ø	ø	ø	ø	ø	ø	ø	1 Big King, 210 g
ø	ø	ø	ø	ø	ø	ø	ø	ø	ø	ø	Big Mac, McDonald's
ø	ø	ø	ø	ø	ø	ø	ø	ø	ø	ø	1 Big Mac, 220 g
ø	ø	ø	ø	ø	ø	ø	ø	ø	ø	ø	Chickenburger mit Chili Sauce, McDonald's
ø	ø	ø	ø	ø	ø	ø	ø	ø	ø	ø	1 Chickenburger, 150 g
ø	ø	ø	ø	ø	ø	ø	ø	ø	ø	ø	Chicken McNuggets, McDonald's
ø	ø	ø	ø	ø	ø	ø	ø	ø	ø	ø	6 Chicken McNuggets, 105 g

Lebensmittel	Energie			Eiweiß	Kohlenhydrate			Fett/Fettsäuren (FS)		
Süße und herzhafte Produkte	Energie		Energie-dichte	Eiweiß	Kohlen-hydrate	KH-Port.	Ballast-stoffe	Fett	gesättigte FS	einfach unges. FS
jeweils essb. Anteil | Zeile 1: pro 100 g | Zeile 2: pro Portion	kcal	kJ	kcal/g	g	g		g	g	g	g
FAST FOOD, MARKENPRODUKTE										
Chicken Nugget Burger, Burger King	281	1178	2,8	10	28	2,5	ø	15	ø	ø
1 Burger, 130 g	365	1532	2,8	13	36	3,5	ø	19	ø	ø
Country Burger, Burger King	232	969	2,3	6	25	2,5	ø	12	ø	ø
1 Burger, 230 g	537	2248	2,3	13	59	5,5	ø	28	ø	ø
Fish King, Burger King	244	1024	2,4	9	23	2,0	ø	13	ø	ø
1 Fish King, 185 g	451	1895	2,4	17	42	4,0	ø	24	ø	ø
Hamburger Royal, McDonald's	247	1034	2,5	16	17	1,5	1	13	6	ø
1 Hamburger Royal, 205 g	505	2120	2,5	32	34	3,0	3	27	13	ø
McChicken, McDonald's	256	1072	2,6	12	24	2,0	3	12	2	ø
1 McChicken, 180 g	455	1897	2,6	22	42	4,0	6	22	3	ø
McFlurry Smarties, McDonald's	179	749	1,8	4	25	2,5	✓	7	4	ø
1 McFlurry Smarties, 200 g	360	1513	1,8	8	51	4,5	1	14	9	ø
Milchshake Schoko, McDonald's	121	507	1,2	3	20	2,0	✓	3	2	ø
1 Milchshake, 250 ml	220	908	1,2	6	35	3,0	1	6	4	ø
Whopper, Burger King	223	938	2,2	10	17	1,5	ø	13	ø	ø
1 Whopper, 275 g	611	2569	2,2	27	47	4,5	ø	35	ø	ø
SOSSEN UND SALATDRESSINGS										
Bechamelsoße	94	394	0,9	2	7	0,5	✓	7	3	2
1 Portion (ca. 4 EL), 60 g	56	236	0,9	1	4	0,5	✓	4	2	1
Bratensoße (mit Mehlschwitze)	79	328	0,8	1	5	0,5	✓	6	3	2
1 Portion (ca. 4 EL), 60 g	47	197	0,8	✓	3	0,5	✓	4	2	1
Cocktaildressing	518	2167	5,2	2	8	0,5	0	54	24	20
1 Portion (ca. 2 EL), 30 g	155	650	5,2	1	2	0	0	16	7	6
Cremedressing i. D. (Öl-Essig-Ei)	617	2582	6,2	1	0	0	0	69	9	30
1 Portion (ca. 2 EL), 30 g	185	775	6,2	✓	0	0	0	21	3	9
helle Grundsoße (mit Mehlschwitze)	78	324	0,8	1	6	0,5	✓	6	3	2
1 Portion (ca. 4 EL), 60 g	47	195	0,8	✓	3	0,5	✓	4	2	1
Holländische Soße, Sauce Hollandaise	561	2346	5,6	3	1	0	✓	62	36	19
1 Portion (ca. 4 EL), 60 g	336	1407	5,6	2	✓	0	✓	37	22	11
Italienische Tomatensoße	69	287	0,7	1	3	0,5	1	6	1	4
1 Portion, 150 g	103	430	0,7	2	5	0,5	2	9	1	6
Jägersoße	151	633	1,5	2	2	0	1	15	9	5
1 Portion, 125 g	189	791	1,5	2	3	0,5	2	19	11	6
Joghurtdressing	97	406	1,0	3	5	0,5	0	7	3	3
1 Portion (ca. 2 EL), 30 g	29	122	1,0	1	1	0	0	2	1	1
Käsesoße i. D.	133	558	1,3	5	7	0,5	✓	10	5	3
1 Portion (ca. 4 EL), 60 g	80	335	1,3	3	4	0,5	✓	6	3	2
Pesto mit Olivenöl (Basilikum)	564	2361	5,6	12	5	0,5	2	56	11	34
1 EL, 30 g	169	708	5,6	4	2	0	1	17	3	10
Pesto mit Olivenöl (Tomate)	450	1882	4,5	12	6	0,5	3	43	9	27
1 EL, 30 g	135	564	4,5	4	2	0	1	13	3	8
Rahmsoße i. D. (mit Sahne)	131	549	1,3	1	1	0	✓	14	8	4
1 Portion (ca. 4 EL), 60 g	79	329	1,3	1	1	0	✓	8	5	3
Sahne-/Schmanddressing	319	1334	3,2	2	5	0,5	0	33	20	10
1 Portion (ca. 2 EL), 30 g	96	400	3,2	1	2	0	0	10	6	3
Vinaigrette (Öl-Essig-Senf)	594	2486	5,9	1	1	0	0	66	8	29
1 Portion (ca. 2 EL), 30 g	178	746	5,9	✓	✓	0	0	20	2	9

mehrfach unges. FS	Choles-terin	Vitamine				Mineralstoffe					Lebensmittel
		A (RÄ)	E (TÄ)	C	Folsäure	Natrium	Kalium	Kalzium	Magne-sium	Eisen	**Süße und herzhafte Produkte**
g	mg	µg	mg	mg	µg	mg	mg	mg	mg	mg	jeweils essb. Anteil | Zeile 1: pro 100 g | Zeile 2: pro Portion

FAST FOOD, MARKENPRODUKTE

ø	ø	ø	ø	ø	ø	ø	ø	ø	ø	ø	**Chicken Nugget Burger, Burger King**
ø	ø	ø	ø	ø	ø	ø	ø	ø	ø	ø	1 Burger, 130 g
ø	ø	ø	ø	ø	ø	ø	ø	ø	ø	ø	**Country Burger, Burger King**
ø	ø	ø	ø	ø	ø	ø	ø	ø	ø	ø	1 Burger, 230 g
ø	ø	ø	ø	ø	ø	ø	ø	ø	ø	ø	**Fish King, Burger King**
ø	ø	ø	ø	ø	ø	ø	ø	ø	ø	ø	1 Fish King, 185 g
ø	ø	ø	ø	ø	ø	ø	ø	ø	ø	ø	**Hamburger Royal, McDonald's**
ø	ø	ø	ø	ø	ø	ø	ø	ø	ø	ø	1 Hamburger Royal, 205 g
ø	ø	ø	ø	ø	ø	ø	ø	ø	ø	ø	**McChicken, McDonald's**
ø	ø	ø	ø	ø	ø	ø	ø	ø	ø	ø	1 McChicken, 180 g
ø	ø	ø	ø	ø	ø	ø	ø	ø	ø	ø	**McFlurry Smarties, McDonald's**
ø	ø	ø	ø	ø	ø	ø	ø	ø	ø	ø	1 McFlurry Smarties, 200 g
ø	ø	ø	ø	ø	ø	ø	ø	ø	ø	ø	**Milchshake Schoko, McDonald's**
ø	ø	ø	ø	ø	ø	ø	ø	ø	ø	ø	1 Milchshake, 250 ml
ø	ø	ø	ø	ø	ø	ø	ø	ø	ø	ø	**Whopper, Burger King**
ø	ø	ø	ø	ø	ø	ø	ø	ø	ø	ø	1 Whopper, 275 g

SOSSEN UND SALATDRESSINGS

1	13	52	0,6	1	3	98	77	59	8	0,1	**Bechamelsoße**
✓	8	31	0,4	✓	2	59	46	36	5	0,1	1 Portion (ca. 4 EL), 60 g
1	9	22	0,1	✓	1	129	9	7	3	0,1	**Bratensoße (mit Mehlschwitze)**
✓	5	13	0,1	✓	✓	78	5	4	2	0,1	1 Portion (ca. 4 EL), 60 g
7	154	124	4,8	1	10	602	172	27	9	0,7	**Cocktaildressing**
2	46	37	1,4	✓	3	181	52	8	3	0,2	1 Portion (ca. 2 EL), 30 g
27	66	171	22,4	0	7	6	20	13	4	0,7	**Cremedressing i. D. (Öl-Essig-Ei)**
8	20	51	6,7	0	2	2	6	4	1	0,2	1 Portion (ca. 2 EL), 30 g
1	9	45	0,7	✓	1	137	9	7	3	0,1	**helle Grundsoße (mit Mehlschwitze)**
✓	5	27	0,4	✓	1	82	5	4	2	0,1	1 Portion (ca. 4 EL), 60 g
3	359	583	2,3	1	23	12	40	33	5	1,2	**Holländische Soße, Sauce Hollandaise**
2	216	350	1,4	✓	14	7	24	20	3	0,7	1 Portion (ca. 4 EL), 60 g
1	0	101	1,7	15	24	12	239	16	15	0,5	**Italienische Tomatensoße**
1	0	151	2,6	23	35	18	359	24	23	0,8	1 Portion, 150 g
1	41	213	0,7	2	10	76	157	38	8	1,4	**Jägersoße**
1	52	266	0,9	3	12	95	197	47	10	1,8	1 Portion, 125 g
2	13	37	1,3	2	9	70	152	121	14	0,1	**Joghurtdressing**
✓	4	11	0,4	1	3	21	46	36	4	✓	1 Portion (ca. 2 EL), 30 g
1	23	86	0,6	1	6	208	92	147	12	0,2	**Käsesoße i. D.**
✓	14	51	0,4	✓	4	125	55	88	7	0,1	1 Portion (ca. 4 EL), 60 g
8	15	254	7,3	5	27	222	232	272	77	3,1	**Pesto mit Olivenöl (Basilikum)**
2	5	76	2,2	2	8	67	70	82	23	0,9	1 EL, 30 g
5	16	201	7,6	17	29	306	539	300	68	1,5	**Pesto mit Olivenöl (Tomate)**
1	5	60	2,3	5	9	92	162	90	21	0,4	1 EL, 30 g
1	37	151	0,7	1	5	69	57	34	6	0,2	**Rahmsoße i. D. (mit Sahne)**
✓	22	91	0,4	✓	3	41	34	20	4	0,1	1 Portion (ca. 4 EL), 60 g
1	96	390	0,9	3	9	23	90	70	9	0,1	**Sahne-/Schmanddressing**
✓	29	117	0,3	1	3	7	27	21	3	✓	1 Portion (ca. 2 EL), 30 g
26	✓	175	21,7	7	6	62	77	26	12	0,8	**Vinaigrette (Öl-Essig-Senf)**
8	✓	53	6,5	2	2	19	23	8	4	0,2	1 Portion (ca. 2 EL), 30 g

Lebensmittel — Süße und herzhafte Produkte jeweils essb. Anteil | Zeile 1: pro 100 g | Zeile 2: pro Portion	Energie kcal	Energie kJ	Energiedichte kcal/g	Eiweiß g	Kohlenhydrate g	KH-Port.	Ballaststoffe g	Fett g	gesättigte FS g	einfach unges. FS g
SOSSEN UND SALATDRESSINGS										
Zigeunersoße	42	174	0,4	2	2	0	1	3	1	1
1 Portion, 125 g	52	217	0,4	2	3	0	1	4	1	2
SALATDRESSINGS, MARKENPRODUKTE										
Feinkostsauce Curry, Kraft	200	837	2,0	1	18	1,5	1	14	2	ø
1 EL, 15 g	30	126	2,0	✓	3	0	✓	2	✓	ø
Feinkostsauce Knoblauch, Kraft	180	750	1,8	1	13	1,0	✓	14	2	ø
1 EL, 15 g	27	112	1,8	✓	2	0	✓	2	✓	ø
Salatfix Crème Fraîche, Kühne	205	860	2,1	2	5	0,5	ø	20	ø	ø
1 EL, 15 g	31	129	2,1	✓	1	0	ø	3	ø	ø
Salatfix Gartenkräuter, Kühne	267	1119	2,7	1	9	1,0	ø	25	ø	ø
1 EL, 15 g	40	168	2,7	✓	1	0	ø	4	ø	ø
Salatfix Italian, Kühne	60	251	0,6	✓	3	0,5	ø	5	ø	ø
1 EL, 15 g	9	38	0,6	✓	✓	0	ø	1	ø	ø
Salatfix Joghurt, Kühne	213	892	2,1	2	8	1,0	ø	19	ø	ø
1 EL, 15 g	32	134	2,1	✓	1	0	ø	3	ø	ø
Salatfix Joghurt-Kräuter leicht, Kühne	141	589	1,4	1	11	1,0	ø	11	ø	ø
1 EL, 15 g	21	88	1,4	✓	2	0	ø	2	ø	ø
WÜRZMITTEL UND WÜRZSOSSEN										
Barbecue-Grillsoße	146	612	1,5	2	31	3,0	2	✓	✓	✓
1 EL, 15 g	22	92	1,5	✓	5	0,5	✓	✓	✓	✓
Essig, Obstessig	20	82	0,2	✓	1	0	0	0	0	0
1 EL, 15 g	3	12	0,2	✓	✓	0	0	0	0	0
Essig, Weinessig	19	79	0,2	✓	1	0	0	0	0	0
1 EL, 15 g	3	12	0,2	✓	✓	0	0	0	0	0
Knoblauchdip	172	721	1,7	9	4	0,5	0	14	8	4
1 EL, 30 g	52	216	1,7	3	1	0	0	4	2	1
Maggiwürze	224	939	2,2	25	15	1,5	0	7	3	4
5–10 Spritzer (ca. 0,5 g)	1	5	2,2	✓	✓	0	0	0	0	0
Salz	0	0	0	0	0	0	0	0	0	0
1 TL, 5 g	0	0	0	0	0	0	0	0	0	0
Schaschlik-Grillsoße	75	312	0,7	3	10	1,0	3	2	1	1
1 EL, 15 g	11	47	0,7	✓	2	0	✓	✓	✓	✓
Senf, mittelscharf	87	362	0,9	6	6	0,5	1	4	✓	3
1 TL, 8 g	7	29	0,9	✓	✓	0	✓	✓	✓	✓
Senf, scharf	79	329	0,8	6	4	0,5	1	4	✓	3
1 TL, 8 g	6	26	0,8	✓	✓	0	✓	✓	✓	✓
Senf, süß	87	363	0,9	6	6	0,5	1	4	✓	3
1 TL, 8 g	7	29	0,9	✓	✓	0	✓	✓	✓	✓
Sojasoße	70	294	0,7	9	8	1,0	0	0	0	0
1 EL, 15 g	11	44	0,7	1	1	0	0	0	0	0
Tomatenketchup	110	460	1,1	2	24	2,0	1	✓	✓	✓
1 EL, 15 g	16	69	1,1	✓	4	0,5	✓	✓	✓	✓
Tomatenmark	74	309	0,7	5	13	1,0	3	✓	✓	✓
1 TL, 8 g	6	25	0,7	✓	1	0	✓	✓	✓	✓
Worcestersoße	153	639	1,5	4	26	2,5	4	2	1	1
5–10 Spritzer (ca. 0,5 g)	1	3	1,5	✓	✓	0	✓	0	0	0

mehrfach unges. FS	Cholesterin	Vitamine A (RÄ)	E (TÄ)	C	Folsäure	Mineralstoffe Natrium	Kalium	Kalzium	Magnesium	Eisen	Lebensmittel Süße und herzhafte Produkte
g	mg	µg	mg	mg	µg	mg	mg	mg	mg	mg	jeweils essb. Anteil | **Zeile 1: pro 100 g** | Zeile 2: pro Portion
											SOSSEN UND SALATDRESSINGS
1	0	61	1,8	25	11	159	121	12	8	0,3	Zigeunersoße
1	0	76	2,3	32	14	199	152	15	10	0,4	1 Portion, 125 g
											SALATDRESSINGS, MARKENPRODUKTE
ø	ø	ø	ø	ø	ø	700	ø	ø	ø	ø	Feinkostsauce Curry, Kraft
ø	ø	ø	ø	ø	ø	100	ø	ø	ø	ø	1 EL, 15 g
ø	ø	ø	ø	ø	ø	700	ø	ø	ø	ø	Feinkostsauce Knoblauch, Kraft
ø	ø	ø	ø	ø	ø	100	ø	ø	ø	ø	1 EL, 15 g
ø	ø	ø	ø	ø	ø	ø	ø	ø	ø	ø	Salatfix Crème Fraîche, Kühne
ø	ø	ø	ø	ø	ø	ø	ø	ø	ø	ø	1 EL, 15 g
ø	ø	ø	ø	ø	ø	ø	ø	ø	ø	ø	Salatfix Gartenkräuter, Kühne
ø	ø	ø	ø	ø	ø	ø	ø	ø	ø	ø	1 EL, 15 g
ø	ø	ø	ø	ø	ø	ø	ø	ø	ø	ø	Salatfix Italian, Kühne
ø	ø	ø	ø	ø	ø	ø	ø	ø	ø	ø	1 EL, 15 g
ø	ø	ø	ø	ø	ø	ø	ø	ø	ø	ø	Salatfix Joghurt, Kühne
ø	ø	ø	ø	ø	ø	ø	ø	ø	ø	ø	1 EL, 15 g
ø	ø	ø	ø	ø	ø	ø	ø	ø	ø	ø	Salatfix Joghurt-Kräuter leicht, Kühne
ø	ø	ø	ø	ø	ø	ø	ø	ø	ø	ø	1 EL, 15 g
											WÜRZMITTEL UND WÜRZSOSSEN
✓	0	66	1,7	12	20	1 240	467	40	38	0,9	Barbecue-Grillsoße
✓	0	10	0,3	2	3	186	70	6	6	0,1	1 EL, 15 g
0	0	2	0	0	0	1	100	6	20	0,6	Essig, Obstessig
0	0	✓	0	0	0	✓	15	1	3	0,1	1 EL, 15 g
0	0	0	0	0	0	20	89	15	22	0,5	Essig, Weinessig
0	0	0	0	0	0	3	13	2	3	0,1	1 EL, 15 g
1	40	177	0,4	4	24	118	141	96	11	0,4	Knoblauchdip
✓	12	53	0,1	1	7	35	42	29	3	0,1	1 EL, 30 g
✓	0	0	0	0	0	20	500	230	10	ø	Maggiwürze
0	0	0	0	0	0	✓	3	1	0	ø	5–10 Spritzer (ca. 0,5 g)
0	0	0	0	0	0	40 000	4	250	120	0,1	Salz
0	0	0	0	0	0	2 000	✓	13	6	✓	1 TL, 5 g
✓	0	77	1,6	16	20	82	527	90	45	2,3	Schaschlik-Grillsoße
✓	0	12	0,2	2	3	12	79	14	7	0,3	1 EL, 15 g
1	0	5	0	3	0	1 200	120	130	110	2,0	Senf, mittelscharf
✓	0	✓	0	✓	0	96	10	10	9	0,2	1 TL, 8 g
1	0	5	0	3	0	1 300	130	124	100	1,8	Senf, scharf
✓	0	✓	0	✓	0	104	10	10	8	0,1	1 TL, 8 g
1	0	5	0	3	0	1 250	120	120	100	2,0	Senf, süß
✓	0	✓	0	✓	0	100	10	10	8	0,2	1 TL, 8 g
0	0	0	ø	ø	11	5 720	360	19	43	2,7	Sojasoße
0	0	0	ø	ø	2	858	54	3	6	0,4	1 EL, 15 g
✓	0	100	0,4	2	1	1 120	590	25	19	1,2	Tomatenketchup
✓	0	15	0,1	✓	✓	168	89	4	3	0,2	1 EL, 15 g
✓	0	217	5,4	38	54	240	1 150	48	48	1,6	Tomatenmark
✓	0	17	0,4	3	4	19	92	4	4	0,1	1 TL, 8 g
1	0	212	1,1	13	20	2 001	760	89	74	6,8	Worcestersoße
0	0	1	✓	✓	✓	10	4	✓	✓	✓	5–10 Spritzer (ca. 0,5 g)

Süßes und Herzhaftes

Lebensmittel **Süße und herzhafte Produkte** jeweils essb. Anteil | Zeile 1: pro 100 g | Zeile 2: pro Portion	Energie kcal	kJ	Energie-dichte kcal/g	Eiweiß g	Kohlen-hydrate g	KH-Port.	Ballast-stoffe g	Fett g	gesättigte FS g	einfach unges. FS g
WÜRZSOSSEN, MARKENPRODUKTE										
Curry Ketchup, Heinz	102	427	1,0	1	24	2,0	ø	✓	ø	ø
1 EL, 15 g	15	64	1,0	✓	4	0,5	ø	✓	ø	ø
Hamburger Sauce, Hela	305	1278	3,1	1	14	1,5	✓	26	ø	ø
1 EL, 15 g	46	192	3,1	✓	2	0	✓	4	ø	ø
Helle Fritten Sauce, Hela	296	1240	3,0	1	12	1,0	✓	30	ø	ø
1 EL, 15 g	44	186	3,0	✓	2	0	✓	5	ø	ø
Tomaten Gewürz Ketchup, Hela	127	533	1,3	1	31	3,0	✓	✓	ø	ø
1 EL, 15 g	19	80	1,3	✓	5	0,5	✓	✓	ø	ø
Würzsauce Curry, Kühne	249	1034	2,5	1	16	1,5	ø	20	ø	ø
1 EL, 15 g	37	155	2,5	✓	2	0	ø	3	ø	ø
Würzsauce Knoblauch, Kühne	359	1483	3,6	1	12	1,0	ø	34	ø	ø
1 EL, 15 g	54	222	3,6	✓	2	0	ø	5	ø	ø
Würzsauce Schaschlik, Kühne	102	427	1,0	2	22	2,0	ø	‹1	ø	ø
1 EL, 15 g	15	64	1,0	✓	3	0,5	ø	✓	ø	ø
Würzsauce Zigeuner, Kühne	92	387	0,9	2	20	2,0	ø	‹1	ø	ø
1 EL, 15 g	14	58	0,9	✓	3	0,5	ø	✓	ø	ø
KNABBERWAREN										
Erdnussflips	530	2216	5,3	10	45	4,0	5	35	6	17
1 Portion, 40 g	212	886	5,3	4	18	1,5	2	14	3	7
Kartoffelchips	536	2242	5,4	6	41	3,5	3	39	10	1
1 Portion, 40 g	214	897	5,4	2	16	1,5	1	16	4	✓
Kartoffelsticks	492	2060	4,9	7	46	4,0	2	32	8	1
1 Portion, 40 g	197	824	4,9	3	18	1,5	1	13	3	✓
Käsegebäck (aus Blätterteig)	527	2205	5,3	11	35	3,0	2	38	23	12
1 Portion, 40 g	211	882	5,3	4	14	1,5	1	15	9	5
Kräcker	376	1574	3,8	10	75	7,0	5	3	1	1
1 Stück, 5 g	19	79	3,8	1	4	0,5	✓	✓	✓	✓
Popcorn (süß)	387	1619	3,9	13	78	7,0	15	5	1	1
1 Portion, 40 g	155	648	3,9	5	31	3,0	6	2	✓	✓
Reiswaffeln, ungesalzen	390	1632	3,9	8	84	7,5	2	2	1	1
1 Waffel, 7 g	27	114	3,9	1	6	0,5	✓	✓	✓	✓
Schoko-Reiswaffeln	463	1938	4,6	8	69	6,5	2	17	10	5
1 Waffel, 17 g	79	330	4,6	1	12	1,0	✓	3	2	1
Salzstangen, Salzbrezeln	347	1452	3,5	9	75	7,0	1	1	✓	✓
10 Stück, 15 g	52	218	3,5	1	11	1,0	✓	✓	✓	✓
KNABBERWAREN, MARKENPRODUKTE										
Chipsfrisch ungarisch, Funny-frisch	539	2248	5,4	6	50	4,5	4	35	4	ø
1 Portion, 25 g	135	562	5,4	2	13	1,0	1	9	1	ø
Chipsfrisch Delight Paprika, Funny-frisch	472	1976	4,7	7	57	5,0	5	24	3	ø
1 Portion, 25 g	118	494	4,7	2	14	1,5	1	6	1	ø
Chipzen Chili, Lorenz	410	1730	4,1	7	73	6,5	4	10	1	8
1 Portion, 25 g	103	433	4,1	2	18	1,5	1	3	✓	2
Chips leicht, sour cream & onion, Chio	470	1968	4,7	7	57	5,0	5	24	3	ø
1 Portion, 25 g	118	492	4,7	2	14	1,5	1	6	1	ø
Chips ready salted, Chio	541	2256	5,4	6	50	4,5	4	35	4	ø
1 Portion, 25 g	135	564	5,4	2	13	1,0	1	9	1	ø

mehrfach unges. FS g	Choles-terin mg	A (RÄ) µg	E (TÄ) mg	C mg	Folsäure µg	Natrium mg	Kalium mg	Kalzium mg	Magne-sium mg	Eisen mg	Lebensmittel — Süße und herzhafte Produkte

WÜRZSOSSEN, MARKENPRODUKTE

jeweils essb. Anteil | Zeile 1: pro 100 g | Zeile 2: pro Portion

mehrfach unges. FS	Cholesterin	A	E	C	Folsäure	Natrium	Kalium	Kalzium	Magnesium	Eisen	Lebensmittel
ø	ø	ø	ø	ø	ø	ø	ø	ø	ø	ø	Curry Ketchup, Heinz
ø	ø	ø	ø	ø	ø	ø	ø	ø	ø	ø	1 EL, 15 g
ø	ø	ø	ø	ø	ø	ø	ø	ø	ø	ø	Hamburger Sauce, Hela
ø	ø	ø	ø	ø	ø	ø	ø	ø	ø	ø	1 EL, 15 g
ø	ø	ø	ø	ø	ø	ø	ø	ø	ø	ø	Helle Fritten Sauce, Hela
ø	ø	ø	ø	ø	ø	ø	ø	ø	ø	ø	1 EL, 15 g
ø	ø	ø	ø	ø	ø	ø	ø	ø	ø	ø	Tomaten Gewürz Ketchup, Hela
ø	ø	ø	ø	ø	ø	ø	ø	ø	ø	ø	1 EL, 15 g
ø	ø	ø	ø	ø	ø	ø	ø	ø	ø	ø	Würzsauce Curry, Kühne
ø	ø	ø	ø	ø	ø	ø	ø	ø	ø	ø	1 EL, 15 g
ø	ø	ø	ø	ø	ø	ø	ø	ø	ø	ø	Würzsauce Knoblauch, Kühne
ø	ø	ø	ø	ø	ø	ø	ø	ø	ø	ø	1 EL, 15 g
ø	ø	ø	ø	ø	ø	ø	ø	ø	ø	ø	Würzsauce Schaschlik, Kühne
ø	ø	ø	ø	ø	ø	ø	ø	ø	ø	ø	1 EL, 15 g
ø	ø	ø	ø	ø	ø	ø	ø	ø	ø	ø	Würzsauce Zigeuner, Kühne
ø	ø	ø	ø	ø	ø	ø	ø	ø	ø	ø	1 EL, 15 g

KNABBERWAREN

mehrfach unges. FS	Cholesterin	A	E	C	Folsäure	Natrium	Kalium	Kalzium	Magnesium	Eisen	Lebensmittel
10	0	27	5,0	0	17	770	165	16	43	0,9	Erdnussflips
4	0	11	2,0	0	7	308	66	6	17	0,4	1 Portion, 40 g
21	0	10	6,1	8	20	450	1 000	52	64	2,3	Kartoffelchips
8	0	4	2,4	3	8	180	400	21	26	0,9	1 Portion, 40 g
17	0	10	4,3	8	40	720	1 160	60	74	2,6	Kartoffelsticks
7	0	4	1,7	3	16	288	464	24	30	1,0	1 Portion, 40 g
2	110	298	1,1	0	10	186	121	80	15	0,9	Käsegebäck (aus Blätterteig)
1	44	119	0,4	0	4	74	48	32	6	0,4	1 Portion, 40 g
1	0	16	0,8	0	10	977	141	67	15	1,6	Kräcker
✓	0	1	✓	0	1	49	7	3	1	0,1	1 Stück, 5 g
2	0	10	0,3	0	31	8	329	7	144	3,2	Popcorn (süß)
1	0	4	0,1	0	12	3	132	3	58	1,3	1 Portion, 40 g
1	0	0	0,4	0	19	20	110	6	25	1,1	Reiswaffeln, ungesalzen
✓	0	0	✓	0	1	1	8	✓	2	0,1	1 Waffel, 7 g
1	5	30	0,3	0	15	40	291	110	56	1,7	Schoko-Reiswaffeln
✓	1	5	0,1	0	2	7	49	19	9	0,3	1 Waffel, 17 g
✓	0	0	0,4	0	0	1790	124	147	ø	0,7	Salzstangen, Salzbrezeln
✓	0	0	0,1	0	0	269	19	22	ø	0,1	10 Stück, 15 g

KNABBERWAREN, MARKENPRODUKTE

mehrfach unges. FS	Cholesterin	A	E	C	Folsäure	Natrium	Kalium	Kalzium	Magnesium	Eisen	Lebensmittel
ø	ø	ø	ø	ø	ø	600	ø	ø	ø	ø	Chipsfrisch ungarisch, Funny-frisch
ø	ø	ø	ø	ø	ø	200	ø	ø	ø	ø	1 Portion, 25 g
ø	ø	ø	ø	ø	ø	600	ø	ø	ø	ø	Chipsfrisch Delight Paprika, Funny-frisch
ø	ø	ø	ø	ø	ø	200	ø	ø	ø	ø	1 Portion, 25 g
1	ø	ø	ø	ø	ø	1000	ø	ø	ø	ø	Chipzen Chili, Lorenz
✓	ø	ø	ø	ø	ø	250	ø	ø	ø	ø	1 Portion, 25 g
ø	ø	ø	ø	ø	ø	600	ø	ø	ø	ø	Chips leicht, sour cream & onion, Chio
ø	ø	ø	ø	ø	ø	200	ø	ø	ø	ø	1 Portion, 25 g
ø	ø	ø	ø	ø	ø	600	ø	ø	ø	ø	Chips ready salted, Chio
ø	ø	ø	ø	ø	ø	200	ø	ø	ø	ø	1 Portion, 25 g

Süßes und Herzhaftes

Lebensmittel	Energie			Eiweiß	Kohlenhydrate			Fett/Fettsäuren (FS)		
Süße und herzhafte Produkte	Energie		Energie-dichte	Eiweiß	Kohlen-hydrate	KH-Port.	Ballast-stoffe	Fett	gesättigte FS	einfach unges. FS
jeweils essb. Anteil | **Zeile 1: pro 100 g** | Zeile 2: pro Portion	kcal	kJ	kcal/g	g	g		g	g	g	g
KNABBERWAREN, MARKENPRODUKTE										
ErdnußLocken Classic, Lorenz	492	2061	4,9	13	56	5,0	4	24	4	13
1 Portion, 25 g	123	515	4,9	3	14	1,5	1	6	1	3
Pringles Original	540	2249	5,4	4	49	4,5	4	36	10	ø
1 Portion, 25 g	135	562	5,4	1	12	1,0	1	9	3	ø
Pringles Light Aromas Red Pepper	482	2016	4,8	5	58	5,5	4	24	7	ø
1 Portion, 25 g	120	504	4,8	1	14	1,5	1	6	2	ø
Saltletts Snack Mix, Lorenz	439	1847	4,4	11	65	6,0	ø	15	9	ø
1 Portion, 25 g	110	462	4,4	3	16	1,5	ø	4	2	ø
Taccos, Chio	484	2082	4,8	5	60	5,5	ø	25	ø	ø
1 Portion, 25 g	121	520,5	4,8	1	15	1,5	ø	6	ø	ø
Tortilla Chips (Tacitos), Lorenz	492	2059	4,9	8	59	5,5	ø	25	ø	ø
1 Portion (ohne Dip), 25 g	123	515	4,9	2	15	1,5	ø	6	ø	ø
Zwiebli Ringe, Funny-frisch	508	2124	5,1	7	57	5,0	4	28	13	ø
1 Portion, 25 g	127	531	5,1	2	14	1,5	1	7	3	ø

mehrfach unges. FS	Choles-terin	Vitamine				Mineralstoffe					Lebensmittel
		A (RÄ)	E (TÄ)	C	Folsäure	Natrium	Kalium	Kalzium	Magne-sium	Eisen	Süße und herzhafte Produkte
g	mg	µg	mg	mg	µg	mg	mg	mg	mg	mg	jeweils essb. Anteil | Zeile 1: pro 100 g | Zeile 2: pro Portion
											KNABBERWAREN, MARKENPRODUKTE
7	ø	ø	ø	ø	ø	760	ø	ø	ø	ø	**ErdnußLocken Classic, Lorenz**
2	ø	ø	ø	ø	ø	190	ø	ø	ø	ø	1 Portion, 25 g
ø	ø	ø	ø	ø	ø	530	ø	ø	ø	ø	**Pringles Original**
ø	ø	ø	ø	ø	ø	130	ø	ø	ø	ø	1 Portion, 25 g
ø	ø	ø	ø	ø	ø	700	ø	ø	ø	ø	**Pringles Light Aromas Red Pepper**
ø	ø	ø	ø	ø	ø	180	ø	ø	ø	ø	1 Portion, 25 g
ø	ø	ø	ø	ø	ø	1000	ø	ø	ø	ø	**Saltletts Snack Mix, Lorenz**
ø	ø	ø	ø	ø	ø	260	ø	ø	ø	ø	1 Portion, 25 g
ø	ø	ø	ø	ø	ø	ø	ø	ø	ø	ø	**Taccos, Chio**
ø	ø	ø	ø	ø	ø	ø	ø	ø	ø	ø	1 Portion, 25 g
ø	ø	ø	2,0	ø	ø	ø	ø	ø	75	ø	**Tortilla Chips (Tacitos), Lorenz**
ø	ø	ø	0,5	ø	ø	ø	ø	ø	19	ø	1 Portion (ohne Dip), 25 g
ø	ø	ø	ø	ø	ø	600	ø	ø	ø	ø	**Zwiebli Ringe, Funny-frisch**
ø	ø	ø	ø	ø	ø	200	ø	ø	ø	ø	1 Portion, 25 g

Lebensmittel **Getränke**	Energie			Eiweiß	Kohlenhydrate		Fett	Alkohol
Zeile 1: pro 100 ml | Zeile 2: pro Portion (z. B. Tasse, Glas)	Energie		Energiedichte	Eiweiß	Kohlenhydrate	KH-Port.		
	kcal	kJ	kcal/g	g	g		g	g

KAFFEE, TEE UND WASSER

	kcal	kJ	kcal/g	Eiweiß g	KH g	KH-Port.	Fett g	Alkohol g
Espresso ohne Zucker	2	8	0	✓	0	0	✓	0
1 Tasse, 30 ml	1	3	0	✓	0	0	✓	0
Kaffee ohne Milch u. Zucker	2	9	0	✓	✓	0	0	0
1 Tasse, 150 ml	3	14	0	✓	✓	0	0	0
Kaffee mit Milch i. D.	8	35	0,1	1	1	0	✓	0
1 Tasse, 150 ml	13	53	0,1	1	1	0	1	0
Kaffee mit Milch u. Zucker i. D.	27	114	0,3	1	6	0,5	✓	0
1 Tasse, 150 ml	41	171	0,3	1	8	1,0	✓	0
Kräuter-, Früchtetee ohne Zucker	1	3	0	0	0	0	0	0
1 Tasse, 150 ml	1	4	0	0	✓	0	0	0
Malz-, Getreidekaffee	6	25	0,1	✓	1	0	✓	0
1 Tasse, 150 ml	9	38	0,1	✓	2	0	✓	0
Milchkaffee (halb/halb)	33	139	0,3	2	3	0	2	0
1 Becher, 200 ml	66	278	0,3	4	5	0,5	4	0
Tee schwarz/grün ohne Zucker	1	2	0	0	0	0	0	0
1 Tasse, 150 ml	1	3	0	0	0	0	0	0
Tee mit Zucker	14	56	0,1	0	3	0,5	0	0
1 Tasse, 150 ml	20	85	0,1	0	5	0,5	0	0
Trinkwasser	0	0	0	0	0	0	0	0
1 Glas, 200 ml	0	0	0	0	0	0	0	0
Mineralwasser *	0	0	0	0	0	0	0	0
1 Glas, 200 ml	0	0	0	0	0	0	0	0

* Angaben zum Mineralstoffgehalt siehe Flaschenetikett

ERFRISCHUNGSGETRÄNKE (Fruchtsäfte siehe auch unter Obst)

	kcal	kJ	kcal/g	Eiweiß g	KH g	KH-Port.	Fett g	Alkohol g
Apfelsaftschorle (1 : 1)	25	103	0,2	✓	5	0,5	✓	0
1 Glas, 200 ml	49	207	0,2	✓	11	1,0	✓	0
Bitterlimonade	31	131	0,3	0	8	0,5	0	0
1 Glas, 200 ml	63	262	0,3	0	15	1,5	0	0
Colagetränke	43	180	0,4	✓	11	1,0	0	0
1 Glas, 200 ml	86	360	0,4	✓	22	2,0	0	0
Colagetränke, kalorienarm	2	8	0	0	1	0	0	0
1 Glas, 200 ml	4	17	0	0	1	0	0	0
Cola-Limo-Mixgetränk	44	184	0,4	0	11	1,0	0	0
1 Glas, 200 ml	88	368	0,4	0	22	2,0	0	0
Eistee i. D.	31	129	0,3	✓	7	0,5	✓	0
1 Glas, 200 ml	62	257	0,3	✓	15	1,5	✓	0
Fruchtschorle i. D.	26	110	0,3	✓	6	0,5	✓	0
1 Glas, 200 ml	53	221	0,3	1	11	1,0	✓	0
Orangenfruchtsaftgetränk, kalorienreduziert	23	94	0,2	1	4	0,5	✓	0
1 Glas, 200 ml	45	188	0,2	1	9	1,0	✓	0
Orangen-/Zitronenlimonade	42	174	0,4	0	10	1,0	0	0
1 Glas, 200 ml	83	348	0,4	0	20	2,0	0	0
Orangen-/Zitronenlimonade, kalorienarm	3	11	0	0	✓	0	0	0
1 Glas, 200 ml	5	22	0	0	1	0	0	0
Orangensaftschorle (1 : 1)	23	94	0,2	1	4	0,5	✓	0
1 Glas, 200 ml	45	188	0,2	1	9	1,0	✓	0

Lebensmittel	Energie			Eiweiß	Kohlenhydrate		Fett	Alkohol
Getränke	Energie		Energie-dichte	Eiweiß	Kohlen-hydrate	KH-Port.		
Zeile 1: pro 100 ml | Zeile 2: pro Portion (z.B. Tasse, Glas)	kcal	kJ	kcal/g	g	g		g	g
ERFRISCHUNGSGETRÄNKE, MARKENPRODUKTE								
Bionade i. D.	20	84	0,2	0	5	0,5	0	0
1 Flasche, 330 ml	66	276	0,2	0	17	1,5	0	0
Bitter Lemon, Schweppes	52	222	0,5	✓	13	1,0	0	0
1 Glas, 200 ml	104	444	0,5	✓	26	2,5	0	0
Capri-Sonne Orange	43	181	0,4	✓	10	1,0	✓	0
1 Portionspackung, 200 ml	85	362	0,4	✓	21	2,0	✓	0
Coca-Cola	42	180	0,4	0	11	1,0	0	0
1 Glas, 200 ml	84	360	0,4	0	21	2,0	0	0
Coca-Cola light oder zero	✓	<1	0	✓	✓	0	0	0
1 Glas, 200 ml	✓	<2	0	✓	✓	0	0	0
Fanta Orange	39	166	0,4	✓	10	1,0	✓	0
1 Glas, 200 ml	78	332	0,4	✓	19	1,5	✓	0
Fanta Zero	3	11	0	✓	✓	0	✓	0
1 Glas, 200 ml	5	22	0	✓	1	0	✓	0
Punica Classics Rote Früchte	39	164	0,4	✓	8	0,5	✓	0
1 Glas, 200 ml	78	328	0,4	1	16	1,5	✓	0
Punica Classics Roter Multivitamin 17 + 4	38	162	0,4	✓	8	0,5	✓	0
1 Glas, 200 ml	76	324	0,4	1	16	1,5	✓	0
Punica Tea & Fruit Exotic	13	57	0,1	✓	3	0,5	✓	0
1 Glas, 200 ml	26	114	0,1	✓	6	0,5	✓	0
Sprite	37	159	0,4	0	9	1,0	0	0
1 Glas, 200 ml	74	318	0,4	0	18	1,5	0	0
Sprite Zero	1	6	0	✓	0	0	0	0
1 Glas, 200 ml	2	12	0	✓	0	0	0	0
Tonic Water, Schweppes	38	162	0,4	✓	9	1,0	0	0
1 Glas, 200 ml	76	324	0,4	✓	18	1,5	0	0
ENERGYDRINKS, MARKENPRODUKTE								
Burn	49	207	0,5	0	12	1,0	0	0
1 Dose, 250 ml	123	518	0,5	0	29	2,5	0	0
Isostar Hydrate & Perform Fresh Alu	29	122	0,3	0	7	0,5	0	0
1 Dose, 250 ml	73	305	0,3	0	17	1,5	0	0
Powerade Sportswater i. D.	16	66	0,2	0	4	0,5	0	0
1 Flasche, 500 ml	80	330	0,2	0	18	1,5	0	0
Powerade Sportsdrink i. D.	24	103	0,2	✓	6	0,5	✓	0
1 Flasche, 500 ml	120	515	0,2	✓	29	2,5	✓	0
Red Bull	45	188	0,5	0	11	1,0	0	0
1 Dose, 250 ml	113	471	0,5	0	28	2,5	0	0
BIER								
alkoholfreies Bier (< 0,5 Vol%)	25	105	0,3	✓	5	0,5	0	✓
1 Glas, 300 ml	75	314	0,3	1	15	1,5	0	✓
Altbier (5,0 Vol%)	41	172	0,4	✓	3	0,5	0	4
1 Glas, 300 ml	123	515	0,4	1	9	1,0	0	12
Bier mit Limonade (2,5 Vol%; Radler, Alster)	45	188	0,5	✓	7	0,5	0	2
1 Glas, 300 ml	135	565	0,5	1	21	2,0	0	7
Bier mit Cola-Limonade (2,5 Vol%; Diesel)	45	188	0,5	✓	7	0,5	0	2
1 Glas, 300 ml	135	565	0,5	1	21	2,0	0	5

Lebensmittel **Getränke** Zeile 1: pro 100 ml | Zeile 2: pro Portion (z.B. Tasse, Glas)	Energie Energie kcal	kJ	Energiedichte kcal/g	Eiweiß Eiweiß g	Kohlenhydrate Kohlenhydrate g	KH-Port.	Fett g	Alkohol g
BIER								
Kölsch (5,0 Vol%)	42	176	0,4	✓	3	0,5	0	4
1 Glas, 300 ml	126	527	0,4	1	9	1,0	0	12
Malzbier (0 Vol%)	41	172	0,4	✓	10	1,0	0	0
1 Glas, 300 ml	123	515	0,4	1	30	3,0	0	0
Pils (5,0 Vol%)	42	176	0,4	✓	3	0,5	0	4
1 Glas, 300 ml	126	527	0,4	1	9	1,0	0	12
Starkbier (6,0 Vol%)	60	250	0,6	1	5	0,5	0	5
1 Glas, 300 ml	179	751	0,6	2	15	1,5	0	15
Weizenbier, Weißbier (5,0 Vol%)	40	167	0,4	✓	3	0,5	0	4
1 Glas, 500 ml	200	837	0,4	1	15	1,5	0	20
WEIN UND SEKT								
Apfelwein (6,0 Vol%; Cidre, Cider)	45	188	0,5	0	3	0,5	0	5
1 Glas, 150 ml	68	282	0,5	0	5	0,5	0	8
Champagner (12,5 Vol%)	80	335	0,8	✓	2	0	0	10
1 Glas, 100 ml	80	335	0,8	✓	2	0	0	10
Fruchtweine i.D. (10,0 Vol%)	70	293	0,7	0	4	0,5	0	8
1 Glas, 150 ml	105	439	0,7	0	6	0,5	0	12
Portwein (20,0 Vol%)	160	669	1,6	✓	12	1,0	0	16
1 Glas, 50 ml	80	335	1,6	✓	6	0,5	0	8
Roséwein (11,5 Vol%)	75	314	0,8	✓	3	0,5	0	9
1 Glas, 150 ml	113	471	0,8	✓	5	0,5	0	14
Rotwein (12,5 Vol%)	85	356	0,9	✓	2	0	0	10
1 Glas, 150 ml	128	533	0,9	✓	3	0,5	0	15
Sekt (12,5 Vol%)	80	335	0,8	✓	2	0	0	10
1 Glas, 100 ml	80	335	0,8	✓	2	0	0	10
Weißwein (11,5 Vol%)	75	314	0,8	✓	3	0,5	0	9
1 Glas, 150 ml	113	471	0,8	✓	5	0,5	0	14

Lebensmittel Getränke	Energie		Energie-dichte	Eiweiß	Kohlenhydrate		Fett	Alkohol
Zeile 1: pro 100 ml | Zeile 2: pro Portion (z. B. Tasse, Glas)	kcal	kJ	kcal/g	g	Kohlen-hydrate g	KH-Port.	g	g
LIKÖRE UND SPIRITUOSEN								
Aquavit (40,0 Vol%)	225	941	2,3	0	0	0	0	32
1 Glas, 20 ml	45	188	2,3	0	0	0	0	6
Eierlikör (14,0 Vol%)	270	1130	2,7	4	15	1,5	7	11
1 Glas, 20 ml	54	226	2,7	1	3	0,5	1	2
Fruchtlikör (20,0 Vol%)	192	803	1,9	0	20	2,0	0	16
1 Glas, 20 ml	38	161	1,9	0	4	0,5	0	3
Gin (40,0 Vol%)	225	941	2,3	0	0	0	0	32
1 Glas, 20 ml	45	188	2,3	0	0	0	0	6
Grappa (40,0 Vol%)	225	941	2,3	0	0	0	0	32
1 Glas, 20 ml	45	188	2,3	0	0	0	0	6
Korn, Klarer (32,0 Vol%)	180	753	1,8	0	0	0	0	26
1 Glas, 20 ml	36	151	1,8	0	0	0	0	5
Kräuter-, Gewürz-, Bitterlikör (35,0 Vol%)	235	983	2,4	0	10	1,0	0	28
1 Glas, 20 ml	47	197	2,4	0	2	0	0	6
Obstbrand (40,0 Vol%)	225	941	2,3	0	0	0	0	32
1 Glas, 20 ml	45	188	2,3	0	0	0	0	6
Rum (40,0 Vol%)	225	941	2,3	0	0	0	0	32
1 Glas, 20 ml	45	188	2,3	0	0	0	0	6
Sherry (17,0 Vol%)	102	427	1,0	0	1	0	0	14
1 Glas, 50 ml	51	213	1,0	0	1	0	0	7
Weinbrand (40,0 Vol%)	225	941	2,3	0	0	0	0	32
1 Glas, 20 ml	45	188	2,3	0	0	0	0	6
Whisky, Scotch (43,0 Vol%)	240	1004	2,4	0	0	0	0	34
1 Glas, 20 ml	48	201	2,4	0	0	0	0	7
Wodka (40,0 Vol%)	225	941	2,3	0	0	0	0	32
1 Glas, 20 ml	45	188	2,3	0	0	0	0	6

Wenn Essen krank macht

Das üppige Angebot an süßen und fettreichen Lebensmitteln leistet Übergewicht, Herz-Kreislauf-Erkrankungen und Diabetes Vorschub. Wie kann man trotz Überangebot ungesunder Speisen den Zivilisationskrankheiten vorbeugen bzw. entgegenwirken? Wir geben Ihnen hier einige praktische Tipps, um gesund zu bleiben bzw. ernährungsabhängige Erkrankungen in den Griff zu bekommen.

Viele Menschen haben es besonders schwer, sich gesund zu ernähren, dann nämlich, wenn sie Fruchtzucker und/oder Milchzucker nicht vertragen. Hier ist es hilfreich zu wissen, welche Lebensmittel viel und welche wenig davon enthalten: Weintrauben zum Beispiel enthalten sehr viel Fruchtzucker, Aprikosen dagegen nur sehr wenig.

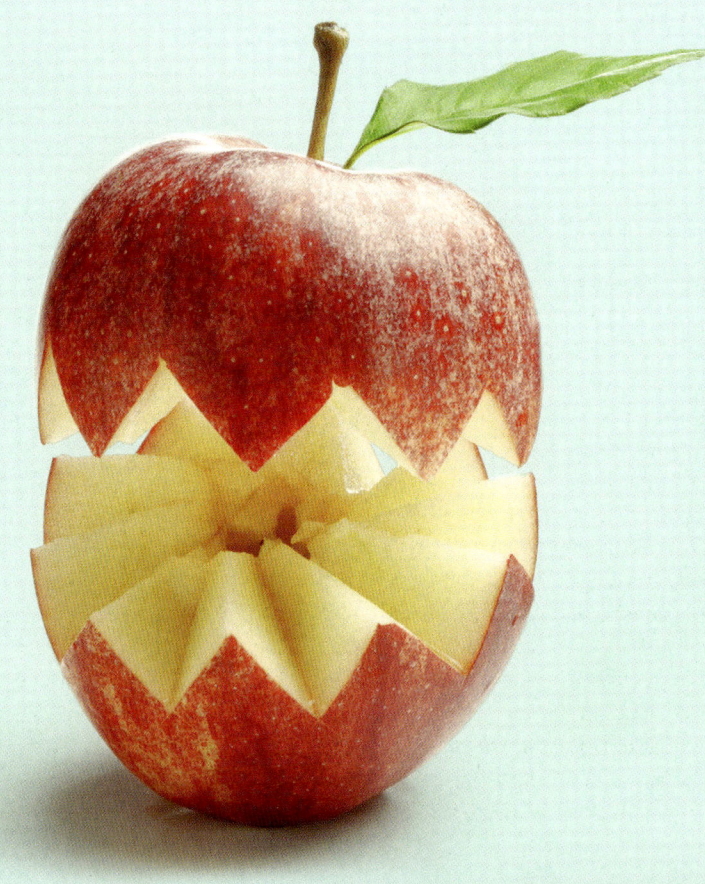

Ernährungsabhängige Erkrankungen

Wir haben Ihnen hier die Empfehlungen bei ausgewählten ernährungsabhängigen Erkrankungen zusammengestellt, die auf der Basis aktueller wissenschaftlicher Erkenntnisse von deutschen und internationalen Fachgesellschaften ausgesprochen werden. Sie sollen Ihnen in erster Linie dabei helfen, die Nährwerttabelle und ihre Ergänzungstabellen optimal zu nutzen. Wir können und wollen mit unseren Hinweisen keine fachkundige Ernährungsberatung und keine speziellen Ernährungsratgeber ersetzen.

Übergewicht abbauen

Zu viel Gewicht schadet unserer Gesundheit, daran besteht kein Zweifel. Es belastet nicht nur Knochen und Gelenke, sondern bringt auch den Stoffwechsel aus dem Takt, was zu Diabetes, zu hohen Blutfettwerten oder Gicht führen kann. Außerdem steigt häufig der Blutdruck an. Diese Erkrankungen gefährden dann besonders Herz und Kreislauf. Bei Übergewicht kommt es daher sehr viel öfter zum Herzinfarkt oder Schlaganfall als bei normalgewichtigen Menschen.

Wo beginnt (gefährliches) Übergewicht?

Um zu beurteilen, ob jemand über- bzw. untergewichtig ist, hat sich heute international der sogenannte Body-Mass-Index (BMI) durchgesetzt, der als Quotient aus dem Gewicht (in kg) und der Körpergröße (in m²) berechnet wird:

$$BMI = \frac{\text{Körpergewicht (kg)}}{\text{Größe (m)} \times \text{Größe (m)}}$$

Ein Beispiel: Nehmen wir an, Sie sind 78 kg schwer und 1,80 m groß. Ihr BMI errechnet sich dann so:

$$BMI = \frac{78\,\text{kg}}{1,80\,\text{m} \times 1,80\,\text{m}} = 24,1\,\text{kg/m}^2$$

Nach der Definition der Weltgesundheitsorganisation (WHO) gilt ein BMI unter 18,5 als Untergewicht, Werte von 18,5 bis 25 als Normalgewicht. Von Übergewicht sprechen wir bei einem BMI von über 25 bis 30. BMI-Werte über 30 bedeuten Fettleibigkeit (Adipositas).

Bei dieser Einteilung handelt es sich lediglich um eine Richtschnur, die im Einzelfall nicht das Maß aller Dinge sein kann. So bedeutet Übergewicht – das heißt BMI-Werte noch unter 30 – nicht zwangsläufig, dass man abnehmen muss. Wenn Sie körperlich aktiv, gesund und fit sind, Blutdruck, Blutzucker und Blutfette im „grünen Bereich" liegen, sollten Sie versuchen, Ihr Gewicht zu halten, und sich nicht unbedingt bemühen, das „Normalgewicht" zu erreichen. Übrigens darf man auch mit steigendem Alter ein paar Kilos mehr tolerieren, solange man dabei gesund ist.

Bei einem BMI über 30 jedoch steigt das Risiko für die Folgeerkrankungen wie Diabetes, Fettstoffwechselstörungen oder Bluthochdruck ganz massiv an, und dann sollten Sie möglichst abnehmen.

Darauf kommt es besonders an

Zunächst eines vorweg: Unsere Hinweise können Ihnen hoffentlich beim Abnehmen helfen, wenn es darum geht, die richtigen Lebensmittel auszuwählen und den für Sie richtigen Abnehmweg zu finden. Allein damit werden Sie aber vermutlich nicht auf Dauer abnehmen können. Dazu brauchen Sie mehr Unterstützung, unter anderem für ein sinnvolles Bewegungsprogramm und wie Sie lernen, Ihr Essverhalten dauerhaft zu verändern.

Eine der wichtigsten Diät-Faustregeln lautet: Machen Sie einen großen Bogen um alle „Diät-Extremisten!" Je einseitiger eine Diät und je größer die Abnehmerfolge, die ihre Erfinder versprechen, desto ungeeigneter ist sie für eine gesunde und dauerhafte Gewichtsabnahme. Dabei ist es ganz egal, ob Sie fast vollständig auf Kohlenhydrate oder auf Fette verzichten beziehungsweise sich fast ausschließlich von Kohlsuppe oder Ananas ernähren sollen.

Auf dem richtigen Weg sind Sie hingegen mit einer abwechslungsreichen, gesunden Kost, die Sie ausreichend mit allen lebenswichtigen Nährstoffen versorgt, die schmeckt und gut sättigt. Allerdings: Ums Kaloriensparen kommen Sie nicht herum! Wie wir Ihnen auf S. 10 erläutert haben, wird der Körper seine Fettreserven nur dann abbauen, wenn die Nahrung weniger Kalorien liefert, als er benötigt. Wie aber schafft man das, ohne ständig Kalorien zählen zu müssen und ohne dabei ständig hungrig zu sein?

Die Menge macht uns satt, die Kalorien nicht

Hunger und Sättigung werden im Körper durch ein sehr kompliziertes System gesteuert. Ein wichtiges Signal dabei ist die Magendehnung. Immer wenn wir etwas essen, dehnt die Nahrung unseren Magen mehr oder weniger aus. Nerven an der Magenwand registrieren dies genau, und ab einer bestimmten Ausdehnung leiten sie ein Signal ans Gehirn, das uns sagt: Wir sind satt und beenden die Mahlzeit. Dieses Sättigungssignal reagiert auf die Nahrungsmenge, nicht aber auf deren Kaloriengehalt. Eine Portion Pommes frites mit Mayonnaise zum Beispiel liefert uns zwar reichlich Fett und Kalorien, macht jedoch schlecht satt, weil sie viel weniger Volumen hat als etwa ein großer Salatteller, der mit viel Masse bei wenig Kalorien gut und anhaltend sättigt.

Hier nun kommt als Hilfsgröße die Energiedichte ins Spiel, die den Kaloriengehalt pro Gramm (kcal/g) des Lebensmittels angibt.

Sie hilft Ihnen, geeignete Sattmacher ebenso wie „Kalorienbomben" auf einen Blick zu erkennen: Die höchste Energiedichte hat mit 9 kcal/g Fett, und dementsprechend haben „Fettkalorien"-reiche Lebensmittel ebenfalls eine hohe Energiedichte. Fettarme Produkte, die stattdessen viel Eiweiß und/oder Kohlenhydrate enthalten (beide Nährstoffe liefern jeweils 4 kcal/g) oder die reich sind an Ballaststoffen und/oder Wasser – beides liefert ja gar keine Kalorien – sind weniger energiedicht. Sie bedeuten bei gleicher Kalorienmenge eine größere Essmenge auf dem Teller.

Ganz praktisch heißt das für Sie:

- Hauptsächlich Lebensmittel mit geringer Energiedichte: Essen Sie sich unbesorgt satt an Gemüse – als Rohkost, Salat oder gegart –, frischem Obst, Vollkornbrot und anderen Vollkornprodukten. Sie sorgen für einen gut, aber mit wenigen Kalorien gefüllten Magen und helfen dabei, länger satt zu bleiben.
- Möglichst wenig Produkte mit hoher Energiedichte: Die versteckten Fette vor allem in fetter Wurst, Käse, Sahne, Schokolade und anderen fettreichen Süßigkeiten, in salzigen Snacks und Backwaren bringen jede Menge überflüssige Kalorien mit. Hier gilt es, kräftig einzusparen.
- Auf mageres Fleisch, fettarme Milchprodukte und Fisch sollten Sie beim Abnehmen nicht verzichten. Diese eiweißreichen Lebensmittel sättigen ebenfalls gut, liefern wertvolle Nährstoffe und sorgen für Abwechslung auf dem Speiseplan.

- Durch den geschickten Austausch von Lebensmitteln mit hoher gegen solche mit niedriger Energiedichte können Sie bei allen Lebensmittelgruppen Kalorien einsparen, ohne weniger essen zu müssen. Einige Beispiele zeigt Ihnen die Tabelle auf der folgenden Seite. Mithilfe der Nährwerttabelle können Sie für Produkte aus den verschiedenen Lebensmittelgruppen leicht selbst geeignete Austauschmöglichkeiten finden.
- Wenn Sie auf Streichfett verzichten, verringern Sie die Energiedichte Ihres Quark- oder Wurstbrots und werden nicht schneller wieder hungrig.
- Zucker, Süßigkeiten sowie Produkte aus hellem Mehl (Weißbrot, Backwaren) sind beim Abnehmen nicht gerade hilfreich. Weil ihnen die Ballaststoffe fehlen, lassen sie uns rasch wieder hungrig werden (siehe S. 12).
- Trinken Sie viel, hauptsächlich kalorienfreie oder -arme Getränke. Die Kalorien, die wir mit Getränken aufnehmen, mit süßen Limonaden genauso wie mit alkoholischen Getränken, haben im Vergleich zur gleichen Menge Wasser leider überhaupt keine Sättigungswirkung.
- Und noch ein Rat: Lassen Sie sich Zeit mit dem Abnehmen. Pfunde, die man in Jahren angesammelt hat, wird man auf gesunde Weise nicht in wenigen Wochen los! Aus gesundheitlicher Sicht ist es ohnehin nicht ratsam, mehr als ein halbes Kilo pro Woche zu verlieren.

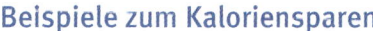
Beispiele zum Kaloriensparen

Tauschen Sie ...		gegen ...		... und Sie sparen
Lebensmittel	Energiedichte (kcal/g)	Lebensmittel	Energiedichte (kcal/g)	
10 g Nuss-Nougat-Creme	5,2	10 g Erdbeerkonfitüre	2,6	26 kcal
150 g Joghurt, 3,5 % Fett	0,7	150 g Magerjoghurt	0,4	42 kcal
30 g Camembert, 60 % Fett i.Tr.	3,6	30 g Camembert, 30 % Fett i.Tr.	2,1	46 kcal
150 g Schweinekotelett, paniert gebraten	2,6	150 g Putenbrust natur (+ 5 g Bratöl)	1,4	182 kcal
150 g Pommes frites	3,2	150 g gekochte Kartoffeln	0,7	370 kcal
200 g Tiefkühl-Rahmkohlrabi	0,9	200 g Tiefkühl-Kohlrabi natur	0,2	130 kcal
200 ml Cola	0,4	200 ml Mineralwasser	0	86 kcal

Herz-Kreislauf-Erkrankungen vermeiden

Das Risiko, einen Herzinfarkt oder Schlaganfall zu erleiden, ist umso größer, je ungesünder wir uns ernähren. Wie schon erwähnt, tragen unsere ungesunden Essgewohnheiten ja ganz wesentlich zu Übergewicht, Diabetes, hohen Blutfetten und Bluthochdruck bei. Wenn wir diese für Herz und Kreislauf gefahrvollen Risikofaktoren durch eine gesunde Ernährung vermeiden oder zumindest bessern, ist schon sehr viel getan. Aber die richtige Kost kann noch mehr bewirken. So schützen unter anderem Antioxidanzien in der Nahrung vor freien Radikalen, die auch die Blutgefäße schädigen (siehe S. 15). Omega-3-Fettsäuren können die Fließeigenschaften des Blutes verbessern und den Herzrhythmus stabilisieren (siehe S. 13).

Das klingt zwar recht kompliziert, ist dennoch für Ihren praktischen Essensalltag ganz einfach. Denn eine herzgesunde Ernährungsweise ist keine komplizierte oder „strenge Diät". Es reicht, wenn Sie sich an einigen wenigen Grundsätzen orientieren, die sich im Übrigen nur unwesentlich von den Empfehlungen unterscheiden, die wir Ihnen bereits zur gesunden Ernährung gegeben haben. Je nachdem, welche Risikofaktoren bei Ihnen vielleicht vorliegen, müssen zusätzlich ein paar Besonderheiten berücksichtigt werden. Dabei ändert sich jedoch nicht das Gesamtkonzept, sondern es werden spezifische Akzente gesetzt, auf die wir später eingehen.

Drei Grundsätze für eine herzgesunde Ernährung:

▮ wenig gesättigte Fette, stattdessen mehr ungesättigte, bevorzugt einfach ungesättigte Fette,

▮ mehr Omega-3-Fettsäuren und

▮ reichlich pflanzliche Lebensmittel, insbesondere Gemüse, Obst, Getreidevollkornprodukte, Hülsenfrüchte, Nüsse, aber wenig Weißmehlprodukte und Zucker.

Wenig gesättigte Fette essen

Gesättigte Fettsäuren lassen das LDL-Cholesterin im Blut ansteigen. Und da ein erhöhter LDL-Cholesteringehalt einer der wichtigsten Herzinfarktrisikofaktoren ist, müssen diese ungesunden Fette eingeschränkt werden. Ungesättigte Fettsäuren, besonders die einfach ungesättigten, senken andererseits nicht nur den Cholesterinspiegel, sondern schützen das Herz gleich in mehrfacher Hinsicht. Auf sie zu verzichten, macht wenig Sinn. Es kommt somit in erster Linie auf eine gezielte Veränderung der Fettqualität an.

Gesättigte Fette verspeisen wir wie beschrieben hauptsächlich mit „versteckten Fetten" in Lebensmitteln wie Wurst, Schokolade, salzigen Snacks und Fertiggerichten (siehe S. 13). Rund zwei Drittel unseres gesamten Nahrungsfetts stammen aus diesen verborgenen Quellen. Die Devise heißt also: Lieber fettarme Milchprodukte und mageres Fleisch sowie Zurückhaltung bei Gebäck, „Schokoladigem", Chips und Co.

Feste Pflanzenfette wie Kokosfett und Palmkernfett bestehen im Gegensatz zu pflanzlichen Ölen ebenfalls zum allergrößten Teil aus gesättigten Fettsäuren und sind für eine herzgesunde Ernährung ungeeignet.

Vermeiden Sie des Weiteren Produkte mit gehärteten Fetten, die Sie auf der Zutatenliste an der Angabe „pflanzliche Fette, zum Teil gehärtet" oder „gehärtete Fette" erkennen können. Diese bestehen überwiegend aus gesättigten Fetten und haben zusätzlich noch sogenannte Transfettsäuren im Gepäck. Sie erhöhen den LDL-Cholesterinspiegel ebenfalls und senken zudem den Gehalt an schützendem HDL-Cholesterin. Gehärtete Fette findet man häufig in Knabberartikeln und Gebäck, in Fertiggerichten und fritierten Produkten.

Von den richtigen Fetten dürfen wir sogar mehr essen, als wir es gegenwärtig tun. Die besonders empfehlenswerten einfach ungesättigten Fettsäuren finden sich reichlich in Olivenöl und Rapsöl. Diese beiden Speiseöle haben heute den früher empfohlenen Ölen mit vielen mehrfach ungesättigten Fettsäuren wie Distelöl oder Sonnenblumenöl den Rang abgelaufen. Natürlich sollten Ihre Speisen nicht im Öl ertrinken, aber zwei bis drei Esslöffel Oliven- oder Rapsöl pro Tag dürfen durchaus sein, als Salatdressing, zum Kochen und Braten.

Mehr Omega-3-Fettsäuren essen

Omega-3-Fettsäuren sind ganz besonders wertvoll für Herz und Kreislauf. Sie beugen unter anderem der Thrombosegefahr vor, erweitern die Gefäße und schützen vor Herzrhythmusstörungen. Deshalb empfiehlt die amerikanische Herzgesellschaft nachdrücklich, ein- bis zweimal pro Woche fettreichen Fisch mit vielen Omega-3-Fettsäuren zu essen und außerdem für mehr Omega-3-Fettsäuren aus pflanzlichen Quellen zu sorgen (siehe S. 14).

Reichlich pflanzliche Lebensmittel verzehren

Essen Sie viel Gemüse, Obst, Getreidevollkornprodukte, Hülsenfrüchte und Nüsse, aber wenig Weißmehlprodukte und Zucker. Herzschützend wirkt vor allem die Mischung verschiedenster pflanzlicher Lebensmittel in der täglichen Kost, denn damit erhalten wir viel Gutes gleichzeitig: Reichlich Vitamine und Mineralstoffe, sekundäre

Pflanzenstoffe und Ballaststoffe sowie eine gute Sättigung bei nur wenig Kalorien. Dabei lässt sich kein einzelnes Lebensmittel oder einzelner Inhaltsstoff als „herausragend" bewerten, vielmehr ist es erst das Zusammenwirken aller Beteiligten, das für eine optimale Wirkung auf Blutzucker, Blutfette, Blutdruck und Herz sorgt. Ähnlich wie bei einem Chor eine einzelne Stimme kaum zu hören ist, der ganze Chor aber sehr beeindruckend sein kann.

Zucker und Weißmehlprodukte müssen wir allerdings wieder einmal aus diesem Chor ausschließen. Wie schon erläutert versorgen sie uns in erster Linie mit unnötigen Kalorien und kaum mit wertvollen Inhaltsstoffen.

Was tun bei erhöhten Blutfettwerten?

Wenn die Blutfette zu hoch sind, kann es entweder der Cholesteringehalt sein, wobei es dann meist das gefährliche LDL-Cholesterin ist, oder die Triglyzeridwerte können angestiegen sein. Im ungünstigsten Fall sind beide Blutfette gleichzeitig erhöht.

Hohe Cholesterinwerte (Hypercholesterinämie)

Wenn Ihr Arzt bei Ihnen zu hohe Cholesterinwerte festgestellt hat, reicht es im Wesentlichen, wenn Sie sich an den gerade genannten drei Grundsätzen orientieren, denn sie sind die beste Voraussetzung zur Senkung erhöhter Cholesterinwerte. Auf die gesättigten

Fettsäuren sollten Sie wegen ihrer ausgeprägten cholesterinerhöhenden Wirkung ganz besonders achten. Die amerikanische Herzgesellschaft empfiehlt, sie noch stärker einzuschränken, als normalerweise empfohlen. Während üblicherweise nicht mehr als 10 % der Kalorien aus gesättigten Fetten stammen sollten, wird bei erhöhten LDL-Cholesterinwerten eine Obergrenze von nur 7 % genannt. Das sind bei einer durchschnittlichen Kalorienmenge von 2 500 kcal gerade einmal 20 g, die schon mit einer Portion Leberwurst, einer Scheibe Emmentaler, einem Stück Bienenstich und einem Riegel Schokolade zusammenkommen.

Dem Cholesteringehalt in der Kost misst man nach heutigen Erkenntnissen längst nicht mehr die Bedeutung zu wie früher. Inzwischen weiß man nämlich, dass das Cholesterin in Eiern, Butter oder Innereien den Blutcholesteringehalt bei Weitem nicht so stark erhöht wie die gesättigten Fettsäuren. Dennoch sollte man es damit nicht übertreiben, und die Fachgesellschaften raten denn auch, dass es möglichst nicht mehr als 300 mg Cholesterin pro Tag werden sollten. Sie müssen aber keine Berechnungen über ihre tägliche Cholesterinmenge anstellen. Die Zufuhr an Cholesterin wird automatisch vermindert, wenn weniger fettreiche tierische Lebensmittel gegessen werden, denn bei ihnen sind gesättigte Fettsäuren und Cholesterin praktisch vergesellschaftet. Zur Orientierung haben wir in der Nährwerttabelle den Cholesteringehalt der Lebensmittel mit angegeben.

Hohe Triglyzeridwerte (Hypertriglyzeridämie)

Wenn Ihr Arzt bei Ihnen einen zu hohen Gehalt an Triglyzeriden im Blut festgestellt hat, gilt es, einige spezielle Punkte zusätzlich zu beachten.

Sofern Sie übergewichtig sind, ist die mit Abstand wichtigste Maßnahme für Sie das Abnehmen, denn der Triglyzeridgehalt hängt sehr stark vom Körpergewicht ab. Beim Abnehmen sinken die Werte, und zwar mit jedem Kilogramm mehr. Mit keiner anderen Therapiemaßnahme können Sie bei Ihren Triglyzeriden so viel erreichen!

Außer Übergewicht lassen in erster Linie Alkohol und Zucker die Triglyzeride ansteigen. Verzichten Sie also am besten auf Alkohol und vermeiden Sie Zucker und zuckerreiche Lebensmittel wie Süßwaren, Gebäck, Limonaden oder Fruchtsaftgetränke, wo immer es geht. Wichtig für Sie zu wissen: Auch die Zuckeraustauschstoffe wie Fruktose oder Sorbit, die sich häufig in Diätprodukten finden, steigern die Triglyzeride und sind daher nicht geeignet. Süßstoffe wie Aspartam, Acesulfam K oder Saccharin haben keinen Einfluss auf die Triglyzeride.

Des Weiteren helfen die Omega-3-Fettsäuren dabei, die Triglyzeridwerte zu senken, allerdings wirken in diesem Fall nur diejenigen im Fisch. Daher gilt speziell bei einem hohen Triglyzeridgehalt: Essen Sie regelmäßig fettreichen Seefisch (siehe Tabelle auf S. 14).

Was tun bei Bluthochdruck (Hypertonie)?

Bei Bluthochdruck und gleichzeitigem Übergewicht ist die wirksamste Maßnahme das Abnehmen (siehe S. 157 f). Alle Untersuchungen zeigen: Wer es schafft, sein Körpergewicht zu normalisieren, hat in vielen Fällen wieder einen normalen oder nur leicht erhöhten Blutdruck.

Darüber hinaus wurde lange Zeit primär empfohlen, möglichst salzarm zu essen. Mehrere große Ernährungsstudien haben jedoch zu einem Umdenken geführt. Sie haben untersucht, inwieweit sich mit verschiedenen Kostformen der Blutdruck senken lässt und kamen zu überraschenden Ergebnissen: Eine Ernährungsweise mit reichlich Gemüse, Obst, Vollkornprodukten, dabei mit sehr wenig gesättigten Fettsäuren führte selbst bei einem hohen Salzgehalt zu einer deutlichen Senkung des Blutdrucks. Wurde dann zusätzlich der Salzgehalt vermindert, sanken die Blutdruckwerte noch weiter ab.

Deshalb empfehlen die Fachgesellschaften heute, bei Bluthochdruck viel Obst, Gemüse und Vollkornprodukte zu essen, außerdem fettarme Milchprodukte sowie hin und wieder mageres Fleisch und Fisch. Das ist zwar nichts anderes, als wir Ihnen schon bei den allgemeinen herzgesunden Grundsätzen geraten haben, gilt heute aber für Patienten speziell mit Bluthochdruck als wissenschaftlich begründete zentrale Ernährungsmaßnahme.

Lebensmittel mit einem hohen oder niedrigen Salzgehalt

Lebensmittel mit einem sehr hohen Salzgehalt (über 3 g Kochsalz/100 g bzw. 1 200 mg Natrium/100 g)*

- Dauerwurstwaren (z. B. Salami, Cervelatwurst, Mettwurst) und geräucherte Fleischprodukte (z. B. roher Schinken, Rauchfleisch, durchwachsener Speck, geräucherter Schweinebauch)
- Räucherfisch (z. B. Räucherlachs, Räucherforelle) sowie gesalzene und marinierte Fischprodukte (z. B. Matjeshering, Seelachs in Öl, Bismarckheringe, Rollmops)
- einige Käsesorten (z. B. Schmelzkäse, Roquefortkäse, Schafskäse)
- Salzgebäck (z. B. Salzstangen)
- eingelegte Oliven
- Ketchup, Grillsoßen, Senf
- Gewürzmischungen

Lebensmittel mit einem hohen Salzgehalt (über 1–3 g Kochsalz/100 g bzw. 400–1 200 mg Natrium/100 g)*

- viele Wurstwaren (z. B. Fleischwurst, Mortadella, Leberwurst, Sülze, Bratwurst)
- viele Fischerzeugnisse (z. B. Brathering, Bückling, Ölsardinen)
- viele Käsesorten (z. B. Parmesan, Tilsiter, Gouda, Edamer, Camembert)
- Brot, Brötchen, Cornflakes
- viele Fertigprodukte und Fertiggerichte (z. B. Doseneintöpfe; Tiefkühlpizza)
- vegetarische Brotaufstriche
- gesalzene Nüsse

Lebensmittel mit einem mäßigen Salzgehalt (0,3–1 g Kochsalz/100 g bzw. 120–400 mg Natrium/100 g)*

- Frischkäse
- Gebäck, Kuchen, Zwieback
- Gemüsekonserven in Dosen und Gemüsesauerkonserven (z. B. Mixed Pickles, Gewürzgurken)
- Gemüsesäfte
- Butter, Margarine, Halbfettmargarine

Lebensmittel mit einem niedrigen Salzgehalt (bis 0,3 g Kochsalz/100 g bzw. 120 mg Natrium/100 g)**

- Fleisch, Geflügel, Fisch, Eier
- Milch, Dickmilch, Joghurt, Quark, Sahne
- Mehl, Reis, Getreideflocken, Müsli, Nudeln
- Frischgemüse, Kräuter
- Obst, Obstkonserven, Obstsäfte
- ungesalzene Nüsse
- Pflanzenöle
- Konfitüren, Honig, Zucker, Schokolade, Kakao, Süßigkeiten
- Erfrischungsgetränke, Tee, Kaffee, Bier, Wein

* Die Salzzugabe bei der Herstellung von Lebensmitteln unterliegt gewissen Schwankungen, sodass beispielsweise eine Salami über 3 g Salz/100 g enthalten kann, eine andere vielleicht lediglich 2,5 g. Verschiebungen von Produkten zwischen zwei benachbarten Gruppen sind daher möglich.
** Hierbei handelt es sich um Lebensmittel, denen kein Salz zugesetzt wird und die natürlicherweise einen geringen Natriumgehalt aufweisen.

Da es ja für die nur mäßige Salzzufuhr weiterhin gute Gründe gibt, sollten es nicht mehr als 6 g Kochsalz (entsprechend 2 400 mg Natrium) pro Tag sein. Das lässt sich mit zwei Strategien leicht erreichen:

■ Salzen Sie Ihre Speisen sparsam, wobei Sie nicht völlig auf das Salz verzichten müssen. Würzen Sie lieber mehr mit frischen, tiefgefrorenen oder getrockneten Kräutern aller Art und mit Gewürzen wie Paprika, Pfeffer oder Muskatnuss. Beachten Sie, dass fertige Gewürzmischungen wie zum Beispiel Steak- oder Grillgewürz meist auf Salzbasis hergestellt sind. (Schauen Sie dazu auf die Zutatenliste.)

■ Sparen Sie insbesondere bei „verstecktem Salz". Üblicherweise nehmen wir das meiste Salz gar nicht durch das Salzen der Speisen zu uns, sondern vielmehr mit Lebensmitteln, denen Salz bei der Verarbeitung zugesetzt wurde (siehe S. 17). Besonders salzreiche Lebensmittel haben wir in der nebenstehenden Übersicht zusammengestellt. Unverarbeitete Produkte enthalten von Natur aus wenig Natrium beziehungsweise Salz. Greifen Sie statt vorgefertigter Produkte auf Frisches zurück und bereiten es selbst zu. Damit können Sie eine Menge Salz sparen! Außerdem können Sie mit der Vielfalt von Kräutern und Gewürzen für eine viel größere geschmackliche Abwechslung sorgen als mit immer ähnlich schmeckenden Fertigprodukten.

Trinken Sie außerdem bei Bluthochdruck wenig oder gar keine alkoholischen Getränke, denn regelmäßiger Alkoholkonsum erhöht den Blutdruck ebenfalls.

Was man bei Diabetes mellitus beachten muss

Diabetes ist wohl eine der Erkrankungen, die immer noch häufig mit strenger Diät in Verbindung gebracht werden. Das stimmt heute glücklicherweise nicht mehr. Eine diabetesgerechte Ernährung sieht nicht viel anders aus als die besprochene herzgesunde Ernährung. Diese ist zum einen die beste Grundlage, um den gestörten Zuckerstoffwechsel günstig zu beeinflussen, zum anderen lässt sich damit gleichzeitig das Herzinfarktrisiko, das bei Diabetes sehr hoch ist, wirkungsvoll verringern. Spezielle Zusatzanforderungen gibt es nur wenige.

Die wichtigste ist einmal mehr das Abnehmen bei Übergewicht. Übergewichtige Patienten mit Diabetes leben mit einem massiv erhöhten Risiko für verschiedene andere gesundheitliche Störungen wie erhöhte Blutfette oder Bluthochdruck, und selbst wenige verlorene Kilos wirken sich bereits günstig aus. Die Empfehlungen zum gesunden Abnehmen (siehe S. 157 f) gelten auch bei Diabetes.

Kohlenhydratportionen (KH-Port.)
Diabetes-Patienten, die mit Insulin behandelt werden, müssen auf die Menge und Verteilung der für den Blutzucker wirksamen Kohlenhydrate zu den einzelnen Mahlzeiten achten, um die gespritzte Insulinmenge richtig zu dosieren. Auf Einzelheiten können wir an dieser Stelle nicht näher eingehen. Wir haben jedoch in unsere Nährwerttabelle die „Kohlenhydratportionen" (KH-Port.) mit aufgenommen, mit deren Hilfe sich der Gehalt an blutzuckerwirksamen Kohlenhydraten in den Lebensmitteln leicht abschätzen lässt. Eine KH-Portion entspricht 10–12 g Kohlenhydrate. Sie zeigen außerdem, welche Lebensmittel in welcher Menge bei gleichem Kohlenhydratgehalt gegeneinander ausgetauscht werden können. Zum Beispiel liefern 160 g Kartoffeln zwei KH-Portionen und damit ebenso viel wie 100 g gekochter Reis. Die KH-Portionen haben heute in den Schulungen bei Diabetes die früher üblichen „Broteinheiten" (1 BE = 12 g Kohlenhydrate) oder „Kohlenhydrateinheiten" (1 KH = 10 g) abgelöst. Die KH-Portionen werden auf- oder abgerundet und jeweils als ganze oder halbe KH-Portion angegeben. Das ist für die Praxis ausreichend genau.

Glykämischer Index (GI)
Als weiteres „Hilfsmittel" bei Diabetes werden häufig Lebensmittel mit „niedrigem glykämischen Index" empfohlen. Der glykämische Index (GI) beschreibt, wie steil der Blutzucker nach dem Verzehr eines kohlenhydrathaltigen Lebensmittels im Vergleich zu Zucker (Glukose) ansteigt. Er ist von verschiedenen Faktoren abhängig, allen voran vom Ballaststoffgehalt. Ballaststoffreiche Lebensmittel lassen den Blutzuckerspiegel langsam ansteigen und haben einen niedrigen GI. Der Blutzucker steigt ebenfalls nicht

so stark an, wenn neben den Kohlenhydraten viel Fett im Lebensmittel enthalten ist. So hat beispielsweise Schokolade einen deutlichen niedrigeren GI als etwa Süßigkeiten, die praktisch nur aus Zucker bestehen. Zu einem für Diabetiker empfehlenswerten Lebensmittel wird die Schokolade dadurch natürlich nicht. Andere Lebensmittel wie etwa die Möhre oder Melone haben zwar einen hohen GI, enthalten aber insgesamt wenig Kohlenhydrate und lassen damit auch den Blutzucker wenig ansteigen.

Sie sehen also, der GI birgt das Risiko zu Fehleinschätzungen und erweist sich in der Praxis als recht kompliziert. Hinzu kommt, dass wir Lebensmittel ja meistens nicht einzeln essen, sondern als gemischte Gerichte oder Mahlzeiten. Und die Gesamtmischung beeinflusst die Geschwindigkeit des Verdauungsprozesses und damit den Blutzuckeranstieg ganz maßgeblich. Deshalb haben wir auf Tabellen mit dem glykämischen Index von Lebensmitteln verzichtet. Wenn Sie sich wie erläutert am Ballaststoffgehalt orientieren, ist das viel einfacher, und Sie sind auf der sicheren Seite.

Darf man bei Diabetes Zucker essen?

Zucker (gemeint ist der „normale" Haushaltszucker) ist heute für Patienten mit Diabetes nicht mehr grundsätzlich verboten, wobei ein paar Regeln zu beachten sind:

- Es sollte nur wenig sein. Wenn Sie nicht abnehmen müssen, dürften es insgesamt – also der Zucker aus Süßspeisen, Süßigkeiten und Getränken – bis zu 3 Esslöffel pro Tag sein. Zum Abnehmen sollten Sie schon wegen der Kalorien mit deutlich weniger Zucker auskommen.
- Am besten verzehren Sie den Zucker nicht „pur", sondern gönnen sich lieber einen süßen Nachtisch oder ein kleines Stückchen Kuchen, verteilen Sie die erlaubte Zuckermenge auf mehrere Portionen.
- Spezielle Diätprodukte, die anstelle von Zucker Zuckeraustauschstoffe enthalten, werden heute nicht mehr empfohlen. Es hat sich gezeigt, dass sie für den Patienten mit Diabetes kaum Vorteile bringen. Häufig sind sie fettreich und damit insgesamt ungünstig.
- Zum Süßen von Süßspeisen und Kaffee können Sie die kalorienfreien Süßstoffe verwenden.
- Da Zucker rasch ins Blut übergeht, ist er, wie jeder Patient mit Diabetes weiß, bei einer akuten Unterzuckerung geeignet.

Was tun bei hohen Harnsäurewerten (Hyperurikämie)?

Bei einem hohen Harnsäuregehalt im Blut, der unter anderem zu schmerzhaften Gichtanfällen führen kann, wird in erster Linie eine purinarme Ernährungsweise empfohlen. Harnsäure entsteht im Körper nämlich erst durch den Abbau von sogenannten Purinen. Diese können aus zwei Quellen stammen. Sie finden sich als Bestandteil unserer Erbsubstanz in fast allen Körperzellen, und da im Körper ja ständig Zellen ab- und neue aufgebaut werden, fällt laufend Harnsäure an. Diese Menge können wir nicht beeinflussen.

Zusätzlich nehmen wir Purine mit sehr vielen Nahrungsmitteln auf, die dann ebenfalls zu Harnsäure abgebaut werden. Es entsteht umso mehr, je purinreicher die Lebensmittel sind. Ihr Puringehalt wird meistens in „Harnsäureäquivalent" angegeben. Das beschreibt die Harnsäuremenge, die jeweils aus den enthaltenen Purinen im Körper gebildet wird. Die empfohlene purinarme Kost sollte höchstens 500 mg Harnsäureäquivalente pro Tag enthalten.

Es ist allerdings unmöglich, diese Menge exakt zu berechnen. Zum einen schwankt der Puringehalt in Lebensmitteln beträchtlich und wird zusätzlich durch die Art der Zubereitung beeinflusst. Kochen beispielsweise verringert den Gehalt an Purinen, weil sie teilweise ins Kochwasser übergehen. Zum anderen werden verschiedene Purine vom Körper unterschiedlich gut aufgenommen. Daher lassen sich kaum zuverlässige Harnsäureäquivalente für einzelne Lebensmitteln beziffern. Man kann lediglich Größenordnungen angeben, anhand derer sich erkennen lässt, welche Lebensmitteln besonders viel Purine enthalten beziehungsweise welche purinarm sind. Dies zeigt die nachfolgende Übersicht.

Wie Sie sehen, sind Innereien ganz besonders purinreich. Verzichten Sie darauf. Auch Fleisch, Fisch und Wurstwaren enthalten viele Purine. Essen Sie möglichst nicht mehr

Purinreiche und -arme Lebensmittel

purinreiche Lebensmittel*

▪ Innereien (z. B. Leber, Niere, Bries) bis 900 mg
▪ Fleisch und Geflügel bis 170 mg
▪ Fisch und Fischerzeugnisse bis 300 mg
▪ Krustentiere, v. a. Hummer, Miesmuscheln bis 300 mg
▪ Hülsenfrüchte (z. B. Bohnen, Linsen), auch Sojabohnen und -produkte (z. B. Sojamehl) bis 200 mg

mäßig purinhaltige Lebensmittel*

▪ Wurstwaren bis 120 mg
▪ Trockenobst bis 100 mg
▪ Getreide (z. B. Schrot, Flocken) bis 100 mg

purinarme Lebensmittel*

▪ Milch, Milchprodukte und Eier, fast purinfrei
▪ Käse 10–30 mg
▪ Getreideprodukte wie Brot, Brötchen, Nudeln 15–50 mg
▪ Gemüse, meist unter 50 mg
▪ Kartoffeln, meist unter 15 mg
▪ Obst, meist unter 25 mg
▪ Nüsse, meist unter 50 mg

* Die Werte sind als mg Harnsäureäquivalent pro 100 g Lebensmittel angegeben.

als insgesamt 100–150 g pro Tag davon. Wenn Sie zwischendurch fleisch- und fischlose Tage einlegen, umso besser. Milch und Milchprodukte hingegen sind nahezu purinfrei und gut geeignet. Bevorzugen Sie dabei fettarme Sorten.

In pflanzlichen Lebensmitteln stecken – mit Ausnahme der Hülsenfrüchte – viel weniger Purine als in Fleisch und Fisch. Sie sind somit ebenfalls bei erhöhten Harnsäurewerten die empfehlenswerte Grundlage Ihrer täglichen Kost. Essen Sie aber Gerichte mit Hülsenfrüchten nicht häufiger als ein- bis zweimal pro Woche. Wie beschrieben hilft eine sol-

che pflanzenbetonte Ernährungsweise auch beim Abnehmen, was bei übergewichtigen Patienten mit erhöhtem Harnsäurespiegel ebenfalls wünschenswert ist.

Trinken Sie sehr viel, am besten 2,5–3 l Flüssigkeit jeden Tag. Die reichliche Flüssigkeit hilft, die Harnsäure leichter über die Nieren auszuscheiden. Alkohol allerdings hemmt die Ausscheidung von Harnsäure und ist deshalb nicht geeignet. Kaffee, Tee und Kakao sind nach heutigen Erkenntnissen für Patienten mit hohen Harnsäurewerten unbedenklich.

Bei hohen Harnsäurewerten und Gicht gilt außerdem: Vermeiden Sie alle Exzesse beim Essen und Trinken! Sowohl ein überreichliches Schlemmen am Buffet mit viel Alkohol als auch das krasse Gegenteil, nämlich eine Fastenkur, können schmerzhafte Gichtanfälle auslösen.

Laktoseintoleranz (Milchzuckerunverträglichkeit)

Bei Menschen mit Laktoseintoleranz funktioniert die Verdauung von Milchzucker (Laktose) nicht richtig, da er nicht oder nur schlecht in seine Bausteine gespalten und aus dem Darm ins Blut aufgenommen werden kann. Ihre Kost muss – je nach Schweregrad – nahezu laktosefrei (weniger als 1 g Laktose/Tag) oder laktosearm (8–10 g Laktose/Tag) sein. Wie viel Laktose ohne Beschwerden vertragen wird, ist individuell sehr unterschiedlich und lässt sich nicht vorhersagen. Deshalb muss im Einzelfall unter Anleitung eines Arztes oder einer Ernährungsfachkraft vorsichtig ausgetestet werden, welche laktosehaltigen Lebensmittel in welcher Menge beschwerdefrei verzehrt werden können.

In der nachfolgenden Tabelle finden Sie den Laktosegehalt vieler Lebensmittel und Gerichte. Diese Aufstellung kann nur eine Auswahl sein, nicht zuletzt deshalb, weil für zahlreiche Produkte der genaue Laktosegehalt nicht bekannt ist und man für andere in unterschiedlichen Datenbanken sehr

Laktosegehalt ausgewählter Lebensmittel

Lebensmittel	Laktosegehalt (g/100 g)
Milchprodukte	
Kuhmilch	4,8–5,0
Schafmilch	4,7
Stutenmilch	6,2
Ziegenmilch	4,4
Fruchtmilch, Vanillemilch	3,1–4,7
Kakaotrunk, Trinkschokolade	4,0–4,8
Buttermilch	4,0
Fruchtbuttermilch	3,4
Crème fraîche	2,0–2,4
Dickmilch	4,0–4,2
Fruchtdickmilch	3,3–3,4
Joghurt	2,8–3,1
Fruchtjoghurt	2,3–2,6
Kefir	4,0–4,1
Fruchtkefir	3,3–3,4
Kaffeesahne	4,1
Kondensmilch	9,3–12,5
Milchpulver	35,1–50,5
Molkenpulver	65,9
Molke	4,2–4,7
Fruchtmolke	4,0
Sahne	3,2
saure Sahne	3,3
Schmand	3,1
Frischkäse, 50–60 % Fett i.Tr.	2,5–3,4
Frischkäse, 20 % Fett i.Tr.	3,6
körniger Frischkäse	3,3
Schichtkäse	3,6–3,8

Lebensmittel	Laktosegehalt (g/100 g)
Speisequark	2,6–3,2
Fruchtquark	2,0–2,3
Kochkäse	3,4–3,8
Hartkäse (z.B. Chester, Emmentaler)	laktosefrei (< 0,1)
Schnittkäse (z.B. Gouda, Edamer)	laktosefrei (< 0,1)
Weichkäse (z.B. Camembert, Brie)	laktosefrei (< 0,1)
Butter	0,6
laktosefreie Milch	< 0,1
laktosefreie Schokomilch	< 0,1
laktosefreier Joghurt	< 0,1
laktosefreie Sahne	< 0,1
laktosefreier Frischkäse/Quark	< 0,1
Backwaren	
Milchbrötchen	1,3
Bienenstich	2,1
Hefekuchen, Hefegebäck	0,5–0,9
Käsekuchen	2,1
Quark-Sahne-Torte	2,4
Quarkstrudel	1,9
Sahnetorte	1,7
Schokoladenkuchen	0,8
Schokoladenplätzchen	0,8–1,6
zubereitete Gerichte	
Pfannkuchen mit Obst oder Gemüse	1,8–2,1
Rahmgemüse	1,0
Kartoffelgratin	0,6
Kartoffelpüree	1,0
Cremesuppen i.D.	0,4–0,7
Käsesuppe	1,7

Laktosegehalt ausgewählter Lebensmittel

Lebensmittel	Laktosegehalt (g/100 g)
Süßes	
Vollmilchschokolade	9,5
Milchschokolade mit Nuss/Mandel oder diversen Füllungen	6,5–7,5
weiße Schokolade	7,6
Cremedessert i. D.	1,2
Crêpes mit diversen Füllungen	1,8–2,2
Dampfnudeln/Germknödel	1,0–1,5
Eiscreme (Milch-, Joghurteis)	4,0–6,7
Grießbrei	3,3–3,5
Milchreis	3,0–3,4

Lebensmittel	Laktosegehalt (g/100 g)
Mousse au chocolat	1,3
Quarkspeise mit Früchten	2,1
Vanille-, Schokoladenpudding	3,5–3,8
Vanillesoße	4,1
Soßen und Dressings	
Käsesoße	1,9
Rahmsoßen mit Sahne i. D.	1,1
Sauce hollandaise	0,4
Joghurtdressing	2,7
Sahne-, Schmanddressing	2,4

i. D. = im Durchschnitt

widersprüchliche Werte findet. Für die Praxis daher noch die folgenden Hinweise:

▪ Natürlicherweise kommt Laktose nur in Milch und Milchprodukten vor, wobei Milch selbst erfahrungsgemäß am schlechtesten vertragen wird.

▪ Obwohl Sauermilchprodukte wie Joghurt oder Dickmilch noch etwa 3–4 g Laktose/100 g enthalten, vertragen viele Betroffene sie gut. Das liegt in erster Linie daran, dass während der Verdauung ein Teil der Laktose von den im Joghurt enthaltenen Milchsäurebakterien in die Einzelbausteine gespalten und damit verdaulich wird. Auch Frischkäse und Quark können viele Patienten ohne Beschwerden essen.

▪ Bei dem übrigen Käse wird die Laktose während des Reifungsprozesses allmählich abgebaut. Gereifter Käse wie Hart-

käse, Schnittkäse oder Camembert ist daher nahezu laktosefrei.

▪ Im Handel werden spezielle laktosefreie Milch und Milchprodukte angeboten, bei denen der Milchzucker gezielt gespalten wurde, was dazu führt, dass diese Milch deutlich süßer schmeckt als die übliche. Alle anderen Inhaltsstoffe der Milch bleiben erhalten.

▪ Laktose ist in allen Produkten enthalten, die mit Milch oder Milchprodukten hergestellt werden wie Milchbrötchen, Milchreis oder Sahnetorte. Zahlreiche andere Lebensmittel, Speisen und Gerichte können, müssen aber keine Milch enthalten. Bei ihnen hängt der Milch- beziehungsweise Laktosegehalt von der jeweiligen Rezeptur ab. So gibt es beispielsweise viele Kuchen- und Gebäcksorten, die

sich mit oder ohne Milch zubereiten lassen. Bei verpackten Produkten hilft der Blick auf die Zutatenliste. Wenn Sie dort Begriffe wie Milch, Milchpulver, Milchzucker, Laktose, Molke, Molkenerzeugnisse oder Sahne finden, bedeutet dies immer, dass das betreffende Produkt Laktose enthält.

▪ Bei der Lebensmittelherstellung werden zahlreichen Produkten aus technologischen Gründen Laktose oder laktosehaltige Milchzutaten zugesetzt, so etwa häufig bei Wurstwaren, vielen Fertigprodukten und Fertiggerichten oder Süßigkeiten. Auch hier kann Ihnen ein Blick auf die Zutatenliste Klarheit bringen.

▪ Seit Kurzem sind die Lebensmittelhersteller europaweit verpflichtet, Milch bzw. Laktose in ihren Produkten grundsätzlich zu kennzeichnen. Achten Sie also auch auf Angaben wie „kann Spuren von Laktose enthalten", „enthält eine Laktosequelle" oder „laktosefrei".

▮ Bei unverpackten Lebensmitteln gibt es keine Zutatenliste. Fragen Sie im Zweifelsfall beim Einkauf Ihren Bäcker oder Metzger nach den Inhaltsstoffen von Backwaren oder Wurst.

▮ Von Natur aus laktosefrei sind Fleisch, Fisch, Eier, Getreide, Obst, Gemüse, Kartoffeln, Hülsenfrüchte, Nüsse und pflanzliche Öle. Bei ihnen kommt Laktose lediglich eventuell mit der Verarbeitung ins Spiel wie etwa bei Fischfilet in Sahnesoße, bei Kartoffelgratin oder Rahmgemüse.

Fruktoseunverträglichkeit (Fruktosemalabsorption)

Bei einer Fruktoseunverträglichkeit (Fruktosemalabsorption) kann Fruchtzucker (Fruktose) schlecht aus dem Darm ins Blut aufgenommen werden und verursacht Verdau-

ungsbeschwerden. Die Kost darf daher nur wenig Fruktose enthalten. Ähnlich wie bei der Laktoseintoleranz ist die verträgliche Menge individuell sehr unterschiedlich und muss unter fachkundiger Anleitung vorsichtig ausgetestet werden.

Die anschließende Tabelle zeigt Ihnen den Fruktosegehalt von Lebensmitteln. Wie die Laktose-Tabelle kann sie lediglich eine Auswahl darstellen. Für die Praxis gilt es unter anderem folgendes zu beachten:

▮ Fruktosereich sind insbesondere Obst und alle Obsterzeugnisse wie Trockenobst, Obstkompott, Obstsäfte, Konfitüren; außerdem Honig.

▮ Die Verträglichkeit von Obst lässt sich verbessern, wenn Sie es auf kleine Portionen verteilen und diese zu einer Mahlzeit essen, zum Beispiel als Dessert. Durch die Mischung mit anderen Nahrungsmitteln verläuft die Verdauung langsamer, und die Fruktoseaufnahme wird verbessert.

▮ Lebensmittel, die mit Obst beziehungsweise Obstprodukten hergestellt werden, enthalten ebenfalls Fruktose. Das sind

unter anderem Fruchtjoghurt, Obstquark und andere Milchprodukte mit Früchten; Müsli- und Flakesmischungen mit Rosinen und anderen (Trocken-)Früchten; Fruchteis, Süßspeisen mit Obst.

▮ Fruktose wird darüber hinaus häufig zum Süßen von Lebensmitteln verwendet, unter anderem bei Diabetikerprodukten, oder wird ähnlich wie Laktose vielen Erzeugnissen aus technologischen Gründen zugesetzt. Daher können unter anderen folgende Produkte fruktosehaltig sein: Diabetiker- oder Diätprodukte, Softdrinks, Backwaren, Süßwaren, Ketchup, bestimmte Wurstwaren und viele Fertigprodukte. Achten Sie bei verpackten Produkten immer auf die Zutatenliste. Bezeichnungen wie Fruktosesirup, Fruchtzucker, Fruktose oder Maisstärkesirup weisen auf die enthaltene Fruktose hin.

▮ Von Natur aus fruktosefrei sind Fleisch, Fisch, Eier und Milch, Speiseöle und -fette. Kartoffeln und Getreide sowie Getreideprodukte (Reis, Mehl, Brot) enthalten lediglich Spuren von Fruktose.

Fruktosegehalt ausgewählter Lebensmittel

Lebensmittel	Fruktosegehalt (g/100 g)
Obst und Obsterzeugnisse	
Ananas	2,4
Apfel	5,7
Apfelsine	2,6
Aprikosen	0,9
Avocado	0,2
Banane	3,6
Birne	6,7
Brombeeren	3,1
Clementine	1,7
Cranberrys	0,6
Erdbeeren	2,3
Feigen	5,5
Granatapfel	7,4
Grapefruit	2,5
Guave	3,4
Heidelbeeren	3,3
Himbeeren	2,1
Honigmelone	1,3
Johannisbeeren, rot	2,5
Johannisbeeren, schwarz	3,1
Kaki	8,0
Kirschen	4,8
Kiwi	4,4
Limette	0,8
Mandarine	1,3
Mango	2,7
Mirabellen	4,3
Nektarine	1,8

Lebensmittel	Fruktosegehalt (g/100 g)
Papaya	3,5
Maracuja	4,0
Pfirsich	1,2
Pflaumen	2,0
Reineclauden	4,0
Sauerkirschen	4,8
Stachelbeeren	3,3
Wassermelone	3,9
Weintrauben	7,4
Zitrone	3,5
Obstkonserven, gezuckert, i. D.	2,5–5,2
Rosinen	33,2
Trockenobst i. D.	5,0–30,0
Gemüse und Gemüseprodukte	
Artischocken	1,5
Aubergine	1,0
Blattsalate i. D.	0,2–0,6
Bleichsellerie (Staudensellerie)	0,6
Blumenkohl	0,9
Bohnen (Gemüsebohnen)	0,6
dicke Bohnen	2,2
Brokkoli	0,9
Chicorée	0,7
Erbsen (Gemüseerbsen)	0,2
Fenchel	1,1
Grünkohl	0,9
Gurke	0,9
Knollensellerie	0,1
Kohlrabi	1,1

Fruktosegehalt ausgewählter Lebensmittel

Lebensmittel	Fruktosegehalt (g/100 g)
Kürbis	1,3
Mangold	0,3
Möhre	1,3
Paprika (Gemüsepaprika) gelb	2,2
Paprika (Gemüsepaprika) grün	1,2
Paprika (Gemüsepaprika) rot	3,7
Porree	1,2
Radieschen	0,6
Rhabarber	0,4
Rosenkohl	0,9
Rote Bete	0,3
Rotkohl	1,8
Sauerkraut	0,3
Spargel	1,0
Spinat	0,1
Stielmus	1,3
Tomate	1,4
Weißkohl	1,8
Wirsing	1,1
Zucchini	1,1
Zuckererbse	0,2
Zuckermais	0,4
Zwiebel	1,4
Gemüsesäfte i. D.	0,5–1,6
Gewürzgurken	0,8
Mixed Pickles	1,0
Pilze i. D.	0,1–0,3
Kartoffel gekocht	0,1
Hülsenfrüchte (Trockenprodukt) i. D.	‹ 0,1–0,8

Lebensmittel	Fruktosegehalt (g/100 g)
Getreideprodukte	
Brot, Brötchen i. D.	‹ 0,1–0,5
Rosinenbrot	2,8
Milchbrötchen mit Rosinen	1,6
Cornflakes	2,8
Müsli i. D. (je nach Fruchtanteil)	1,5–4,7
Obstkuchen, -torten i. D. (je nach Obstsorte und -anteil)	1,7–5,3
Kuchen, Kaffeestückchen mit Rosinen	3,5–6,0
Milchprodukte	
Milchmixgetränke mit Früchten i. D.	0,6–0,8
Fruchtbuttermilch	0,2
Fruchtdickmilch	0,3
Fruchtjoghurt	0,3
Fruchtkefir	0,3
Fruchtquark	1,6
Süßes	
Honig	37,5
Konfitüren i. D.	13,5–21,7
Desserts mit Früchten i. D. (je nach Obstsorte und -anteil)	1,8–2,8
Obstsalat i. D.	4,0
rote Grütze	2,0
Fruchteis i. D.	1,7
zubereitete Gerichte	
Tomatensuppe	0,5
Pizza i. D.	2,5–2,7
Currywurst mit Soße	1,2

Fruktosegehalt ausgewählter Lebensmittel

Lebensmittel	Fruktosegehalt (g/100 g)
Soßen und Dressings	
Tomatensoße	1,5
Zigeuner-, Schaschlik-Würzsoße	2,0–3,0
Tomatenketchup	9,0–12,0
Getränke	
Apfelsaft	6,4
Orangensaft	2,5
Fruchtsäfte i. D.	2,5–8,3

Lebensmittel	Fruktosegehalt (g/100 g)
Apfelsaftschorle	3,2
Fruchtsaftgetränke i. D.	5,4
Colagetränke	2,1
Orangen-/Zitronenlimonade	3,4
Bitterlimonade	3,6
Malzbier	0,5
Weißwein, Rotwein i. D.	1,6

i. D. = im Durchschnitt

Literatur und Datenbanken

aid infodienst, Verbraucherschutz, Ernährung, Landwirtschaft e.V.:
Kennwort Lebensmittel – mehr als ein Lexikon. Nachschlagewerk, CD-ROM. Bonn; 2006
Essen geht durch den Magen. Die kleine Ernährungslehre. Heft 1231. Bonn; 2008
Vitamine und Mineralstoffe. Heft 1364. Bonn; 2002
Vollwertig essen und trinken nach den 10 Regeln der DGE. Heft 1016. Bonn; 2008
(www.aid.de)

Belitz HD, Grosch W, Schieberle A. Lehrbuch der Lebensmittelchemie. 6. Aufl. Berlin: Springer; 2008

Deutsche Gesellschaft für Ernährung, Österreichische Gesellschaft für Ernährung, Schweizerische Gesellschaft für Ernährungsforschung und Schweizerische Vereinigung für Ernährung (DACH; Hrsg.): Referenzwerte für die Nährstoffzufuhr. Frankfurt am Main: Umschau/Braus; 3., korrigierter Nachdruck 2008

EBISpro für Windows. Ernährungsanamnese, Beratungs- und Informationssystem auf der Grundlage des Bundeslebensmittelschlüssels. Jürgen Erhardt. Entwickelt an der Universität Hohenheim/Stuttgart, Version 8, 2007.

Elmadfa I, Leitzmann C. Ernährung des Menschen. 4. Aufl. Stuttgart: Eugen Ulmer; 2004

Elmadfa I, Aign W, Muskat E, Fritzsche D. Die große GU Nährwert Kalorien Tabelle, Ausgabe 2008/2009. 1. Aufl. München: Gräfe und Unzer; 2007

Fröleke H. Kleine Nährwerttabelle der Deutschen Gesellschaft für Ernährung e.V., begründet von Willi Wirths. 43. Aufl. Neustadt: Neuer Umschau Buchverlag; 2005

Gorys E. Das neue Küchenlexikon. 7. Aufl. München: Deutscher Taschenbuch Verlag; 2001

Hahn A, Ströhle A, Wolters M. Ernährung. Physiologische Grundlagen, Prävention, Therapie. Stuttgart: Wissenschaftliche Verlagsgesellschaft; 2005

Heseker H, Heseker B. Nährstoffe in Lebensmitteln. Die große Energie- und Nährwerttabelle. 3. Aufl. Sulzbach/Taunus: Umschau Zeitschriftenverlag; 2007

Kasper H. Ernährungsmedizin und Diätetik. 10. Aufl. München: Urban und Fischer; 2004

Nährwertangaben verschiedener Erzeugnisse der Ernährungsindustrie (auf Basis von Internetdaten sowie Packungsangaben der Hersteller).

Nestlé Deutschland AG, Frankfurt/Main (Hrsg.): Kalorien mundgerecht. 13. Aufl. Neustadt: Neuer Umschau Buchverlag; 2006

Schauder P, Ollenschläger G (Hrsg.) Ernährungsmedizin. Prävention und Therapie. 3. Aufl. München: Urban und Fischer; 2006

Schweizer Nährwertdatenbank (ETH Zürich & Bundesamt für Gesundheit):
https://www.swissfir.ethz.ch/datenbank

Souci SW, Fachmann W, Kraut H. Die Zusammensetzung der Lebensmittel. Nährwert-Tabellen. 7. Aufl. Stuttgart: MedPharm Scientific Publishers; 2008

U. S. Department of Agriculture, Agricultural Research Service: USDA National Nutrient Database for Standard Reference, Release 20. Nutrient Data Laboratory Home Page, 2007. (http://www.ars.usda.gov/ba/bhnrc/ndl)

Ternes W. Lebensmittel-Lexikon. 4. Aufl. Hamburg: Behr's; 2005.

Wisker E, Bergmann H, Schmelzer C, Treutter D, Rimbach G. Grundlagen der Lebensmittellehre. 1. Aufl. Hamburg: Behr's; 2006

Stichwortverzeichnis

Stichwortverzeichnis

Stichwortverzeichnis

Liebe Leserin, lieber Leser,
hat Ihnen dieses Buch weitergeholfen? Für Anregungen, Kritik, aber auch für Lob sind wir offen. So können wir in Zukunft noch besser auf Ihre Wünsche eingehen. Schreiben Sie uns, denn Ihre Meinung zählt!
Ihr TRIAS Verlag

E-Mail Leserservice: heike.schmid@medizinverlage.de

Adresse:
Lektorat TRIAS Verlag, Postfach 30 05 04,
70445 Stuttgart, Fax: 0711/8931-748

Wichtiger Hinweis: Wie jede Wissenschaft ist die Ernährungswissenschaft ständigen Entwicklungen unterworfen. Forschung sowie Erfahrung in Klinik und Praxis erweitern unsere Erkenntnisse, insbesondere was Ernährungsempfehlungen und -therapie anbelangt.

Die Ratschläge und Empfehlungen in diesem Buch wurden von Autorinnen und Verlag nach bestem Wissen und Gewissen erarbeitet. Sie haben große Sorgfalt darauf verwandt, dass alle Angaben dem Wissensstand bei Fertigstellung des Werkes entsprechen. Dennoch kann eine Garantie nicht übernommen werden. Eine Haftung der Autorinnen, des Verlages oder seiner Beauftragten für Personen-, Sach- oder Vermögensschäden ist ausgeschlossen.

Bibliografische Information der Deutschen Nationalbibliothek
Die Deutsche Nationalbibliothek verzeichnet diese Publikation in der Deutschen Nationalbibliografie; detaillierte bibliografische Daten sind im Internet über http://dnb.d-nb.de abrufbar.

Programmplanung: Uta Spieldiener

Redaktion: Anne Bleick

Umschlaggestaltung und Layout: CYCLUS Visuelle Kommunikation, Stuttgart

Bildnachweis:
Umschlagfoto und Seite 3: i-stock
Fotos im Innenteil: Chris Meier, Stuttgart

© 2009 TRIAS Verlag in
MVS Medizinverlage Stuttgart GmbH & Co. KG
Oswald-Hesse-Straße 50, 70469 Stuttgart

Printed in Germany

Satz: Ziegler und Müller, text form files, Kirchentellinsfurt
gesetzt in (Satzsystem): APP (3B2), V.9
Druck: Offizin Andersen Nexö Leipzig GmbH, Zwenkau

Gedruckt auf chlorfrei gebleichtem Papier

ISBN 978-3-8304-3419-1   1 2 3 4 5 6

Verband der Oecotrophologen e. V. (VDO$_E$)

Der VDO$_E$ ist seit mehr als 35 Jahren als berufspolitische Vertretung der Oecotrophologen, Haushalts- und Ernährungswissenschaftler in Deutschland tätig. Zurzeit hat der Verband rund 3 800 Mitglieder. Der VDO$_E$ arbeitet unabhängig und ohne Verfolgung wirtschaftlicher Zwecke.

Arbeitsgebiete der Verbandsmitglieder

Durch das umfassende und vielseitige Studium sind auch die Tätigkeitsbereiche der VDO$_E$-Mitglieder sehr vielfältig. So arbeiten diese beispielsweise in der Ernährungsberatung und -therapie, in der Forschung, Produktentwicklung und Qualitätssicherung, im Verbraucher- und Umweltschutz, aber auch in der Fort- und Weiterbildung, in der Presse- und Öffentlichkeitsarbeit sowie in der hauswirtschaftlichen Leitung.

Online-Suche im VDO$_E$-Expertenpool

Im VDO$_E$-Expertenpool unter **www.vdoe.de** können z. B. Verbraucher, Unternehmen oder Medien qualifizierte Fachkräfte für Ernährungs- und Verbraucherfragen bundesweit suchen. Der Online-Expertenpool ist nach Postleitzahlen, Orten und Tätigkeitsbereichen gegliedert. Durch einen Klick auf das jeweilige Spezialgebiet gelangen Ratsuchende zu den Kontaktdaten qualifizierter Beratungskräfte – beispielsweise für Übergewicht oder Kinderernährung. Dieser Service des VDO$_E$ ist kostenlos.

„Ausgezeichnete" Ernährungsberatung

Beratungskräfte, die im Expertenpool mit dem Zertifikat „Ernährungsberater/in VDO$_E$" ausgezeichnet sind, haben sich über das berufsbegleitende Weiterbildungsprogramm des VDO$_E$ besonders qualifiziert. Die Kosten einer Beratung durch vom VDO$_E$ zertifizierte Oecotrophologen werden ganz oder teilweise von den Krankenkassen übernommen.

Weitere Informationen unter:

www.vdoe.de
Verband der Oecotrophologen e. V. (VDO$_E$)
Reuterstraße 161
53113 Bonn

Tel.: 0228/289 22-0
Fax: 0228/289 22-77
E-Mail: vdoe@vdoe.de

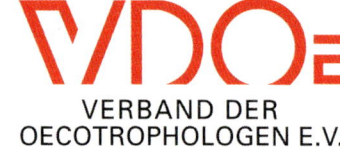

Wie Diätassistenten Ihnen helfen können

❚ Sie haben Fragen zu Ihrem persönlichen Essen und Trinken?
❚ Sie möchten die beste Ernährung für Ihr Kind?
❚ Sie sind schwanger oder Leistungssportler – und möchten das passende Essen dazu?
❚ Sie möchten fit und gesund in die „Jahre" kommen?

Durch Diätassistenten erhalten Sie kompetent individuelle, lebenslaufbegleitende Antworten auf Ihre persönlichen Fragen in Sachen Ernährung und Diätetik.

Sie haben ernährungsbedingte Erkrankungen und möchten durch eine angepasste Ernährung die Therapie unterstützen?
Oder leiden Sie an chronischen Erkrankungen des Magen-Darm-Bereichs, der Nieren, der Leber oder an speziellen Stoffwechselerkrankungen?

Dann können Ihnen individuelle Ernährungsberatungen durch einen qualifizierten Diätassistenten weiterhelfen und die ärztliche Therapie optimal unterstützen.

Wir vermitteln an zertifizierte Fachkräfte:

Verband der Diätassistenten – Deutscher Bundesverband e. V.
Postfach 104062
45040 Essen

Tel.: 0201/94 68 53 70 · Fax: 0201/94 68 53 80 · Internet: www.vdd.de · E-Mail: vdd@vdd.de

Sie sind Diätassistent? – Dann ist der VDD Ihr Partner!

Der Verband der Diätassistenten (VDD) ist die berufsständische Organisation der Diätassistenten und vertritt ihre beruflichen, berufspolitischen und sozialen Interessen. Als Mitglied genießen Sie viele Vorteile:

❚ Immer neueste Informationen aus der Berufspolitik
❚ Kostenloses VDD-Fortbildungszertifikat
❚ 6 × im Jahr kostenloses Zusenden der „Diät&Information" – die informative Verbandszeitschrift des VDD
❚ Kostenlose Anzeigenschaltung für Stellengesuche in der „Diät&Information"
❚ Vorzugspreise für die Teilnahme an den VDD-Bundeskongressen und Seminaren
❚ Sonderpreise für VDD-Medien
❚ Specials für Ihr berufliches Weiterkommen

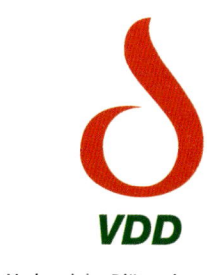

Verband der Diätassistenten –
Deutscher Bundesverband e. V.

Mit dem VDD sind Sie als Mitglied im Plus – wir bewegen etwas für Sie!

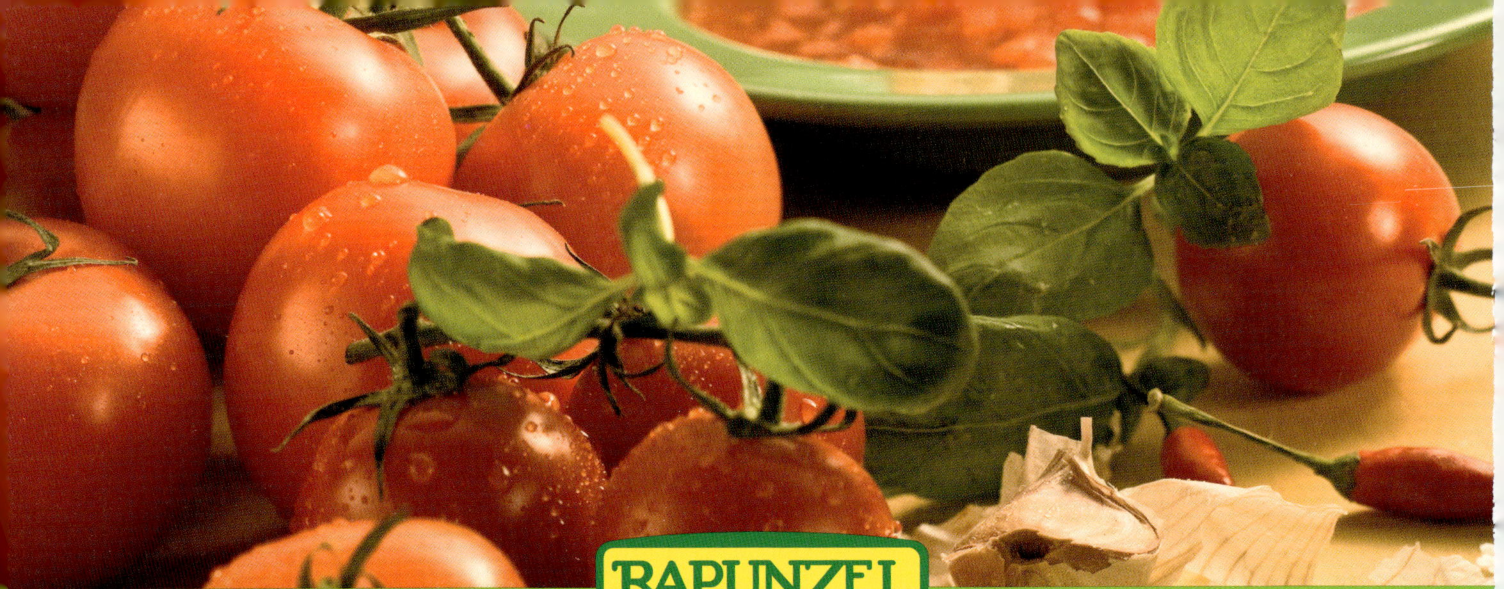

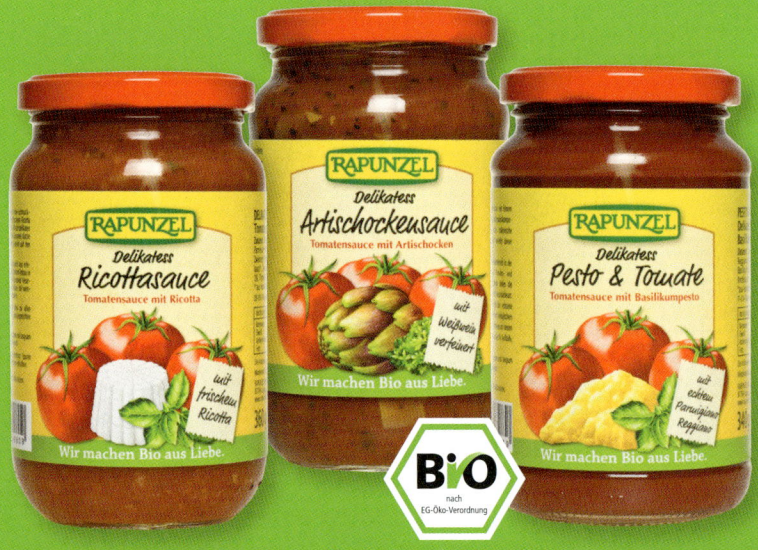